AF493627

I. — LES MALADIES SÉBORRHÉIQUES

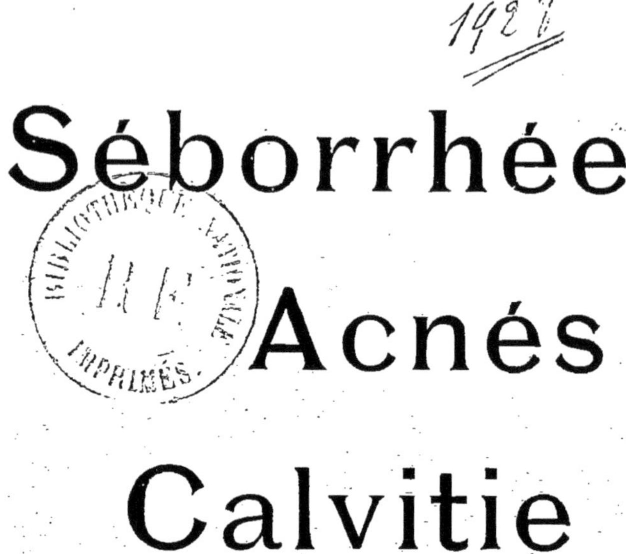

Séborrhée
Acnés
Calvitie

PAR

Le Dr R. SABOURAUD

PARIS
MASSON ET Cie, ÉDITEURS
Libraires de l'Académie de Médecine

LES MALADIES SÉBORRHÉIQUES

SÉBORRHÉE, ACNES
CALVITIE

15826. — Imprimerie Lahure, 9, rue de Fleurus, à Paris.

MALADIES DU CUIR CHEVELU

I — LES MALADIES SÉBORRHÉIQUES

SÉBORRHÉE, ACNÉS CALVITIE

PAR

LE DOCTEUR R. SABOURAUD
Chef du laboratoire de la Ville de Paris à l'hôpital Saint-Louis

AVEC 91 FIGURES EN NOIR ET EN COULEURS

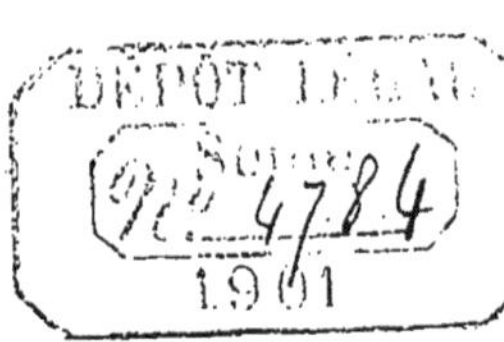

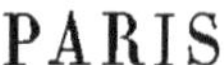

PARIS
MASSON ET Cie, ÉDITEURS
LIBRAIRES DE L'ACADÉMIE DE MÉDECINE
120, BOULEVARD SAINT-GERMAIN
1902

AVANT-PROPOS

EXPOSANT DE QUELLES MATIÈRES TRAITERA CET OUVRAGE ET DANS QUEL ORDRE ELLES SERONT PRÉSENTÉES

En ce livre et en ceux qui, j'espère, le suivront, je me propose d'étudier les MALADIES DU CUIR CHEVELU. Or, les maladies du cuir chevelu, en majorité du moins, ne sont pas particulières au cuir chevelu. Ce sont des processus morbides qui peuvent affecter toutes régions de la surface cutanée, et qui prennent seulement, dans leur localisation aux régions pilaires, des mœurs et une physionomie nouvelles.

Dès lors un traité des maladies du cuir chevelu serait presque de tous points artificiel et incompréhensible s'il se limitait trop étroitement à ce qui, par définition, est son sujet.

L'étude d'une maladie du cuir chevelu suppose la connaissance au moins générale de ce qu'est la même maladie sur le reste de la surface tégumentaire. Toute affection du cuir chevelu, qui devra être étudiée ici, aura donc avant son histoire spéciale, objet propre de ce travail, son histoire dermatologique et symptomatique générale, et, pour la compréhension du mécanisme de sa genèse, il faudra même que cette histoire ne soit pas trop succinctement résumée.

Ces nécessités expliquent qu'une importante partie de cet ouvrage, consacré aux maladies des régions pilaires, doive raconter ce que les mêmes états morbides sont d'abord sur les régions glabres.

Toute science particulière se trouve ainsi conjuguée, ne fût-ce que par les lois générales qui en sont le fondement, aux sciences voisines, et aux sciences plus vastes dont celle qu'on étudie est une enclave.

De même que les maladies du cuir chevelu ne sont que des cas particuliers de maladies cutanées plus générales, de même la Dermatologie entière se trouve indissolublement liée, à son tour, aux processus morbides généraux et aux maladies organiques profondes. Cela n'empêche pas qu'il y ait des ouvrages dermatologiques. De même peut-on prendre, comme nous le faisons, une partie de la dermatologie elle-même pour en traiter isolément. Mais cela n'est possible qu'à condition de ne pas violenter les nécessités du sujet et de ne pas rompre de force les liens naturels qui réunissent cette partie de la science dermatologique aux autres.

Cet essai a jadis été tenté par plusieurs. Il a déjà été fait des Traités des maladies du cuir chevelu. Mais, dans l'opinion de tous aujourd'hui, ces livres surannés sont d'un profit d'étude médiocre. Ce sujet a donc besoin d'être repris, et c'est ainsi que je me trouve conduit à en présenter ce qui dans ma pensée en est le premier chapitre.

Avant d'en aborder l'étude, je dois exposer quelle sera la disposition totale de cet ouvrage et dans quel ordre seront étudiées les matières qu'il doit comprendre.

* * *

La première remarque générale qu'on puisse faire en analysant la symptomatique des maladies cutanées, c'est que beaucoup d'affections plus ou moins voisines peuvent évoluer conjointement sur le même malade et par leur mélange constituer des types morbides composites.

C'est à l'observateur de relever d'abord ces adultérations et ces mélanges, et, lorsqu'il a reconnu leur origine mixte, de ne pas décrire ces « hybrides » comme autant de maladies spécifiques et différentes.

Les types cliniques simples, une fois dégagés de leurs alliages accidentels, peuvent être ensuite catégorisés. Il est telles et telles maladies cutanées distinctes, qui par leurs affinités entre elles forment des groupes familiaux, aussi évidemment naturels que les groupes de zoologie ou de botanique.

La dermatologie, comme toutes les sciences d'observation naturelle, oblige à des catégorisations. Et dans ces catégories le médecin doit savoir conserver à chaque point qu'il étudiera sa valeur et son importance relatives dans l'ensemble, car il doit à la logique et au bon sens clinique de ne pas placer sur le même rang des états morbides dont l'importance est primordiale et des exceptions ou des curiosités.

Même dans chaque groupe morbide naturel il existera des unités d'importance diverse. L'observateur doit savoir, dans un groupe familial fait de plusieurs entités morbides, reconnaître, au milieu de celles qui sont secondaires, la plus importante, la première en date, *la maladie mère* qui est le fonds commun sur lequel les autres prennent naissance et viennent s'implanter.

C'est ainsi qu'après avoir distingué, au milieu des formes cliniques, incessamment diverses, les types fixes qui seuls méritent d'être décrits comme autonomes, après avoir réparti ces nombreuses entités morbides en des cadres de catégorisation naturelle, l'esprit doit en chaque groupe établir la hiérarchie des entités qui le composent, montrer comment elles se rattachent les unes aux autres, par quels liens, dans quel ordre de subordination, et concentrer l'intérêt de l'étude sur l'entité fondamentale qui le constitue essentiellement et dont toutes les autres ne sont que des transformations secondes et accessoires.

De ces nécessités d'étude découle naturellement la forme que doit prendre un ouvrage d'enseignement de la dermatologie.

Il doit d'abord fournir à l'élève des cadres simples mais précis, stables, permanents. Tel cas rentre dans tel groupe, tel cas dans tel autre groupe.

Ainsi le novice devant un malade n'aura pas à chercher au milieu de cinq cents types morbides, avec lequel coïncide celui qu'il observe, mais d'abord dans lequel des cinq ou six groupes primordiaux qu'il connaîtra forcément, ce cas quel qu'il soit doit être rangé.

Ainsi étudierons-nous d'abord et successivement en cet ouvrage les MALADIES DU CUIR CHEVELU *qui forment par leur ensemble des groupements synthétiques et de véritables familles naturelles.*

L'étude des maladies du cuir chevelu peut trouver place en cinq chapitres, comprenant chacun un certain nombre de types morbides reliés par d'étroites parentés.

I

Le premier, celui dont l'étude va suivre d'abord, comprendra les MALADIES SÉBORRHÉIQUES, dont le type fondamental est la séborrhée grasse ou huileuse, l'*acné sébacée* des anciens auteurs français.

Ce type morbide a des localisations diverses; après avoir été la *séborrhée fluente du visage*, au cuir chevelu, par la chute de cheveux, par la mue pilaire dont la séborrhée s'accompagne en tous sièges, il crée la *calvitie* masculine.

Et comme partout l'infection séborrhéique peut se compliquer d'infections secondaires diverses, nous verrons ce que sont cliniquement ces infections universellement connues sous le nom d'*acnés* et dont quelques-unes revêtent de par leur forme spécifique une véritable autonomie.

Enfin, mais accessoirement, nous verrons comment la famille des lésions proprement séborrhéiques se rattache à la suivante par le chaînon des *pityriasis sur-séborrhéiques*, alliance de la première de nos deux familles avec la seconde.

II

La seconde est le très ancien groupe morbide des MALADIES DARTREUSES dont la caractéristique absolue est la caducité de l'épiderme corné. Ce sont les MALADIES EXFOLIATIVES dont le type premier est constitué par le *pityriasis simplex* du cuir chevelu : les pellicules.

Mais entre cette modalité clinique, et les processus d'*exfoliation épidermique grasse* existe la plus étroite parenté. Tout ce que M. Unna, de Hambourg, a rangé sous le nom d' « eczéma séborrhéique », jusqu'au *psoriasis* lui-même, trouve son rang naturel en cette famille, qui se distingue essentiellement de la précédente, laquelle n'est jamais ni aucunement caractérisée par l'exfoliation épidermique.

Encore en ce même groupe prendront place tous les pityriasis circinés, marginés, faussement désignés autrefois sous les noms d'eczéma ou de lichen annulatus, circumcisus, etc., et dont la caractéristique demeure l'exfoliation.

Si l'on examine les fondements naturels de ce second groupe nosographique, au triple point de vue de la clinique, de l'anatomie et de la bactériologie, on les reconnaîtra aisément aussi solides que ceux de la famille séborrhéique. Et d'ailleurs, dès longtemps l'observation des vieux maîtres avait devancé la nôtre plus approfondie mais non pas plus synthétique. Tous ces types morbides aujourd'hui différenciés, jadis confondus, étaient connus sous le nom commun de *dartres* par la médecine du temps passé.

III

Notre troisième groupe nosographique aussi logique que les précédents sera tout aussi justifié par l'observation de nos ancêtres, c'est le groupe des GOURMES, qui réunit toutes les AFFECTIONS SUPPURATIVES ET EXSUDATIVES DE L'ÉPIDERME.

Sans doute nos *impétigos* d'aujourd'hui, maladies externes dues à des parasites extérieurs aux malades, ne semblent pas pouvoir être rationnellement étudiés côte à côte avec l'*eczéma vrai vésiculeux*, maladie dont l'origine interne et générale semble s'affirmer de plus en plus. Mais si les liens profonds qui réunissent l'eczéma fluent aux impétigos ne nous sont pas tous connus, ils n'en restent pas moins indéniables.

Leur existence concomitante, leur confusion sur le même malade sont des faits d'observation journalière. Et les anciens l'avaient bien vu, lorsque avec leurs moyens grossiers d'investigation, ne pouvant différencier les « espèces », ils devaient s'en tenir à la différenciation des « genres »; ils avaient réuni l'eczéma fluent et les impétigos ensemble parmi les gourmes. Ces rapports qui existaient jadis existent toujours aujourd'hui. Pourquoi donc changer ce vieux cadre dont la structure générale a tant de raisons vraies d'être conservée?

IV

Notre quatrième famille nosographique sera celle des alopécies et des PELADES. Leur lien commun est trop visible pour avoir besoin d'être mis en lumière. Nul doute que les causes des *alopécies* en aires ne soient souvent très différentes. Néanmoins le mécanisme de l'alopécie reste toujours le même et beaucoup des causes qui déterminent les alopécies en général demeurent obscures.

Encore ici l'observation clinique globale a plus de raisons d'être vraie, elle est plus dans la logique naturelle des choses que le morcellement analytique de chaque forme d'alopécie, d'après sa cause réelle ou supposée, banale ou spécifique.

V

Enfin notre dernière famille naturelle a cet avantage d'être dès à présent consentie par tous. C'est la grande famille des TEIGNES, des maladies du cheveu, *causées par des parasites végétaux, cryptogamiques.*

C'est Gruby qui lui a donné sa raison d'être et son fondement scientifique. C'est Bazin dont l'autorité l'a consacrée. Elle a subi depuis lors les remaniements indispensables que subissent toutes les sciences biologiques au cours des années. Mais telle est l'utilité et la raison d'être d'un cadre logique dans la structure doctrinale des sciences, que malgré des adjonctions sans nombre et des retranchements — mouvements auxquels j'ai eu quelque part — le cadre lui-même et la vérité synthétique qu'il exprime subsistent aussi solides qu'au premier jour.

*
* *

Voilà donc quel sera le cadre naturel de cet ouvrage en sa partie première et principale, la seule vraiment didactique, parce qu'elle a son architecture établie et que les liens des diverses parties de l'édifice seront évidents à tous les yeux.

Est-il utile de souligner ce qu'une telle division si simple doit à autrui, ce qu'elle doit particulièrement aux plus anciens de nos auteurs classiques, à ceux qui sont nés de notre sol même, et dont les vieux vocables qu'ils avaient empruntés de leur temps à la langue commune demeurent encore employés dans la langue populaire de nos jours.

A part notre premier chapitre : les *maladies séborrhéiques* dont la souche est jeune, dont l'observation semble commencer avec les auteurs du siècle dernier, avec Biett et Rayer particulièrement, tous les autres étaient déjà pour nos premiers pères : Guy de Chauliac, Ambroise Paré, des divisions morbides qu'ils connaissaient :

Les maladies exfoliatives ou *dartres*;

Les maladies exsudatives ou *gourmes*;

Les peludes, dont Bazin n'a fait que ressusciter le vieux nom français;

Les teignes, qui n'ont pas perdu leur nom en France depuis le moyen âge et la Renaissance.

Il me semble que notre étude au XXe siècle n'a rien à perdre de sa gravité à reprendre des mots du XVIe siècle, qui ont encore ceci de bon qu'ils sont compris de tout le monde, même aujourd'hui. La dermatologie, ainsi retrempée à la source de ses origines, perdrait seulement, il faut le voir, de son obscurité qui est un vice.

On pourra aux cadres dont l'exposition précède faire tous les reproches qu'on voudra. Ils y prêtent, et il n'y a pas de classifications humaines qui soient irréprochables.

Celle-ci est à mon avis la plus simple, la plus commode et cliniquement la plus logique. Ces trois qualités, rares même parmi les classifications nosographiques, suffiraient à justifier celle qui précède.

Sa simplicité surtout me frappe, car ce qui doit préoccuper le praticien, le « *medicus qui medicat* », ce n'est pas le cas rare, l'exception, l'anomalie tératologique, ce sont les cas banals qu'il rencontrera dix fois le jour, et ce sont précisément avec eux et pour eux que sont faits les cadres que je propose.

Les innovations sont difficiles en ce genre, on ne crée guère plus une classification de toutes pièces qu'une langue vivante ; l'une et l'autre se font toutes seules. Notre plus grand mérite en ceci sera sans doute d'avoir innové le moins.

A la vérité une telle classification laisse en dehors de ses cadres un grand nombre de faits isolés et sans lien commun. A ces faits, aucune coordination ne doit être imposée puisqu'elle serait factice.

Puisque ces faits demeurent isolés devant notre observation, ils devront être étudiés isolément. C'est pourquoi la dernière partie de notre travail sera un glossaire alphabétique. Cette forme double de notre ouvrage nous servira grandement. Dans ce glossaire retrouveront place les types morbides que nous aurons plus haut étudiés à leur place logique, au milieu de leur famille naturelle. Il nous servira de table analytique des matières, de dictionnaire historique, de compendium. On y retrouvera sans peine le lieu où chercher dans l'ouvrage le détail que l'on y voudra retrouver, les discussions doctrinales qui n'auraient pu trouver place ailleurs sans alourdir le texte courant. Enfin à leur ordre alphabétique on trouvera chacun des types nosologiques dont l'ordre doctrinal n'est pas suffisamment précisé aujourd'hui.

Ainsi cet ouvrage ne se présentera pas comme un traité dogmatique et définitif. Il se présentera comme la Dermatologie elle-même, et toute science vivante, comme un composé de vérités établies et de problèmes en discussion. Mais chacune de ces parties sera d'emblée distincte et séparée.

Toute science n'est pas seulement, elle devient. En ce qu'elle est, la nôtre aura son histoire écrite. En ce qu'elle devient, elle aura ses matériaux pour l'écrire. C'est ainsi que se justifie l'ordre double que nous avons adopté.

Paris, 1er octobre 1901.

R. SABOURAUD.

LES MALADIES SÉBORRHÉIQUES

INTRODUCTION A L'ÉTUDE DES MALADIES SÉBORRHÉIQUES

La séborrhée est une maladie de l'âge sexuel, on peut dire qu'on ne l'observe ni chez l'enfant, ni chez le vieillard.

Elle ne diffère pas en ceci de la plupart des maladies cutanées. Chacune a son âge pour elle critique, avant et après lequel on ne l'observe plus que rarement.

La pathologie dermatique du nourrisson n'est pas celle de l'enfant, et celle-ci non plus celle du vieillard.

Si des soins attentifs ne les en préservent, presque tous les enfants du premier âge présenteront au cuir chevelu ces sortes de croûtes spéciales connues sous le nom de *calotte du nourrisson*. Aucun adulte même privé de tous soins d'hygiène ne présentera de lésions semblables.

Après la première enfance, prenons l'enfant à l'école, le voici en proie à toute une série de parasitismes spéciaux qui feront les *teignes*. Sans doute beaucoup d'enfants les évitent de par leur seule classe sociale, parce qu'ils ne rencontreront jamais les parasites qui en sont la cause. Mais combien d'autres les récoltent et les abriteront pendant des années !

Eh bien, ce parasitisme spécial qui crée les teignes tondantes ne rencontrera plus chez l'adulte un terrain suffisant d'implantation et de développement. Avec la puberté, l'homme y est devenu réfractaire pour le reste de ses jours.

« *Primus coïtus solvit morbos infantiles* », dit brièvement Celse, avec l'incomparable généralité des mots latins.

Ainsi un phénomène naturel de l'évolution animale, la

formation sexuelle suffit à modifier les conditions physiologiques du terrain humain assez pour le rendre rigoureusement réfractaire à des infections si brutales et si hautement spécifiques que devant elles, tous les enfants étaient égaux.

Mais en même temps que la puberté ferme à tout jamais l'ère des maladies infantiles, elle va livrer l'adolescent aux maladies de l'âge adulte. La première est la séborrhée.

La SÉBORRHÉE va s'épanouir dans l'adolescence, elle que les enfants ne peuvent jamais présenter, et ses premières complications feront l'*acné juvénile*.

La séborrhée s'apaise, avec les progrès de l'âge ; elle efface d'elle-même ses plus notables symptômes. Mais sournoisement elle s'étale et grandit à la surface de régions entières du corps primitivement indemnes au plus fort des symptômes de l'*acné juvénile*.

La prime jeunesse est passée, c'est la virilité qui s'accuse, la séborrhée huileuse envahit par les tempes le sommet du front, puis du crâne, où la dépilation s'accentuera avec elle. Voilà la calvitie précoce des séborrhéiques installée. Elle se prolongera indéfiniment sur ses victimes choisies, jusqu'à la calvitie définitive hippocratique.

Sur ce terrain séborrhéique, une foule d'efflorescences cutanées se multiplient, ce sont les eczémas parasitaires, les eczémas séborrhéiques de Unna, les formes grasses du psoriasis, les acnés furonculeuses du cou, l'acné nécrotique... que sais-je, toute une tribu d'affections secondaires dérivées de la commune souche ou végétant au-dessus d'elle....

L'enfant était asexué et neutre : garçons et filles se présentaient identiques devant les germes contagieux. La sexualité est venue qui les sépare ; désormais si beaucoup d'affections leur restent communes, beaucoup vont prendre dans chaque sexe une forme différenciée. Ainsi l'homme aura le privilège fâcheux de la calvitie que la femme ne connaîtra pas.

Voici la maturité qui s'accuse et la vieillesse qui commence : les affections de souche séborrhéique vont se transformer une dernière fois.

Apparaissent sur les vieux visages les taches séborrhéiques qui seront la verrue plate des vieillards. Elles s'accuseront et se multiplieront avec l'âge. Les paysans la connaissent; avec la poésie profonde dont le peuple est dépositaire, ils en feront ces macabres « fleurs de cimetière » qui sont pour le médecin l'annonce des épithéliomas et des cancroïdes de l'âge ultime.

Ainsi comme le soleil règle les saisons, l'âge règle les évolutions morbides à la surface du milieu humain. Ainsi existe une pathologie cutanée de l'enfant, une autre de l'adulte, du vieillard, avec des variantes masculines et féminines pendant la durée de l'âge sexuel.

Combien ces quelques généralités si logiques et si simples éclairent les notions froides, sèches et stériles dont tant de livres médicaux sont remplis.

Le médecin ne trouve pas ces observations dans les lexiques, les manuels et les formulaires où on ne lui apprend que l'alphabet de la science qu'il exercera. Il n'est pas inutile pourtant qu'il existe des livres où ces observations générales soient consignées; et elles sont ici le préambule naturel de l'étude monographique qui va suivre.

La séborrhée, dont nous venons d'esquisser l'histoire, a revêtu bien des noms dans l'histoire dermatologique, comme elle peut cliniquement revêtir bien des formes, et tel est son peu de gravité apparente cependant, que beaucoup d'auteurs qui ont décrit par le menu ses complications, n'ont pas su distinguer ses symptômes propres élémentaires.

On trouverait des auteurs qui ont écrit sur les pityriasis simples du cuir chevelu, sur les eczémas séborrhéiques, sur les alopécies en général et en particulier, sur l'acné comédon, sur l'acné polymorphe et ses innombrables variétés, sans avoir su reconnaître la séborrhée, clef de voûte de tout ce système morbide.

Quand on étudie la dermatologie hors des livres, et sur le malade, on se rend compte aisément que dans une immense quantité de maladies du visage et du cuir chevelu de l'adulte, au-dessous de leurs signes particuliers et de leurs symptômes propres existe *le flux sébacé*, et que dans les complexus morbides dont fait partie ce symptôme, c'est le plus souvent lui qui est le premier en date.

Avant d'étudier toutes les affections secondaires qui peuvent venir se superposer à la séborrhée, et en altérer plus ou moins les symptômes, n'est-il pas logique d'étudier celle-là d'abord sur laquelle tant d'autres viennent se greffer et de laquelle tant d'autres procèdent.

On doit toujours supposer la lecture de ce qu'on écrit trop aride ou trop longue pour que tout lecteur puisse vous suivre jusqu'au bout dans l'étude d'un sujet complexe, entreprise.

C'est pourquoi il faut commencer par les notions les plus simples et les plus nécessaires, et en marquer les contours principaux d'une façon claire et ineffaçable.

Le médecin qui parmi toutes les maladies du cuir chevelu et du visage ne connaîtrait que celle-là, mais la connaîtrait à merveille, ferait déjà de la thérapeutique excellente.

La connaissant, elle, la première, il serait à même de compléter par son observation journalière et celle des autres son éducation en la matière, en ajoutant dans le cadre simple qu'il aurait d'abord tracé, tout le détail des maladies secondaires moins importantes dont la séborrhée huileuse est le substratum indispensable et le fondement premier nécessaire.

SÉBORRHÉE

I. — DÉFINITION

Le mot de séborrhée veut proprement dire « flux de sébum » et le sébum est le liquide sécrété par les glandes sébacées de la peau. Or, il n'y a qu'une maladie cutanée qui soit connue aujourd'hui et qui s'accompagne de ce symptôme très particulier. C'est elle expressément qu'il faut désigner sous le nom de séborrhée et que j'ai dénommée ainsi dans ma première étude microbienne sur ce sujet [1].

Le mot *séborrhée* a donc deux sens différents. Au sens

[1] SABOURAUD, La séborrhée grasse. *Annales de l'Institut Pasteur,* février 1897.

propre, il désigne d'une façon concrète le flux de sébum lui-même, en tant que symptôme.

Par extension, il s'applique à la maladie même, dont ce symptôme est la caractéristique propre.

La séborrhée ainsi définie est une maladie des régions glabres et des régions pilaires.

Sur les régions glabres, cette affection n'a que deux symptômes personnels :

1° Un symptôme physique : c'est *l'augmentation du diamètre normal des pores sébacés*, qui deviennent visibles à un examen attentif à l'œil nu.

2° Un symptôme fonctionnel : c'est *la surproduction du sébum* normal, qui rend luisante et grasse la peau de la région malade.

Sur les surfaces pilaires la séborrhée s'accompagne d'un troisième symptôme : c'est la dépilation diffuse, progressive, paroxystique, comme la séborrhée à laquelle elle correspond, et qui, au cuir chevelu, devient à la longue définitive.

La séborrhée est une maladie de l'âge sexuel, qui commence avec l'établissement de la puberté. Elle a son maximum d'intensité, à la fin de la période juvénile. Sous sa forme la plus simple et la plus fréquente, elle est localisée au visage, au nez, au sillon naso-génien. C'est l'*acné sébacée fluente* des anciens auteurs français. Elle a de multiples localisations secondes dont la plus importante, au vertex de l'homme adulte, détermine la calvitie vulgaire.

Enfin, elle peut être généralisée à la presque totalité du corps. Alors la peau présente un aspect huileux. L'eau ne la mouille pas.

En toutes ces localisations, c'est un état morbide monomorphe qui n'a pas d'autres symptômes que ceux que je viens de mentionner.

Toutefois, un très grand nombre d'infections secondaires viennent se greffer sur une séborrhée primitivement pure et y créer toute une série d'accidents cutanés que l'on a cru longtemps des types morbides protopathiques, parce que l'on n'avait pas su voir au-dessous de chacun d'eux la séborrhée, qui les précède toujours. Ainsi se présentent la plupart des types morbides connus sous le nom d'*acnés*.

D'autre part, certaines affections cutanées de grande importance ont avec la séborrhée une parenté clinique évidente. Ce sont des maladies *essentiellement desquamatives* et qui à ce titre se distinguent aisément de la séborrhée, qui ne l'est jamais.

Jadis connus sous le nom de *pityriasis* du cuir chevelu (forme sèche et forme grasse), ils ont eu, pour la clarté de la nosographie, le malheur d'être étudiés sous le nom de séborrhée par F. Hebra. Ils ne méritent ce nom à aucun titre.

Ils ont été de même réunis sous le nom d'*eczéma séborrhéique* par P.-G. Unna. Et ce nom est malheureux également. D'abord ce ne sont pas des eczémas, et, quand même, le qualificatif de séborrhéique tendrait à faire croire qu'ils ont la séborrhée pour origine, ce qui n'est pas.

Ces aventures terminologiques ont plus nui à la clarté du sujet qu'il n'est possible de le dire. Les pityriasis secs précèdent souvent la séborrhée, les pityriasis gras l'accompagnent souvent. Ce sont donc des maladies fréquemment *sur-séborrhéiques*, et leur mélange à la séborrhée pure n'est pas rare.

Mais c'est une raison de plus de distinguer l'une de l'autre des maladies différentes, lorsque leur conjugaison fréquente sur le même patient expose davantage à l'erreur. Et, quant à croire que toutes ces maladies ont même cause, cette opinion n'est plus possible aujourd'hui que l'on connaît cliniquement et anatomiquement les caractères symptomatiques et les lésions propres de chacune d'elles. Leurs lésions comme leurs symptômes sont différents.

J'ai dû pourtant et tout de suite mentionner ces affections desquamatives non séborrhéiques, parce que beaucoup d'auteurs, après Hebra, les décrivent encore sous le nom de séborrhée. Il importait absolument à la clarté de mon sujet de les en éliminer de prime abord.

Pour comprendre tout ce qui va suivre, il faudra donc se rappeler que *la séborrhée* est exclusivement caractérisée par *le flux de sébum*, et que toute affection épidermique, dès lors qu'elle est desquamative, n'est pas de la séborrhée.

II. — ÉTUDE CLINIQUE DE LA LÉSION SÉBORRHÉIQUE ÉLÉMENTAIRE

Pour la plupart, les maladies cutanées sont constituées par la répétition indéfinie — suivant un plan de répartition souvent caractéristique — d'une même petite lésion primitive qui est l'*unité morbide* de cette maladie et que l'on appelle, pour cette raison, sa « lésion élémentaire » (Willan).

Examinons d'abord dans la séborrhée ce qu'est la lésion élémentaire, sa nature, sa structure, nous verrons ensuite quel est son plan de répartition et la figuration générale de la maladie qui en résulte.

Si l'on exprime entre deux ongles, lentement et progressivement, en un point quelconque la peau d'une région séborrhéique, on en fera surgir par *tous* les pores sébacés, avec quelques gros cylindres ampullaires à tête noire que l'on appelle des *comédons*, d'innombrables filaments vermiformes à tête jaune, beaucoup plus fins.

Ces éléments semblent infiniment peu de chose pour capter et retenir l'attention du dermatologiste. Pourtant *voilà la lésion élémentaire propre de la séborrhée*, et dans la dermatologie tout entière très peu d'éléments morbides ont son importance capitale.

La lésion primaire et caractéristique de la séborrhée, c'est le cylindre gras contenu dans *chaque* orifice pilaire et que l'expression en fait sortir.

Tous ces filaments gras, de volume et de forme différents, ont une organisation plus complexe qu'on ne le croirait d'abord, car si on les écrase dans un papier-soie on peut observer qu'après leur destruction il reste sur le papier, au milieu de la tache qui l'a rendu translucide, des débris pelliculaires de matière cornée.

De même, si l'on réunit quelques-uns de ces éléments sur une lame de verre et qu'on les arrose d'éther pour dissoudre leur graisse, les comédons ampullaires, asciformes, à tête noire, soumis à ce réactif ne changeront ni de forme ni de grosseur, parce qu'ils présentent une enveloppe externe cornée, close et résistante, *kystique*, que l'éther ne dissout pas.

Parmi les filaments séborrhéiques amorphes, les uns fondent entièrement dans l'éther, ils n'ont à peu près aucune trace d'enveloppe cornée ; les autres moins fins n'ont qu'une écorce mince ouverte aux deux bouts.

A coup sûr, et même après ce seul examen superficiel, il demeure évident que tous ces éléments, malgré leurs différences individuelles, sont de même nature. Mais après cet examen il est impossible d'accorder aux seuls comédons utriculaires à tête noire la valeur d'une lésion élémentaire.

Les comédons ne sont visiblement que des filaments séborrhéiques qui ont subi une évolution particulière et acquis un développement excessif.

Et cette transformation du filament séborrhéique en comédon est accidentelle. Elle ne s'observe que sur un élément séborrhéique entre cent autres, qui sur une même région donnée resteront des filaments gras et ne deviendront jamais des comédons.

La lésion élémentaire de la séborrhée n'est donc pas le comédon, mais tout filament séborrhéique si petit qu'il soit.

Cette distinction peut sembler subtile. Mais les définitions sont l'origine fréquente des erreurs et il importe ici d'en éviter.

Si la lésion élémentaire de la séborrhée était le seul comédon, nous serions en face d'une maladie procédant par éléments disséminés, *rares*, sur une peau par ailleurs saine, saine en dehors des orifices occupés par les comédons.

Tandis que si tout filament, même le plus infime, est lésion élémentaire, la séborrhée est une maladie diffuse à laquelle participent universellement tous les orifices sébacés de la région.

On verra par la suite l'importance de ce point de détail, et les erreurs auxquelles ont été conduits ceux qui n'y ont pas pris garde.

Le *flux séborrhéique*, sur une surface tégumentaire donnée, est la conséquence de la lésion élémentaire que nous venons de décrire, quand elle y existe par myriades.

D'abord il peut sembler étrange que des conduits qui sont obstrués par un corps étranger laissent filtrer plus abondamment que de coutume le liquide sécrété par la glande dont ils sont les canaux vecteurs.

Considérant cette obstruction apparente, certains auteurs n'ont pas hésité à en conclure que le flux sébacé est fourni anormalement par les glandes sudoripares, les glandes sébacées se trouvant occluses par un bouchon imperméable. Cette erreur fut précisément accréditée par ceux qui considéraient le comédon à tête noire, de forme kystique, comme la lésion élémentaire dans la maladie qui nous occupe.

Le comédon, en effet, fixé en sa place, fermé de tous points, encloue à peu près complètement l'orifice pilaire qui le contient. Mais les *filaments séborrhéiques simples, au contraire, se déversent incessamment à la surface de la peau et renaissent incessamment de la profondeur*. Et il est très aisé de voir de ses yeux, l'effusion du sébum hors des pores sébacés, dans un cas de séborrhée tant soit peu intense.

Après un savonnage parfait, le visage d'un séborrhéique est devenu relativement sec. Si on l'observe attentivement trois ou quatre heures plus tard, on trouvera en maint endroit, à côté des comédons à tête noire demeurés immobiles, les cylindres sébacés à tête jaune, déjà saillants au-dessus de la peau et le moindre frottement qui en effacera la saillie essuiera sur la peau voisine le sébum expulsé au dehors.

Ainsi la lésion élémentaire de la séborrhée n'est pas une lésion fixe et immobile une fois constituée, c'est au contraire une lésion indéfiniment renaissante, et dont *l'acte* est le flux de sébum caractéristique.

Examen microscopique extemporané direct. — L'examen à l'œil nu ne suffit pas pour connaître une lésion dermatique élémentaire et en comprendre la valeur. L'examen microscopique est nécessaire.

Un filament séborrhéique écrasé entre deux lames de verre y laisse adhérent un exsudat. Cet exsudat, lavé à l'éther pour en dissoudre les graisses, coloré par une couleur basique d'aniline, tel que le bleu polychrome de Unna, ou le bleu potassique de Loëffler, lavé à l'eau, puis à l'alcool pour enlever l'excès de colorant, séché puis examiné à l'objectif à immersion homogène (obj. immers. 1/12, ocul. 5, Leitz) montrera, au milieu de débris épidermiques cornés, des millions d'exemplaires d'un fin bacille d'une même et unique espèce.

Par places, ils forment des nuages épais composés de milliers d'individus entassés, ailleurs on voit des milliers d'unités microbiennes diffusément éparses comme les grains d'une poussière répandue. Elles foisonnent. Aucune infection der-

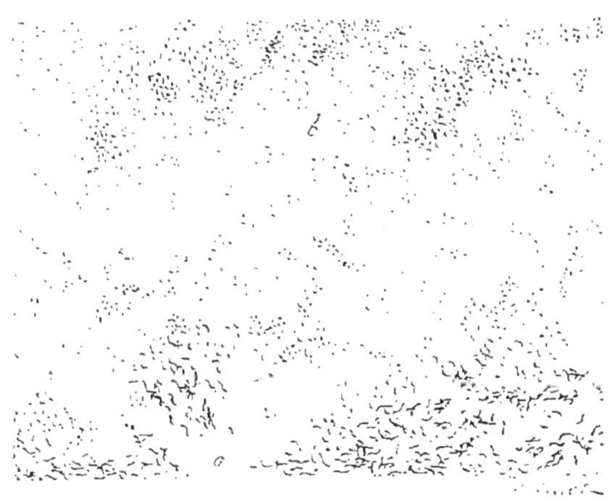

Fig. 1. Microbacille de la séborrhée. Préparation extemporanée par écrasement d'un filament séborrhéique. (Obj. 1/12. ocul. 5, Leitz.)

b, formes jeunes. — *a*, formes mycéliennes.

matique ne montre de pareilles agglomérations microbiennes. Aucune ne saurait à ce point de vue être comparée, même de loin, à l'infection séborrhéique.

Et il ne s'agit pas comme dans un si grand nombre d'infections cutanées d'un mélange d'espèces microbiennes diverses. C'est une espèce bacillaire unique dont les agglomérations ne présentent pas un seul exemplaire d'un microbe étranger, une seule unité microbienne d'espèce différente.

C'est à la fois la plus pure et la plus abondante infection cutanée connue.

III. — ÉTUDE ANATOMIQUE DE LA LÉSION SÉBORRHÉIQUE ÉLÉMENTAIRE

Ainsi donc nous connaissons maintenant la lésion clinique élémentaire de la séborrhée pour l'avoir vue de nos yeux, et nous sommes avertis par son examen extemporané, immédiat, qu'il s'agit d'une lésion microbienne.

Cela ne peut nous suffire. Comment ce filament séborrhéique est-il construit? Quelle place occupe-t-il dans l'épaisseur de la peau? Quels effets produit-il dans les téguments circonvoisins?

Autant de questions qui restent encore sans réponse et qui nous obligent à recourir à d'autres méthodes d'examen.

L'étude anatomique des lésions de la séborrhée va résoudre ces problèmes, elle nous montrera quelle disposition constante affecte le microbacille dans le filament séborrhéique demeuré en place, quels sont les rapports du filament lui-même avec le follicule pilaire, enfin de quelles altérations histologiques constantes cette infection est suivie.

1. ***Anatomie générale du follicule pilaire et de la glande sébacée.*** — On sait que la glande sébacée est toujours l'annexe d'un poil. L'ensemble de la glande, du poil, et du follicule que le poil habite, en y comprenant le muscle érecteur du follicule qui le sous-tend, forme un organe complexe, l'organe pilo-sébacé.

Le follicule pilo-sébacé est constitué par une invagination épidermique en doigt de gant, obliquement dirigé de la surface vers la profondeur, à travers le derme qui lui forme un squelette fibreux, extérieur, mince.

Ce puits épidermique présente une profondeur proportionnelle à la dimension et au diamètre du cheveu ou du poil qu'il contiendra.

Environ au 1/3 de sa profondeur totale, le follicule émet, latéralement sur lui et obliquement vers la profondeur, un bourgeon digité qui est la glande sébacée. La glande sébacée est constituée par un amas de cellules épidermiques différenciées qui, une par une, tombent en deliquium huileux à l'orifice de la glande dans le follicule.

La structure cellulaire de la glande, précise au fond de ses digitations, disparaît donc vers son point d'abouchement au follicule. Par ce point est incessamment versé autour du poil (et par l'orifice folliculaire à la surface de la peau) du sébum fluide comme un vernis gras.

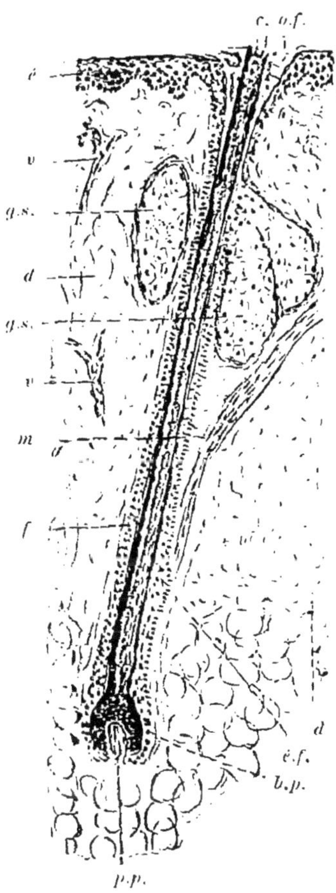

FIG. 2. — Follicule pilo-sébacé d'une région dite pilaire (cuir chevelu).

o.f, orifice du follicule. — *c*, cheveu. — *é*, épiderme. — *v*, vaisseau dermique. — *g.s*, glande sébacée. — *d*, derme — *m*, muscle érecteur du cheveu. — *f*, follicule. — *p.p*. papille pilaire. — *b.p*. bulbe pilaire. — *é.f*, éperon folliculaire servant de point de fixation au muscle érecteur *m*. (Grossissement, 60 diamètres.)

Le poil ou le cheveu occupe le follicule depuis sa base. La base du follicule est constituée par une papille dont la fonction est la genèse du poil. Le poil ou le cheveu, par sa base, coiffe étroitement cette papille et lui adhère.

Le poil ou cheveu, né de cette papille, occupe intégralement le puits folliculaire, dont la paroi épidermique, sans adhérer au cheveu, lui est strictement accolée dans toute sa hauteur.

La coaptation de la paroi folliculaire au cheveu paraît à peine moins étroite au niveau de l'abouchement du canal de la glande sébacée au follicule et dans le tiers supérieur du follicule, au-dessus de la glande sébacée.

Normalement le follicule, le cheveu, la glande, comme l'épiderme sont stériles et ne présentent aucune flore microbienne quelconque.

D'une région à l'autre, la glande sébacée varie d'ampleur, quelle que soit d'ailleurs la dimension du poil auquel elle est annexée. Inversement, le follicule, toujours proportionnel au poil qu'il contient, varie en diamètre et même en profondeur suivant que ce poil est un follet invisible à l'œil ou un cheveu adulte.

Il résulte de ces faits que tantôt une glande sébacée énorme sera jointe à un follicule rudimentaire qui paraîtra dès lors une simple annexe de la glande; tantôt, au contraire, la glande

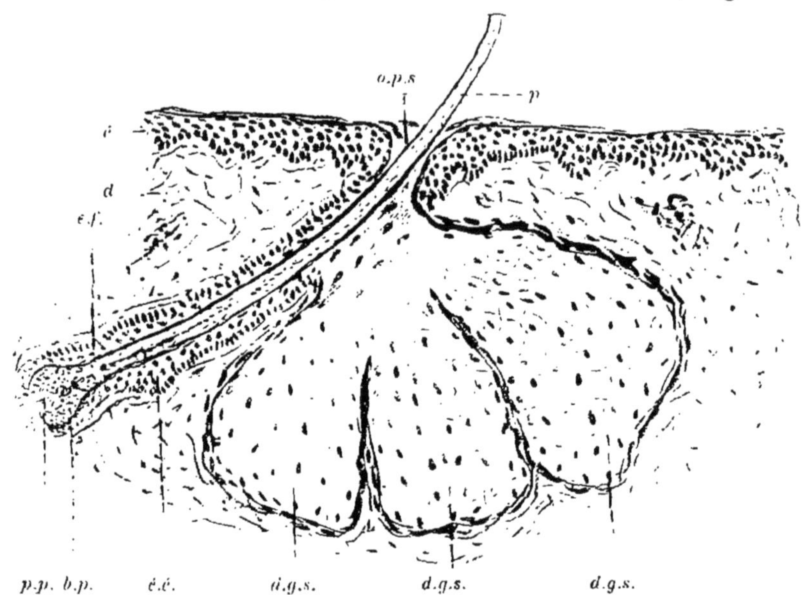

Fig. 5. — Petit follicule pilo-sébacé d'une région dite glabre (peau du nez).

p, poil de duvet. — *o.p.s*, orifice pilo-sébacé. — *é*, épiderme. *d*, derme. — *é.f*, épiderme folliculaire. — *p.p*, papille pilaire. — *b.p*, bulbe pilaire — *é.é*, éperon épidermique du follicule sur lequel vient s'attacher le muscle érecteur du poil. — *d.g.s*, digitations de la glande sébacée venant aboutir à un canal commun d'excrétion. (Grossissement de 100 diamètres.)

sébacée sera petite et le poil gros. Les rôles sembleront renversés.

En vérité, ces deux organes ne vont pas l'un sans l'autre, mais les mots qui impliquent la sujétion de l'un à l'autre sont sans valeur.

Le poil n'est pas plus l'annexe de la glande que la glande l'annexe du poil. Si l'on admettait que la glande eût pour unique fonction de fournir au cheveu son lustre, comment expliquer qu'elle puisse être décuple de son volume ordinaire moyen et accompagner un poil invisible (nez, face), ou bien être minime et accompagner un cheveu fort (région temporale), et cela en dehors de tout état anormal.

Il faut donc se défier de notre vocabulaire; les mots sont nécessaires mais tyranniques. La glande sébacée lubrifie la peau comme le poil, et dans cet organe à fonctions multiples qu'est l'appareil pilo-sébacé, les diverses parties du tout ne sont pas assujetties l'une à l'autre et uniformément subordonnées à une commune fin.

Les exemples figurés ci-joints feront comprendre autant que le texte qui précède la structure générale et les variétés régionales que comporte l'appareil pilo-sébacé. Je les ai résumées succinctement parce que ce qui suivra demeurerait inintelligible à qui ne les connaîtrait pas.

Les lésions séborrhéiques (1). — Les premières particularités anatomiques que nous rencontrerons dans la séborrhée nous seront révélées :

1° Par l'étude de la partie supérieure du follicule pilaire depuis l'abouchement de la glande sébacée.

2° Par l'étude du filament séborrhéique microbien occupant cette dilatation.

(1) Voici le détail des techniques employées en cette étude. Le fragment de peau séborrhéique, prélevé par biopsie au couteau de Graëfe, est immédiatement plongé dans 5 centimètres cubes de la solution suivante :

Eau distillée	100 grammes.
Acide acétique cristallisable	4 —
Bichlorure Hg	4 —

Il y restera de dix minutes à trois quarts d'heure suivant ses dimensions. On le passe ensuite directement dans l'acétone iodée que l'on renouvellera deux fois en douze heures.

Acétone.
Teinture d'iode q.s. pour couleur acajou.

Le fragment est ensuite passé dans l'éther paraffiné à saturation à 35° où il demeurera de vingt-quatre à quarante-huit heures, suivant sa taille, puis dans la paraffine fondue, à 65°, pendant une heure, enfin coulé dans un bloc de paraffine, fusible à 52°.

Les coupes d'une épaisseur maxima de 1/100e de millimètre sont étendues sur la lame porte-objet à la surface d'une goutte d'eau tiédie à la flamme et sont fixées sur la lame par simple dessiccation de l'eau.

2. ***Lésions du canal pilo-sébacé.*** — Souvent les appareils pilo-sébacés des régions glabres sont disposés de telle sorte, à l'état normal, que l'abouchement de la glande se fait presque directement à la peau, à côté de l'orifice pilaire.

Dans ce cas, ce qu'on appelle le canal pilo-sébacé, c'est-à-

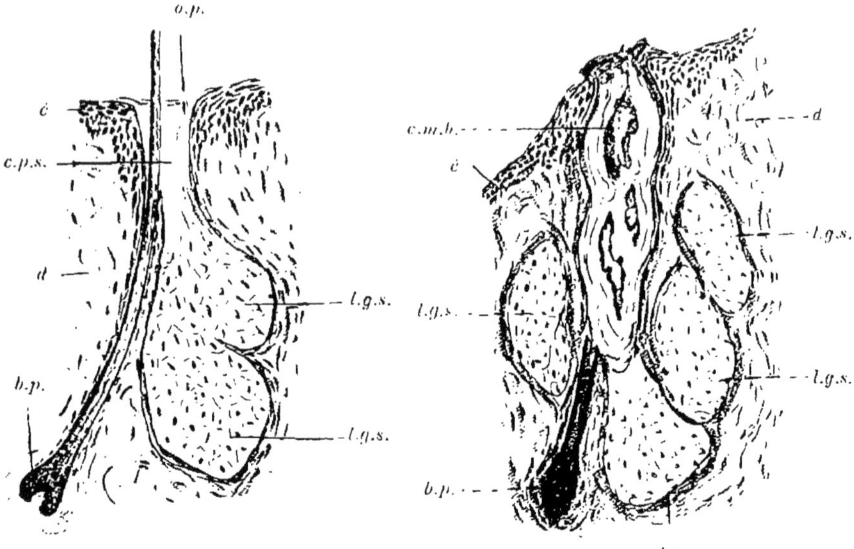

Fig. 4. — Glande sébacée venant s'ouvrir presque directement à la peau.

é, épiderme. — *o.p*, orifice pilaire. — *c.p.s*, canal pilo-sébacé. — *d*, derme. *l.g.s*. lobule de glande sébacée. — *b.p*, bulbe pilaire normal. (Grossissement de 60 diamètres.) — Le canal pilo-sébacé, dans ce follicule, est d'une extrême brièveté.

Fig. 5. — Filament séborrhéique dans le follicule d'une région glabre.

c.m.b. cocon microbacillaire ayant considérablement amplifié les dimensions du canal pilo-sébacé qu'il occupe. — *é*, épiderme. — *d*, derme. — *l.g.s*, lobule de glande sébacée. — *b.p*, bulbe plein (mort) du poil du follicule dont le canal est infecté. (Grossissement de 60 diamètres.)

dire le segment du follicule compris entre l'abouchement de la glande d'une part et la surface cutanée d'autre part, est presque virtuel.

Cette disposition ne se voit plus jamais dans un follicule séborrhéique. Dans cette affection, il semble que le point d'abouchement de la glande au follicule soit repoussé plus bas vers la profondeur (comparer fig. 4 et 5), par la lésion séborrhéique.

Dans les régions à poil fort et normalement chevelues, le canal pilo-sébacé devient beaucoup plus long, et le filament séborrhéique occupe toute la longueur anormalement accrue de ce canal.

Ainsi les coupes verticales de la peau séborrhéique montreront les filaments ou cocons microbiens inclus dans chaque follicule pilo-sébacé, à une place toujours identique, dans le tiers ou la moitié supérieure du follicule pilaire. En ce point, le doigt de gant épidermique qui constitue le follicule est renflé en une dilatation ampullaire très allongée. Sa paroi épithéliale est aplatie et à demi atrophiée. Au niveau de cette dilatation, le poil, quand il existe, est repoussé excentriquement par un étui de lamelles cornées contenant du sébum (1).

5. ***Le filament séborrhéique.*** — Dans l'étui est logée la

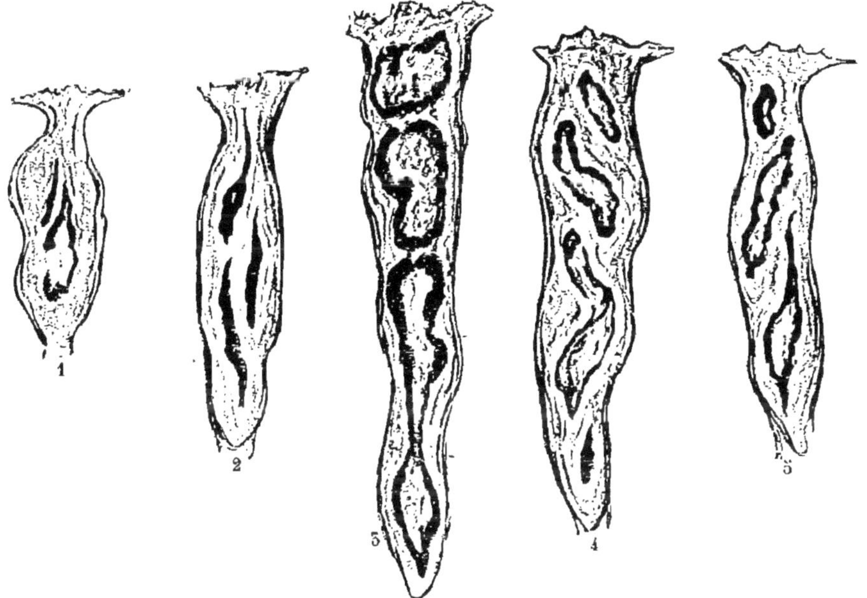

FIG. 6. — Structure diverse des filaments séborrhéiques.

1, 2, filaments séborrhéiques de la peau glabre. — 3, 4, 5, filaments séborrhéiques du cuir chevelu. 5, filament séborrhéique extrait dans une croûte artificiellement provoquée sur un cuir chevelu séborrhéique. (Grossissement de 80 diamètres.)

(1) Pour l'étude du *sébum*, pour celle des dégénérescences *graisseuses* des cellules fixes conjonctives du derme (phénomène fréquent dans la calvitie) et des particules *grasses* contenues dans le canal des glandes sudoripares, la fixation de la pièce doit être pratiquée à l'acide osmique ou au liquide de Flemming.

colonie bacillaire. Sur des coupes verticales sériées, on peut voir le centre du cylindre séborrhéique creusé de logettes anfractueuses, irrégulières, remplies par du sébum et par des amas microbiens tellement compacts, que même sur des coupes fines ils interceptent encore la lumière. Ces colonies microbiennes présentent quelque variété dans leur forme, leurs dimensions, le nombre de leurs amas, leur disposition régulière, irrégulière ou même spiralée, dans les cavités du cylindre de sébum.

Certains filaments sont fermés à leur sommet et à leur base, ce sont les cocons, rudiments des comédons. D'autres sont manifestement ouverts à l'une ou à l'autre extrémité.

Tous contiennent, rigoureusement pure de tout microbe étranger, une colonie compacte du microbacille de la séborrhée.

Dans les cylindres séborrhéiques, la forme du microbe est variable suivant son siège. En haut du cocon, et jusqu'en son milieu, les bacilles sont très courts et séparés par unités. Au contraire, au fond du cocon et le long de ses parois, on trouve le plus souvent des pelotons de bacilles sigmoïdes et incurvés, très touffus et enchevêtrés (fig. 1, *b.a.*).

4. ***Les lésions des tissus du voisinage*** sont tellement minimes qu'il faut les rechercher [1]. C'est aux dépens de l'épiderme du follicule, évidemment, que naissent les lamelles cornées qui font la charpente solide du cylindre microbien. Ces lamelles sont le résultat de l'exfoliation épidermique répétée de la paroi du follicule. Elles ne présentent jamais de noyaux ou de divisions cellulaires reconnaissables.

L'épiderme folliculaire qui emboîte étroitement le cocon est aplati, réduit à deux rangées cellulaires et paraît plus atrophié qu'irrité. Dans le derme sous-jacent, on trouve un

(1) Les colorations à employer pour mettre ces lésions en évidence peuvent être simples ou complexes. Le bleu polychrome, la thionine donnent d'excellentes préparations simples. Le picro-carmin-Gram donne de très bonnes colorations doubles. L'éosine-orange-toluidine de Dominici, procédé plus compliqué, met en valeur, avec la dernière perfection, les particularités histologiques et bactériologiques de ces pièces (fig. 8).

certain nombre de cellules migratrices, principalement des leucocytes mononucléaires et un grand nombre de *Mastzellen* d'Erlich.

5. ***Glandes sébacées***. — Les lésions les plus marquées sont celles de la glande sébacée sous-jacente qui montre une

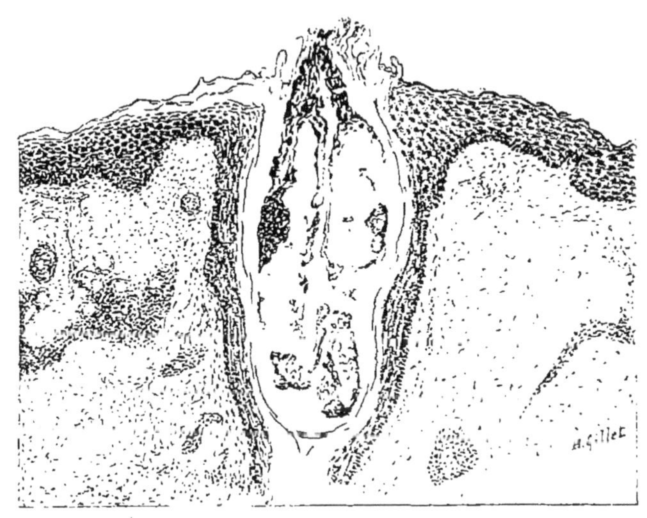

Fig. 7. — Le cocon séborrhéique microbacillaire dans un follicule pilaire de la peau vague. (Grossissement de 120 diamètres.)

hypertrophie d'autant plus marquée que l'infection de son canal excréteur est de date plus ancienne.

Cette hypertrophie peut être colossale. C'est dans la séborrhée des régions pilaires qu'on en trouve les plus éclatants exemples (fig. 8). Les digitations de la glande ne semblent pas seulement augmentées de nombre et l'on dirait souvent deux ou trois glandes nées d'une seule.

6. ***Phénomènes de réaction cellulaire***. — Autour de leurs culs-de-sac, les cellules fixes du tissu conjonctif sont plus nombreuses qu'à l'état normal. On les trouve mélangées à des cellules migratrices mononucléaires tout autour du follicule infecté de microbacille, et de même au niveau du cocon microbien. On les trouve semblablement autour de la papille pilaire et des glandes sudoripares.

Toutefois, il n'est pas d'infection microbienne à ma connais-

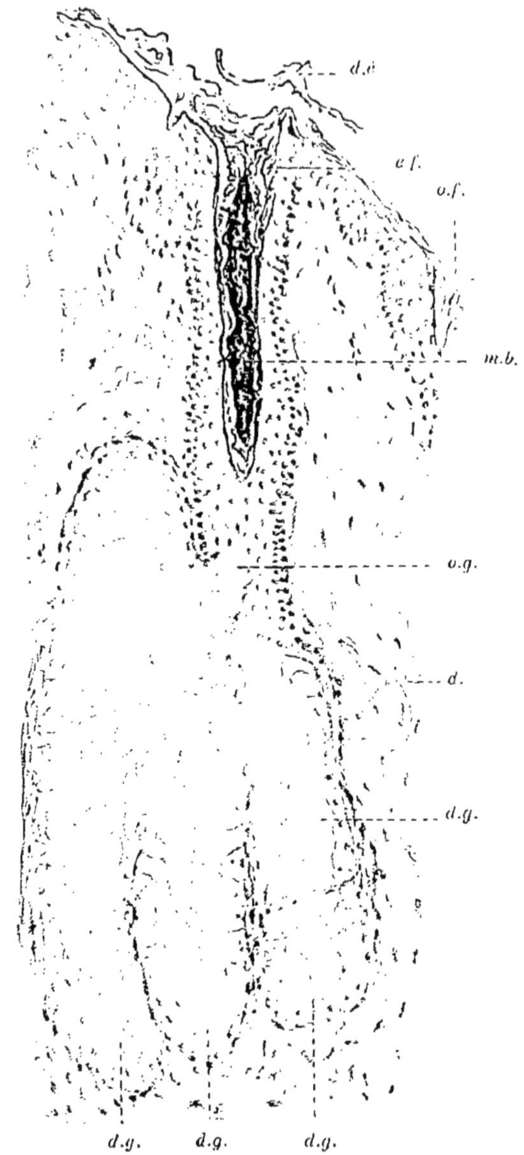

Fig. 8. — Hypertrophie de la glande sébacée dans l'infection séborrhéique.

m.b, collection microbacillaire occupant toute la partie supérieure du follicule. — *d.é*, débris épidermiques au-dessus du follicule infecté de microbacille. — *e.f*, exfoliation de l'épiderme du follicule constituant les enveloppes de la colonie microbienne. — *d.g*, digitations de la glande sébacée. — *o.g*, orifice de la même glande dans le follicule pilaire. — *d.* derme. — *o.f*, orifice d'un follicule pilaire voisin. (Grossissement de 100 diamètres.)

sance, au niveau de laquelle la réaction des tissus ambiants soit plus modique et moins marquée. La moindre érosion épidermique, les lésions mêmes du *pityriasis simplex* qui ne touchent que les couches cornées épidermiques amènent dans le derme plus de cellules migratrices que l'infection séborrhéique pure.

7. ***Papille pilaire.*** — Dans le canal pilo-sébacé, l'infection séborrhéique se trouve occuper le débouché commun de la glande et du follicule. Dès lors que la glande sébacée réagit toujours à l'infection, on peut prévoir que la papille pilaire réagira de même.

Et, en effet, elle devient le siège de phénomènes régressifs dont l'évolution est des plus curieuses, des plus complexes, et qui aboutissent à la mort et à la chute du poil habitant le follicule infecté.

C'est pourquoi il est si fréquent de rencontrer, à côté ou au-dessous d'un filament séborrhéique, des tronçons de poil ou de cheveu mort.

C'est une chose constante que nous retrouverons à chaque pas, en étudiant les lésions dérivées du primitif cocon séborrhéique.

Je mentionne le fait seulement, mais je n'étudierai pas ici ce phénomène. Son étude analytique a sa place marquée dans le chapitre où je traiterai de la *Calvitie*, syndrôme séborrhéique dans lequel l'alopécie devient objectivement plus importante que l'infection séborrhéique même qui la détermine.

8. ***Évolution du filament séborrhéique.*** — Le filament cylindrique microbien de la séborrhée à l'état adulte se déverse incessamment lui-même à la surface de la peau.

Sur les coupes histologiques, il est fréquent d'en rencontrer quelques-uns à moitié sortis du follicule et évacuant à la surface de la peau leur contenu (fig. 9).

L'ensemencement spontané des follicules jusque-là sains se fait ainsi par l'intermédiaire du sébum effusé.

Ce sébum est excessivement microbien, comme l'examen

extemporané du raclage d'une peau séborrhéique peut en faire foi (fig. 1).

Au début de l'infection, on trouve au long du poil d'un follicule en apparence sain une couche de microbacilles, un vêtement mycélien qui tapisse un côté du poil.

En d'autres follicules, on retrouve l'infection plus avancée,

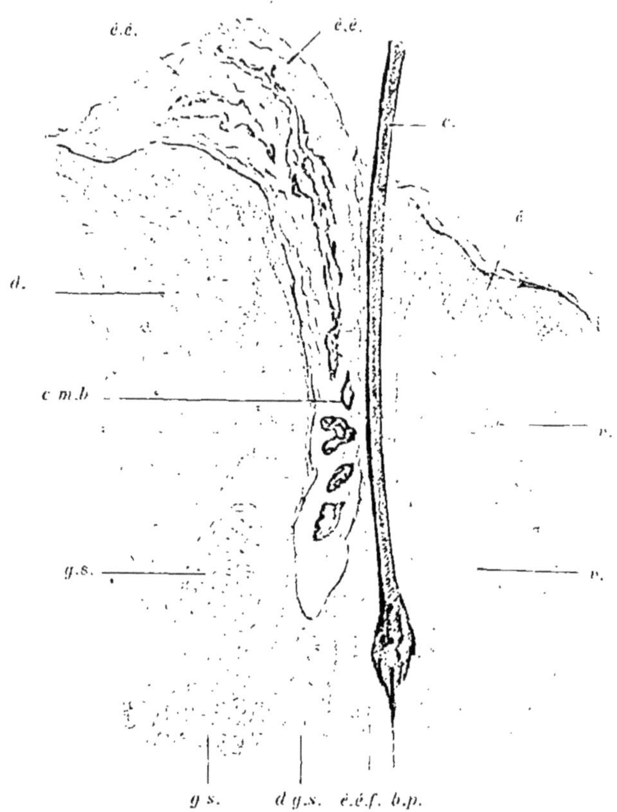

FIG. 9. — Éversion du filament séborrhéique à la surface de la peau voisine du follicule infecté.

c, cheveu mort. — *b.p*, son bulbe plein. *é*, épiderme. — *d*, derme. — *v*, vaisseaux dermiques. — *g.s*, glande sébacée. — *d.g.s*, déversoir de la glande sébacée dans le follicule. — *é.é.f*, étui épidermique folliculaire. — *c.m.b*, filament microbacillaire. — *é.é*, partie supérieure du filament deversée à la surface de la peau. (Grossissement de 100 diamètres.)

la colonie plus abondante, elle a proliféré en profondeur jusqu'au niveau d'abouchement de la glande sébacée. Elle est encore mince et relativement peu abondante.

Puis les pelotons microbiens se multiplient et grossissent. Alors le filament atteint à ses dimensions et à sa forme adulte que nous avons d'abord décrites.

Il est impossible de pratiquer de très nombreuses biopsies des téguments de séborrhéiques, sans surprendre tous les stades de l'infection. Il nous suffit de les mentionner.

Parmi les cylindres microbacillaires arrivés à leurs dimensions normales, il est aisé également de rencontrer des colonies microbiennes en voie d'enkystement complet. Le cylindre ouvert devient un cocon fermé, un kysté microbien clos au sommet et clos à sa base.

A partir du moment où la colonie atteint cette forme, elle va s'accroître sur place démesurément. L'occlusion du canal sébacé qu'elle occupe deviendra effective et tout à fait complète. Le cocon séborrhéique est devenu *le comédon*.

Son histoire n'est pas finie à ce moment. Elle recommence. Le comédon, forme monstrueuse du cylindre séborrhéique primitif, sera prêt à toutes les dégénérescences, et l'histoire de ces dégénérescences est celle de l'*acné polymorphe*; nous la retrouverons tout à l'heure.

Nous connaissons maintenant la lésion élémentaire de la séborrhée, au point de vue clinique, anatomique et microbien.

Nous pourrions donc, dès à présent, étudier les diverses formes cliniques qu'elle va présenter au médecin, c'est-à-dire le degré d'activité que peut prendre la lésion séborrhéique élémentaire et les divers plans de répartition qu'elle affecte sur le malade.

Mais avant d'aborder ce chapitre, nous devons apprendre ce que l'on sait de plus, touchant le microbacille lui-même, sa morphologie exacte, les procédés de coloration qui permettent de l'étudier, les méthodes qui permettent d'obtenir et de reproduire sa culture en milieux artificiels; enfin dire un mot de ses inoculations expérimentales.

IV. — LE MICROBACILLE SÉBORRHÉIQUE

1° *Morphologie.* — Le microbacille séborrhéique présente des formes jeunes et des formes adultes.

Ses formes jeunes sont punctiformes. A des grossissements énormes (obj. 1.5 Zeiss., ocul. compens. 12 par exemple), elles apparaissent comme à peine plus longues que larges,

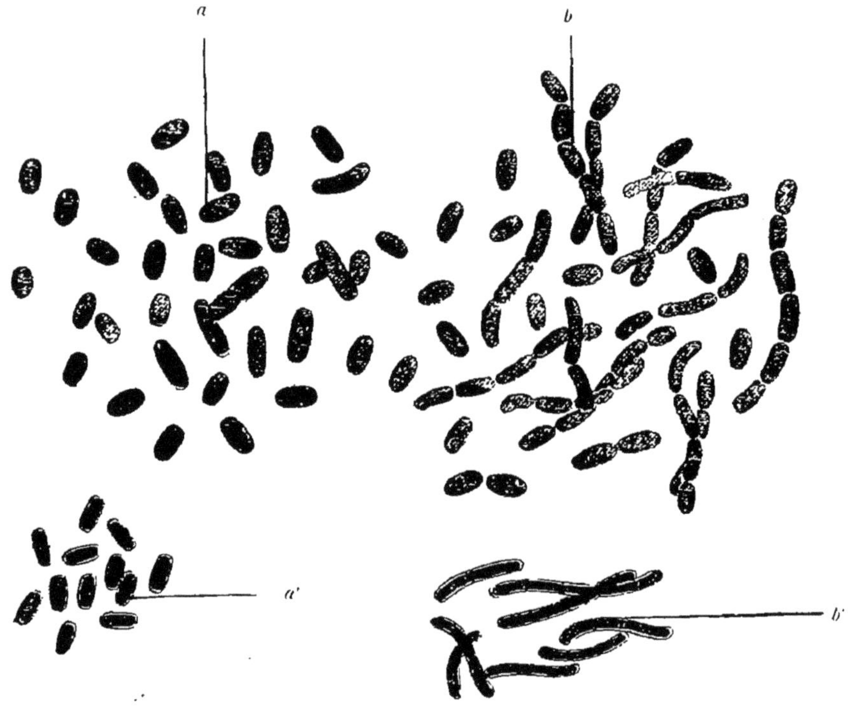

Fig. 10. — Morphologie du microbacille séborrhéique.

a, Unités jeunes et séparées du microbacille. — b, éléments microbacillaires réunis en filaments myceliens. (a et b, après coloration au violet gentiane aniliné, traités par le Gram.) — a'. unités microbacillaires isolées. — b', filaments mycéliens. (a' et b', après coloration à la thionine phéniquée). Avec cette coloration la dimension du microbacille apparait un tiers plus petite parce que l'enveloppe du microbe, qui est colorée par le violet gentiane, n'est pas colorée par la thionine.

ovoïdes, à extrémités mousses, assez semblables à un barillet. Elles ont moins d'un millième de millimètre de grand diamètre. Un examen inattentif les ferait prendre pour des cocci.

Les formes adultes ne permettent pas cette erreur. Elles sont plus allongées, sigmoïdes, et ont à très peu près l'aspect, la dimension et la forme du bacille tuberculeux (fig. 10 *b'*). On les voit quelquefois unies en chaînes mycéliennes, et les chaînes entrelacées en petits fagots, à la façon des bacilles de Koch, mais ses rubans peuvent être plus longs et former des écheveaux brouillés compacts.

2° ***Procédés de coloration.*** — La coloration de ce bacille est aisée, mais il retient mal les matières colorantes quelles qu'elles soient. Toutes les couleurs basiques d'aniline peuvent servir à le mettre en évidence. Leur action cependant est différente parce que ce bacille possède une enveloppe épaisse qui tantôt se colore et tantôt ne se colore pas.

Coloré par la thionine, le microbe perd un tiers des dimensions que le violet gentiane lui donne (fig. 10 *a'*, *b'*). Il paraît ainsi le plus fin des bacilles connus (fig. 1). L'action du violet gentiane accuse au contraire l'enveloppe bacillaire et colore mal le protoplasma (fig. 10 *a*, *b*). Une excellente méthode de coloration des préparations faites en frottis est le Gram-Weigert, avec différenciation des éléments histologiques par le carmin.

3° ***Cultures.*** — Le microbacille séborrhéique est de culture artificielle difficile. La recherche d'une méthode pratique pour sa culture m'a demandé quinze mois d'étude. Voici comment on l'obtient avec régularité.

On commence par nettoyer au savon et à l'eau chaude la région sur laquelle on prélèvera la semence.

Après avoir rincé et séché, on fait une friction avec de l'éther officinal pur. On exprime la peau pour en faire saillir les filaments séborrhéiques. On en prend un avec la pointe d'une aiguille flambée et on le conduit sur une lame de verre également stérilisée par flombage. Puis avec un scalpel également flambé on le sectionne en segments minuscules, à peine gros chacun comme un point d'imprimerie.

Il faut laisser de côté les deux extrémités du filament, qui ont eu chance d'être souillées par la surface épidermique en ces manœuvres, et ensemencer séparément chaque parcelle du corps du filament en ayant soin de l'*insérer*, de l'enterrer à moitié, dans le milieu de culture.

4° ***Milieux de culture.*** — Ces cultures doivent être faites en tubes sur une gélose inclinée de la formule suivante :

Gélose (agar-agar)	15 grammes.
Peptone granulée de Chassaing (Paris) . .	20 —
Glycérine neutre.	20 —
Eau distillée.	1 litre.
Acide acétique cristallisable.	V gouttes [1].

Les cultures faites sur ce milieu, comme il vient d'être dit, ne sont pas toujours pures d'emblée.

Les tubes ensemencés, mis à l'étuve à 37 degrés, montrent souvent après deux jours, sur un certain nombre de leurs points d'inoculation, une colonie ronde, grise, crémeuse, plate, formée par un coccus très commun sur les peaux séborrhéiques et que j'aurai lieu d'étudier plus tard.

Le microbacille ne montre son premier développement qu'au quatrième jour. Ses colonies adultes, après vingt jours, ont pris en ce laps de temps la forme d'un cône ou d'un bouton brunâtre ou rose brique de 1 à 3 millimètres de saillie et couvrant une surface égale à sa hauteur. Souvent la colonie s'accroît dans l'épaisseur du milieu même, sous forme d'un petit globe foncé. Sa croissance continue pendant cinq semaines.

Dans les points où la colonie des cocci à culture grise a poussé d'abord, on voit, après quelques jours, la colonie microbacillaire pointer en son centre, au milieu de sa surface plate et ce cône central s'accroître progressivement. Même dans le cas où l'on n'aurait su obtenir que des cultures impures — des cultures en partie double de cocci et de microbacilles — il est un moyen facile d'en obtenir des cultures filles rigoureusement pures. Il suffit d'attendre *vingt-huit jours* la mort du coccus. Les cultures réensemencées le vingt-

[1] Porter ce mélange à 120° pendant trois quarts d'heure à l'autoclave. Agiter, *ne pas neutraliser*, filtrer sur papier-coton Chardin, répartir en tubes. Stériliser un quart d'heure à 120° ces tubes bouchés d'ouate, qu'on laissera se solidifier inclinés. Une gélose *faite depuis quelques semaines* et déjà à demi sèche donne des résultats positifs plus aisés et plus constants.

neuvième jour sont microbacillaires et pures. La durée de vie du microbacille sur ce milieu est de six semaines environ.

Le microbacille en culture garde identiques la forme et les

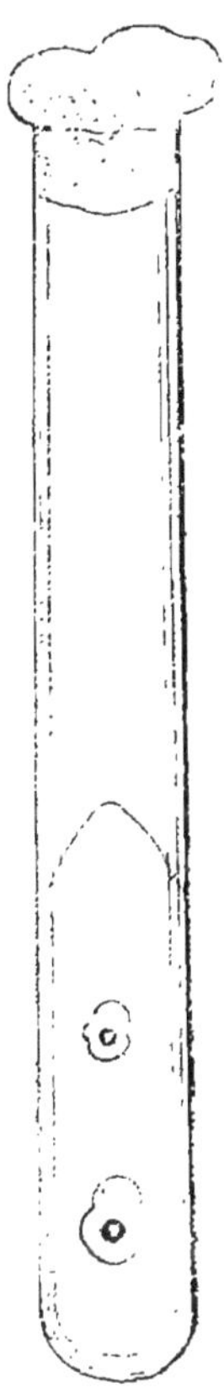

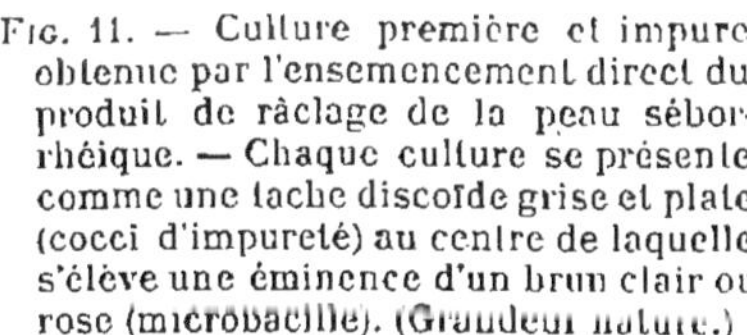

Fig. 11. — Culture première et impure obtenue par l'ensemencement direct du produit de râclage de la peau séborrhéique. — Chaque culture se présente comme une tache discoïde grise et plate (cocci d'impureté) au centre de laquelle s'élève une éminence d'un brun clair ou rose (microbacille). (Grandeur nature.)

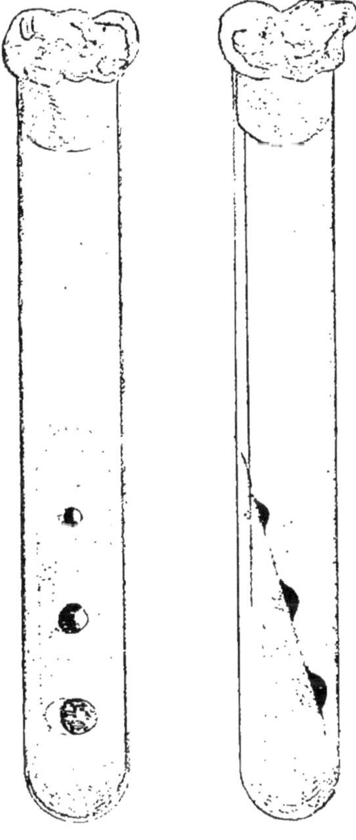

Fig. 12. — Deux cultures pures du microbacille. — Petites éminences montueuses aussi hautes que larges, d'un brun roussâtre ou rose brique (sur gélose peptone acide). Une de ces cultures vue de profil montre la profondeur de son développement dans l'épaisseur du milieu. (Grandeur nature.)

réactions histo-chimiques que nous lui connaissons dans sa vie parasitaire.

Un des milieux de culture les plus remarquables du microbacille séborrhéique est le jaune d'œuf. On brûle le gros bout d'un œuf cru et frais dans la flamme d'un bec de Bunsen pour stériliser sa coquille. On y fait un trou minuscule avec une pointe flambée, et on ensemence le jaune avec l'effilure d'une pipette contenant (délayée dans une goutte d'eau de condensation d'un tube de première culture) une colonie microbacillaire pure. On ferme l'orifice de l'œuf avec une goutte de cire à cacheter et on le porte à l'étuve. Après deux mois, l'œuf cassé montre son jaune transformé en un bloc solide brun roux, dans toutes les parties où s'est faite la culture. Ce bloc exhale une odeur tout à fait caractéristique, très forte, pénétrante et presque aromatique.

Les préparations obtenues par frottis de jaune d'œuf sont excellentes pour étudier la morphologie du microbacille.

Ces cultures énormes sont malheureusement peu utilisables pour les inoculations animales. Cette masse, même écrasée, reste grumeleuse et se prête difficilement aux injections.

5° ***Inoculations.*** — Les inoculations directes des cultures du microbacille *à la surface* de la peau du cheval, du mouton, du chien, du cobaye et du lapin sont restées négatives.

Quand on songe au degré de spécialisation d'un microbe du tégument humain, qui même sur l'homme ne croît qu'à un certain âge du patient, en certaines régions cutanées, de tels insuccès ne sont pas surprenants quoique très regrettables.

Quant aux inoculations *sous-cutanées*, elles fournissent des dépilations sur lesquelles j'aurai lieu de revenir en traitant des alopécies de la séborrhée (p. 171).

V. — ÉTUDE SYMPTOMATIQUE GÉNÉRALE DE LA SÉBORRHÉE

1. — PLAN GÉNÉRAL DE RÉPARTITION DE LA MALADIE

A regarder d'ensemble les localisations premières de la séborrhée, il est aisé de se rendre compte que toutes ont pour centre linéaire la ligne axiale qui séparerait le corps verticalement en deux moitiés.

Cette prédisposition des régions de la ligne médiane du

corps pour la séborrhée correspond, sans aucun doute, à un fait anatomique. D'une façon générale, les glandes sébacées de la peau sont d'un volume normal plus considérable à pro-

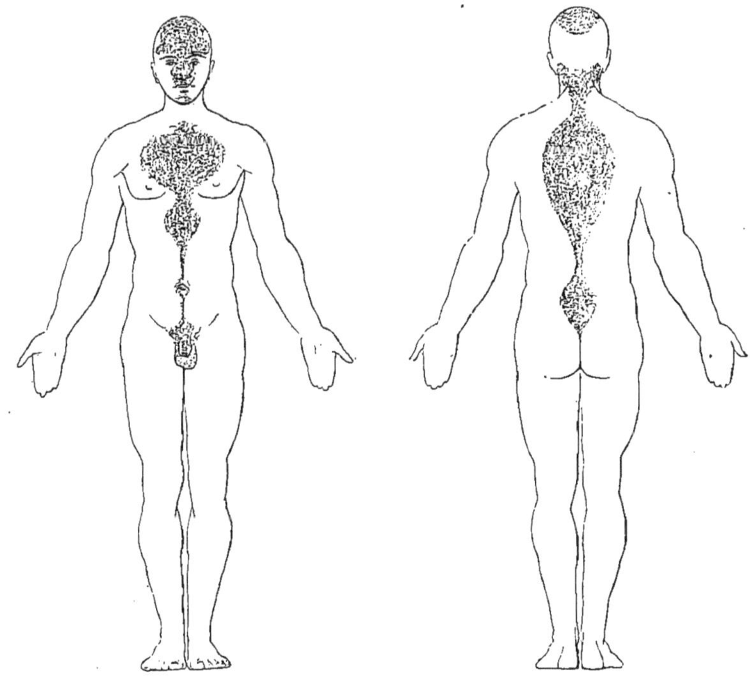

Fig. 15. — Schéma de face et de dos des localisations axiales de la séborrhée [1].

portion qu'on les examine sur une région plus proche de la ligne médiane. Et c'est sans doute le développement préalable de la glande et de sa fonction qui facilite l'infection première du microbacille.

En tout cas, le fait est constant ; l'infection séborrhéique a

(1) Ce schéma représente les localisations *axiales primitives* de la séborrhée microbacillaire. Cette vue d'ensemble réunit des lésions qui ne sont pas de même date. Ainsi la séborrhée du scalp est toujours postérieure en date à celle du visage. Et quand l'infection séborrhéique est constituée, les centres séborrhéiques intermammaire et interscapulaire sont ordinairement beaucoup plus étendus qu'ils ne sont figurés ici. Ils se réunissent alors au-dessus des épaules et leur figuration est celle d'un mantelet. De même la séborrhée des bourses n'est constituée qu'après celle du centre pubien. Ce schéma ne tient pas compte non plus du degré d'intensité de la maladie, toujours beaucoup plus marquée sur les régions présternale, rétroscapulaire, au centre du visage et du vertex, qu'à la nuque, autour de l'ombilic et sur la région sacrée, par exemple.

pour points d'élection : le centre du visage, le vertex, la nuque, l'espace interscapulaire, la région sacrée, la région périanale, la région génitale, la ligne médiane de l'abdomen et le pourtour de l'ombilic, enfin la région intermammaire.

Il est à remarquer que le développement de la séborrhée ne se fait pas uniformément sur tout le trajet de la ligne axiale, mais que les divers foyers d'infection prennent précisément pour centres les points régionaux que nous venons de nommer.

Enfin, il faut encore remarquer que, sur chacune de ces régions, l'infection séborrhéique s'étend peu à peu, de façon à dessiner des figures symétriques de part et d'autre de la ligne axiale médiane, figures qu'indique grossièrement le schéma ci-contre.

Au visage, c'est une ellipse verticale avec deux expansions latérales sus-sourcilières, pré-auriculaires et auriculaires symétriques. Plus bas, une deuxième expansion correspond au sommet des joues.

A la poitrine, le centre séborrhéique présternal, également elliptique d'abord, diffuse l'infection *au-dessus* des seins et peut aller rejoindre par-dessus les épaules de semblables expansions du centre interscapulaire, etc.

Du reste, cette disposition primitive de l'éruption ne demeure pas telle indéfiniment au cours d'une séborrhée. Pendant une longue période, qui va de l'adolescence à la fin de la maturité, l'infection ne cesse pas de s'accroître lentement. Alors les centres séborrhéiques se rejoignent et fusionnent entre eux. On conçoit d'ailleurs que, d'un cas à l'autre, la séborrhée présente quelque diversité de développement régional et que l'infection prenne son maximum en une région plus qu'en une autre.

Malgré ces différences, la répartition des lésions séborrhéiques garde une constance de localisation rare en une maladie microbienne et qui montre à elle seule à quel point l'infection microbacillaire, pour naître et s'étendre, a besoin d'un substratum anatomique et, sans doute, chimique particulier.

2. — PRINCIPALES LOCALISATIONS DE LA SÉBORRHÉE PURE

La séborrhée est une maladie le plus ordinairement silencieuse et qui, sauf en ses formes extrêmes, demande à être recherchée pour être vue.

Au cuir chevelu, même en ses formes bénignes, la séborrhée aura vite fait de se trahir par la dépilation qu'elle provoque. Mais partout ailleurs cette infection cutanée, qui constitue l'une des *maladies mères* les plus importantes de la dermatologie, n'a pour ainsi dire pas d'histoire. Les cas où elle acquiert à elle seule une importance symptomatique sont rares. Dans l'immense majorité des cas où sa lésion se rencontre, c'est en en recherchant d'autres qu'on l'aperçoit.

La séborrhée constitue un terrain éminemment favorable à l'éclosion de beaucoup de dermatoses diverses. Dès lors, les cas sont plus fréquents où le malade consulte pour une des complications survenues sur elles que pour elle-même. Ainsi l'étude de la séborrhée vraie et pure s'est-elle naturellement confondue toujours avec l'histoire de ses complications. Cette confusion existe encore pleine et entière dans presque tous les ouvrages contemporains.

Deux des manifestations régionales de la séborrhée *pure* prennent une valeur symptomatique véritable, c'est la séborrhée fluente du visage (acné sébacée) et celle du scalp (calvitie). Toutes les autres ne sont guère remarquées du médecin que par les complications sur-séborrhéiques dont elles s'accompagnent (acné polymorphe, pityriasis circinés, etc.).

Après l'étude de la séborrhée du visage, nous devrons cependant examiner les symptômes particuliers que l'infection séborrhéique présente en chaque région. Avoir étudié la lésion élémentaire de la séborrhée en tous détails nous rendra faciles la revue de ses localisations habituelles et la description de leurs symptômes propres.

Parmi toutes les séborrhées régionales, celle du vertex, qui fait la calvitie, offre pour nous une importance capitale, puisque nous consacrons principalement cet ouvrage aux maladies du cuir chevelu. Pour cette raison, nous en reporterons l'étude après celle de la séborrhée de tous sièges autres que le cuir chevelu.

3. — SÉBORRHÉE FLUENTE DU VISAGE

La séborrhée fluente du visage est un état chronique qui a ses symptômes avant-coureurs, son apogée, sa décroissance.

Dans ses formes les plus accusées, elle se remarque plus souvent chez les jeunes filles. Et c'est là un fait remarquable : la séborrhée du visage chez la femme s'oppose à la calvitie, maladie mâle. On peut dire que la séborrhée fluente du visage est aux jeunes filles, avec moins de fréquence toutefois, ce que la calvitie du vertex est aux jeunes hommes.

Elle se développe sur l'adolescente immédiatement après l'âge neutre, à l'âge où l'établissement sexuel est constitué, mais non pas la nubilité proprement dite.

Les victimes sont des jeunes filles de douze à quinze ans aux cheveux abondants. Leur peau est trop blanche et trop rose, d'un ton rose lilas caractéristique. Chez elles, au visage, le tégument présente une sorte d'infiltration molle, les joues paraissent gonflées, épaissies, presque œdématiées, et pincées, gardent l'empreinte du doigt.

Le nez est rond et gros, il manque de forme esthétique, de plans et d'arêtes.

La lèvre supérieure est épaissie et proémine sur la lèvre inférieure. L'inférieure est éversée et montre une trop large surface de sa muqueuse rouge.

Le cou lui-même est empâté, trop gras. La palpation y découvre souvent des chapelets de ganglions, dont la grosseur pourrait presque faire penser à la polyadénite des strumeux.

L'ensemble est de ce qu'on appelait autrefois le *lymphatisme floride*, dissimulant sous des apparences de santé éclatante et un teint frais, une sourde propension aux maladies exsudatives et gourmeuses. Beaucoup de ces enfants ont eu de l'impétigo jadis.

Vers l'âge dont nous parlons, et peu à peu, la texture de la peau devient grossière et sa surface luisante.

Cette transformation est visible d'abord autour du nez et couvre un espace elliptique dont le grand axe vertical va du sommet du front au menton et dont le plus petit axe transversal n'a pas 4 centimètres de large. Sur cette surface s'accusent les symptômes séborrhéiques, et l'enduit qui recouvre la peau prend de plus en plus d'épaisseur et de consistance. C'était d'abord comme une mince couche de glycérine, puis l'exsudat est devenu compact et cérumineux.

Ensuite, la surface infectée grandit, elle envahit tout le front avec deux points maxima qui sont latéraux, symétriques, sus-sourciliers. Puis les pommettes et les joues sont prises, le menton et le dessous de la lèvre inférieure, la conque de l'oreille pareillement.

Alors la maladie, vers seize ans, dix-sept ans, a pris son aspect caractéristique. C'est bien vraiment la séborrhée *fluente*, l'*acné sébacée fluente de Biett et Rayer*, la *seborrhœa oleosa de Hebra*. Le front, le nez, les joues sont couverts d'un enduit épais qui ressemble à de la cire molle. C'est une couche onctueuse, presque solide, recouvrant un épiderme sain, mais trop rose, et d'autant plus rose que l'exsudat l'a plus longtemps recouvert sans être enlevé.

Avec le doigt, coiffé d'un linge fin, on peut aisément débarrasser le tégument de cette production ; on découvre alors une peau dont tous les pores sébacés sont extraordinairement dilatés.

La peau ressemble à l'écorce d'une orange mandarine ; elle est criblée de trous. Chacun de ces orifices n'est pas à fleur de peau, mais en retrait sur elle. Entre chacun de ces pores, la peau fait une saillie légère ; à la loupe, on dirait une draperie capitonnée (1).

(1) En d'autres cas moins nombreux, la peau grasse ne présente pas ses orifices pilaires en retrait mais en saillie, avec une petite acumination rappelant celle de la kératose pilaire. Ce sont des cas presque toujours et très vite compliqués d'acné polymorphe, dont ces saillies acuminées semblent être le *tout premier* rudiment.

Cette lésion hyperkératosique du sommet du follicule, qui peut ainsi exister dès la phase séborrhéique *fluente*, montre ce que nous aurons tant

Les orifices pilo-sébacés, distendus, sont remplis de la matière jaune, dont l'effusion faisait la croûte grasse enlevée. L'expression de la peau en fait sourdre à la fois de tous les pores le cylindre gras vermiforme, caractéristique de la maladie.

Aux points où siégeait l'exsudat concret, les pores sébacés ont plus d'un millimètre de diamètre. Et cette dilatation est un symptôme régional, plus marqué au centre de la région où l'exsudation grasse était à son comble. A mesure qu'on examine la région sur un point plus distant de ce centre, on trouve ce symptôme moins prononcé, jusqu'à ce que, au voisinage des régions indemnes, l'orifice pilo-sébacé reprenne ses dimensions normales presque nulles et son orifice à peine visible.

L'exsudation séborrhéique qui recouvrait cette peau est un phénomène continu. Après une demi-heure, cette peau savonnée est redevenue luisante ; après une heure, elle semble couverte de cold-cream.

Chez les jeunes filles, les époques peuvent donner à l'effusion sébacée des paroxysmes mensuels plus accusés ; les saisons chaudes accentuent encore le flux sébacé, que l'hiver diminue un peu.

Ainsi se présentent, avec une laideur extrême, des visages jeunes, à l'âge où la plus grande beauté est possible, et qui étaient charmants l'an passé. A ce degré, la séborrhée fluente constitue une maladie d'une ténacité déplorable.

Son évolution est lente de son début à sa fin. On en a remarqué les premiers symptômes à douze ans ; elle est parvenue à son maximum deux ans plus tard. Elle durera ainsi cinq et six ans et davantage, en s'atténuant lentement et en changeant le plus souvent d'aspect extérieur, sous l'influence des infections surajoutées.

En ses formes les plus accentuées, et au moment de son plein développement, la séborrhée est *pure*, rarement déformée ou compliquée. Mais dans les formes moins prononcées,

d'occasions de redire, combien les processus hyperkératosiques sont fréquemment liés à la séborrhée *bien qu'ils n'en fassent pas partie essentielle*.

ou quand les formes graves s'atténuent spontanément, des complications surviennent très souvent. Ce sont ordinairement, soit l'une soit l'autre forme, soit toutes les formes de l'acné polymorphe.

La séborrhée du visage, dont nous venons de décrire les formes les plus marquées, peut se présenter avec un bien moindre développement. Il en existe des formes localisées à une seule quelconque des mêmes régions qui sont simultanément malades dans les formes graves.

On voit des jeunes gens présenter exclusivement la localisation frontale ou sus-sourcilière de la maladie, ou la localisation aux deux pommettes surajoutée à une congestion bi-malaire permanente (vespertilio). Ce sont des formes qui voisinent avec certains lupus érythémateux.

On voit encore plus souvent la localisation au nez tout entier ou au dos du nez, au lobule, aux ailes du nez, ou au sillon naso-génien. Ce sont ces dernières formes qui sont les plus fréquentes. A ce degré de localisation et avec une intensité faible, elles sont presque communes à tous les adolescents (séborrhée juvénile) (1).

(1) La fréquence de la séborrhée juvénile a empêché beaucoup d'auteurs de considérer ses formes bénignes comme vraiment morbides. Certains auteurs aujourd'hui même s'appuient sur le rapport certain du développement génital et du développement séborrhéique pour dénier au microbacille toute valeur causale.

Jacquet dit par exemple (Nature et traitement de la pelade. *Ann. de dermat.*, 1900, p. 944) : « Le fonctionnement des glandes sébacées est extrêmement actif chez le fœtus dès le cinquième ou sixième mois, et coïncide avec une poussée pilaire active entremêlée de chute.

« Dans les derniers temps de la vie intra-utérine, un enduit gras revêt certaines régions (face, partie supérieure du tronc); les pores sébacés, surtout à la face, sont larges et ponctuent de grains blancs le front, le nez, le menton, les lèvres. On peut, par la pression entre les ongles, faire sourdre de chacun de ces orifices un cylindre gras vermiforme. Ce développement semble parallèle à celui de l'appareil génital et surtout de la glande mammaire qui n'est autre chose qu'un conglomérat de glandes sébacées; chacun connaît la poussée fluxionnaire de ces glandes et la sécrétion lactescente qui l'accompagne chez le nouveau-né.

« Dès la première enfance, l'appareil génital, les mamelles et le système sébacé subissent parallèlement une véritable *léthargie*, qui cesse aux approches de la puberté; on voit alors survenir l'éveil génital, en même temps qu'une poussée mammaire se traduisant par la mammite pubérienne et par une fluxion séborrhéique avec réapparition fréquente des cylindres vermiformes; c'est une réviviscence de l'évolution embryonnaire, et pour la comprendre *il n'est besoin de nul microbe.* »

Il y aurait beaucoup à dire sur ce texte remarquable; beaucoup de vérités

4. AUTRES LOCALISATIONS DE LA SÉBORRHÉE JUVÉNILE

Après la face, les deux régions séborrhéiques par excellence sont, en avant, la région intermammaire et, dans le dos, la région interscapulaire. Ici encore la séborrhée dessine de grandes ellipses verticales à contours diffus.

Elles se constituent l'une et l'autre simultanément très peu après la séborrhée du visage. Et leur début, comme celui de toutes les séborrhées, y est insidieux.

Avec elles nous voyons apparaître un symptôme nouveau, accessoire de la séborrhée, invisible dans la séborrhée du visage mais à peu près inséparable de la séborrhée entre toutes ses autres localisations. C'est l'éphidrose, le flux sudoral concomitant. Chez les séborrhéiques, le creux présternal, intermammaire, est perpétuellement moite au toucher. Au moindre mouvement du sujet on y voit perler des gouttes de sueur. C'est là cet état symptomatique mixte que

à admettre, beaucoup d'erreurs à critiquer. Je ne parlerai que de celles-ci.

1° Autant que j'ai pu le pratiquer, l'examen microscopique et les réactions histo-chimiques du *vernix caseosa* des nouveau-nés n'en font pas une sécrétion glandulaire, mais un résidu d'exfoliation épidermique de la peau vague. Il ne témoigne donc pas d'un phénomène séborrhéique.

2° Les *points blancs* inclus dans l'épiderme des nouveau-nés sont du *milium* (ancienne *acne hordeolata*) et non pas des cylindres vermiformes. Leur nature sébacée reste à démontrer.

3° Jacquet renverse les propositions universellement consenties au sujet de l'état séborrhéique. L'état anormal serait la *léthargie* sébacée dans le jeune âge. L'état normal serait la séborrhée juvénile. C'est une proposition difficile à admettre cliniquement quand on connaît les formes extrêmes de la séborrhée fluente et les complications acnéiques de la séborrhée microbacillaire même d'intensité moyenne, enfin quand on voit nombre d'adolescents ne pas présenter du tout de séborrhée.

Dès mes premières études du sujet (1897) j'ai suffisamment insisté sur le rapport de l'évolution sexuelle et de l'évolution séborrhéique pour échapper au reproche de l'avoir méconnu. L'éveil génital qui fait disparaître les teignes tondantes, prédispose à l'infection séborrhéique, c'est le fait dont nous sommes témoins. Affirmer davantage est hypothétique. Je ne puis, d'autre part, admettre en aucune façon les dernières lignes du texte précité. Nous ne faisons pas nous-mêmes les phénomènes que nous observons et nous n'avons pas le droit de choisir leur interprétation *à notre gré*. Il ne s'agit pas de savoir si notre intelligence A BESOIN OU N'A PAS BESOIN du microbe pour s'expliquer le phénomène séborrhéique. Il s'agit de savoir si dans la séborrhée juvénile le microbe existe, et s'il existe *nécessairement* pour que le phénomène séborrhéique *normal y prenne un développement anormal et morbide*. C'est ce que j'appuie de faits précis, positifs et en eux-mêmes indiscutables.

mon maître E. Besnier avait résumé d'un mot. C'est là l'*hyperstéatidrose* qui est l'indispensable terrain pour le développement d'une multitude de dermatoses secondaires (pityriasis figurés), qui toutes proviennent d'infections microbiennes secondaires, et que l'on pourrait très justement appeler *sur-séborrhéiques*.

La séborrhée vraie présternale ne comprend pas en sa description celle de ces épiphénomènes, qui peuvent ou non se greffer sur elle [1].

Quant à la séborrhée régionale elle-même, du creux sternal où elle est née, elle s'étend de proche en proche. Elle couvre bientôt la poitrine au-dessus des seins jusqu'à la région deltoïdienne.

La moitié inférieure des seins est très longtemps respectée. elle peut le demeurer toujours. C'est au-dessous de leur saillie propre que l'infection séborrhéique prend de l'extension. Elle se prolonge sur une pointe tégumentaire effilée qui va rejoindre l'ombilic.

Sur le dos l'ellipse séborrhéique médiane, en s'élargissant, s'étend diffusément au-dessus des masses musculaires de l'épaule et va se fusionner avec la séborrhée de la face antérieure du corps sur la région deltoïdienne et sus-claviculaire.

En haut, de très bonne heure elle rejoint la région cervicale, autre foyer de prédilection de la séborrhée; en bas elle fusionne par une large bande sus-vertébrale avec la région séborrhéique sacrée.

Les autres localisations de la séborrhée présentent un moindre intérêt. Ainsi l'anneau séborrhéique périombilical, l'anneau similaire périanal, la séborrhée de la région pubienne, du scrotum et du fourreau de la verge chez l'homme

[1] On trouvera plus loin la symptomatique des pityriasis et leur diagnostic différentiel avec la séborrhée, la preuve de leur existence individuelle en dehors de tout état séborrhéique (p. 200), enfin l'histoire des confusions doctrinales auxquelles l'école de Vienne a donné lieu, lorsqu'elle les désigna à tort sous le nom de séborrhées (p. 154).

Récemment, l'un de mes élèves, M. le Dr A. Galletti dans sa thèse inaugurale (*La question des séborrhées*, Steinheil, éditeur, 1901), a traité ce sujet au point de vue historique, avec plus de détails que je ne puis le faire ici. On pourra très utilement se reporter à ce travail consciencieux, si l'on veut approfondir ce qu'a été l'évolution des idées et des mots en cette question dermatologique si complexe.

ne deviennent remarquables que par un développement anormal ou des complications accidentelles.

Il est bon néanmoins de les connaître, comme il sera bon dans l'avenir de rechercher leur existence au-dessous des maladies cutanées locales réputées aujourd'hui primitives et qui pourraient bien, elles aussi comme tant d'autres, demander un sol d'abord séborrhéique pour naître.

Il va sans dire que ces localisations ne sont pas toutes nécessaires pas plus qu'elles ne sont exactement uniformes. Un adolescent peut avoir le visage séborrhéique presque exclusivement. Chez d'autres la localisation faciale sera peu accentuée et la localisation présternale et dorsale davantage. Le fait est plus rare. Il est plus rare encore de voir cette séborrhée rester pure partout et ne pas subir les dégénérescences acnéiques, cependant le fait est possible.

Enfin, mais chez des sujets qui présenteront presque toujours, dans la suite, de l'acné polymorphe en maintes régions, toutes les infections régionales séborrhéiques, faisant taches d'huile, arrivent à couvrir uniformément le torse entier, le dos, les flancs et la racine même des quatre membres jusqu'à leur deuxième segment. Leur peau devient onctueuse au toucher et, trempée dans l'eau, la laisse ruisseler sur elle sans être mouillée.

Dans de tels cas, des biopsies pratiquées sur n'importe quel point du corps, sauf aux extrémités, montreront l'existence de la lésion séborrhéique élémentaire, sur le bras, sur la cuisse, la jambe, les fesses....

La séborrhée y garde en tous sièges sa lésion élémentaire propre avec sa localisation folliculaire exclusive et tous ses caractères cliniques et microscopiques constants.

Toute cette évolution normalement muette, presque invisible, très souvent inaperçue du malade, si fréquente et si banale que le médecin même dermatologiste n'est habitué ni à la rechercher, ni à la mesurer, ni à en mesurer les plus constants effets, présente malgré son allure silencieuse une valeur dermatologique considérable.

Non seulement elle est en elle-même le rudiment de beaucoup d'autres plus visibles, dont l'origine sera incompréhensible si on ne l'a pas comprise elle-même. Mais tout l'habitus dermatologique de l'individu sera par elle modifié profondément.

A cause d'elle le séborrhéique présentera une vulnérabilité particulière à des multitudes de maladies exfoliatives qui sans la séborrhée ne le toucheraient pas. Telle est, par exemple, la série des pityriasis circinés, marginés, eczémas flanellaires, lichen annulatus, serpiginosus, circinaria de Payne, etc., auxquels Audry (de Toulouse) a conféré le nom commun de *séborrhéides*, donnant une forme verbale à un rapport clinique qui existait dans la conscience dermatologique universelle, depuis les travaux de Unna.

Le lien commun qui relie toutes ces formes morbides, c'est leur substratum-séborrhée. Et leurs localisations seront celles de la séborrhée parce qu'ils sont *sur-séborrhéiques*.

Enfin toute une série d'infections secondaires vont créer chez le séborrhéique les modalités de l'acné polymorphe, que nous allons étudier maintenant et qui sont aussi indissolublement liées dans leur cause à la séborrhée préalable que la plaque muqueuse du syphilitique est liée à son chancre initial.

ACNÉS

I. — DÉFINITION

Un visage séborrhéique peut rester exclusivement séborrhéique et ne présenter rien d'autre à l'examen que l'exsudat huileux de la surface cutanée et la dilatation des pores sébacés marqués d'un point jaune. C'est le cas de toutes les séborrhées très intenses. Elles suivent en cela la loi générale qui régit toutes les *infections* très actives; elles ne laissent place à aucune infection secondaire à côté d'elles.

Mais quand le phénomène séborrhéique est moins accusé ou quand il s'apaise, la séborrhée des régions glabres, d'abord monomorphe, dégénère, et l'histoire des dégénérescences de la séborrhée grasse constitue l'histoire des *acnés*.

Sous le nom d'acné, nom classique depuis Willan dans la dermatologie de tous pays, *on désigne ce qu'il faut comprendre maintenant comme les transformations accidentelles, les dégénérescences et les lésions d'infection secondaire du cocon séborrhéique*, dont nous connaissons l'histoire, la structure et la flore microbienne constante.

Les plus communes de ces dégénérescences et de ces transformations sont multiformes et s'observent pourtant côte à

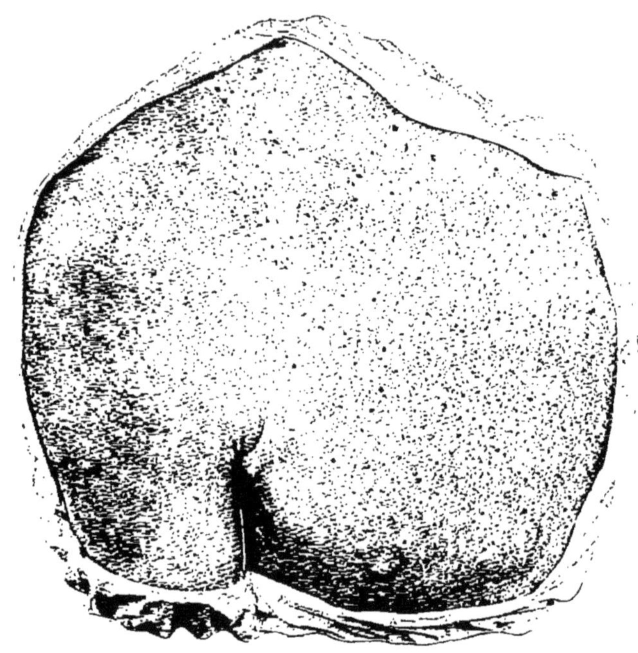

Fig. 14. — Poitrine et épaule criblées d'acné ponctuée. Acne punctata — acné comédon.

côte sur le même malade. Leur mélange constitue l'*acné polymorphe*.

Que l'on suppose sur une région séborrhéique de quelque étendue un grand nombre de cocons séborrhéiques ayant subi la transformation qui change le filament séborrhéique en comédon, la peau malade se trouvera criblée de points noirs semblables à des grains de poudre, enchâssés dans son épaisseur (Alibert). C'est l'acné comédon, acné ponctuée ou punctata — termes synonymes. Sa physionomie est déjà très distante de celle de la séborrhée vulgaire, car toujours la transformation du filament séborrhéique en comédon suspend l'évacuation sébacée par le pore que le comédon occupe, l'acné comédon superposée à une séborrhée simple tarira partiellement la source de son exsudation grasse; ainsi un visage criblé d'acné comédon sera toujours moins huileux que le même visage séborrhéique avant que l'acné survienne.

L'acné ponctuée est la première phase de l'acné polymorphe et, en effet, toutes les transformations qui vont suivre et qui auront le follicule pilaire pour lieu anatomique auront un comédon dégénéré pour origine.

Le comédon est donc bien, comme l'a dit Unna, le rudiment de l'acné, mais sous cette réserve cependant que le comédon, qui va être le commencement de l'acné, est le reliquat transformé d'un filament séborrhéique.

Ainsi, le comédon n'est pas une lésion élémentaire au sens willanique du mot, c'est bien le début de lésions nouvelles, mais c'est en même temps la fin d'une lésion préexistante. C'est une forme de dégénérescence d'une lésion primaire antérieure à lui, l'examen microscopique nous le démontrera plus loin.

Ceci établi, l'acné ponctuée est, en vérité, la forme primaire *de l'acné polymorphe.*

Au-dessous de l'acné polymorphe dont nous allons étudier la symptomatique, il y a un substratum nécessaire et déjà complexe. C'est sur une région *d'abord séborrhéique*, ensuite *diffusément parsemée de comédons* que l'acné va désormais montrer son polymorphisme.

II. — SYMPTOMATIQUE DE L'ACNÉ POLYMORPHE

Acné papuleuse. — En certains points, autour de follicules occupés par un comédon, la peau se soulève et devient rouge et papuleuse.

Cette saillie conique, centrée par un point noir, est fréquente sur le visage des acnéiques. C'est le premier symptôme d'un état inflammatoire qui peut s'arrêter là et régresser sans aller plus loin. Ainsi trouve-t-on au cours de l'acné polymorphe, sur le visage ou le corps des séborrhéiques, quantité de ces papules rouges centrées par un comédon.

Acné pustuleuse superficielle. — Mais le plus souvent, au

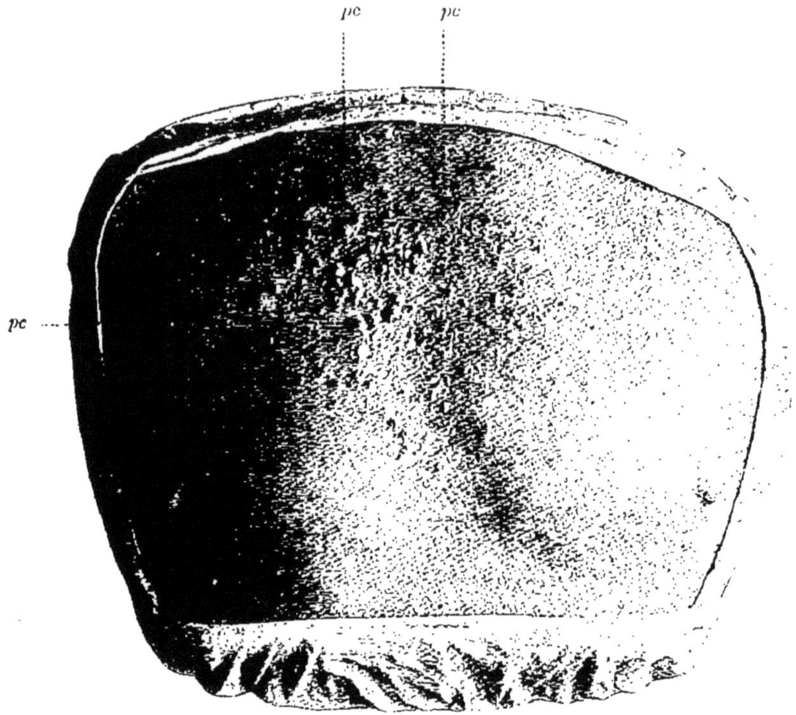

Fig. 15. — Région présternale couverte d'acné papulo-pustuleuse.

p.c, pustules croûteuses. — Remarquer, autour du placard constitué par les lésions principales, des multitudes d'éléments d'acné pustuleuse.

milieu de ces papules, autour du comédon central, va naître un cercle de pus jaune, dont le volume augmentera.

L'élément restera aréolé de rouge, acuminé de forme, mais son centre sera toujours une pustule centrée par un comédon. C'est l'acné pustuleuse orificielle, l'une des formes les plus banales, les plus bénignes et les plus disgracieuses que l'acné polymorphe puisse prendre.

4*

Quand on exprime entre les doigts cette pustule, on en fait sourdre une goutte de pus jaune qui contient le comédon lui-même, le plus souvent encore reconnaissable.

Ainsi, le comédon se trouve expulsé de la peau comme un corps étranger, comme une épine, libérée de l'épiderme par une couche de pus née autour d'elle.

Et suivant que cette pustule aura été grosse ou minime,

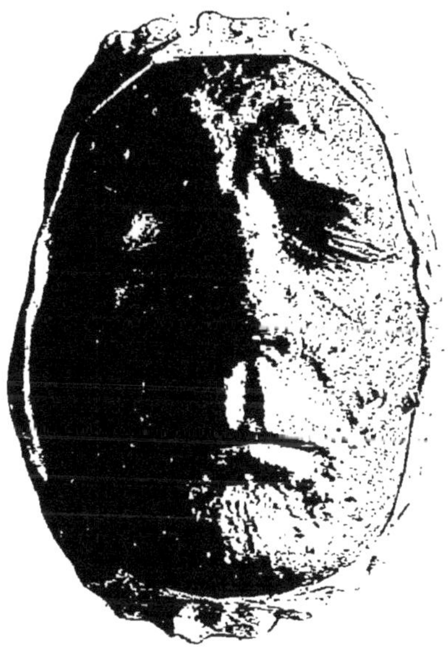

Fig. 16. — Acné pustuleuse du visage.

profonde ou superficielle, elle laissera ou non une cicatricule ombiliquée définitive.

Ainsi trouve-t-on sur le visage des acnéiques anciens des quantités de cicatricules de ce genre, dont les plus marquées sont fort déplaisantes.

Abcès acnéiques en sablier. — Souvent une lésion pustuleuse d'acné polymorphe paraît superficielle, et est en réalité profonde à la fois. Quand on exprime la pustule superficielle et qu'on la vide, on est étonné de voir la cupule pustuleuse, une fois vidée, laisser sourdre de la profondeur une goutte de pus nouvelle.

C'est que l'abcès était double, il comprenait deux dilatations séparées par un étranglement. C'était un abcès en sablier dont la cavité superficielle correspondait à la pustule apparente et dont la cavité profonde était dissimulée sous la première.

C'est une des formes d'abcès acnéiques les plus fréquentes. Il est arrivé à tous les histologistes, en prélevant au bistouri une pustule acnéique chez un malade, de couper en deux une pustule profonde dont ils avaient méconnu l'existence.

Acné indurée. — Enfin il existe, dans l'acné polymorphe, des éléments autres, qui sont des suppurations d'emblée profondes et exclusivement profondes.

Le follicule a montré d'abord la papule rouge que nous avons décrite d'abord, mais cette papule a disparu lentement sans passer par un stade suppuratif. L'élément semble avoir avorté. Il n'en est rien. La suppuration se fait, mais seulement dans la profondeur.

Peu à peu se constitue au-dessous du comédon, et même quelquefois assez profondément pour paraître sans connexion avec lui, un *nodus* rénitent et de consistance fibroïde, de dimensions variables, gros comme un petit pois, et quelquefois comme une noisette, à peu près fixé et adhérent à la peau superficielle, douloureux à la pression et spontanément indolore. C'est un abcès acnéique profond.

A ce stade, toujours, une ponction faite au galvano-cautère donnera issue au pus qu'il contient.

On est surpris parfois qu'une collection suppurée de ce volume ait pu évoluer sans plus de symptômes fonctionnels.

Quelques-uns de ces abcès, exceptionnellement, rempliraient de pus un dé à coudre, la plupart sont plus petits et fournissent une à deux gouttes de pus. Ce pus est jaune ou brunâtre et bien lié.

Si on laisse ces abcès dermiques profonds à leur évolution naturelle, les uns demeureront sur place sans changement pendant des mois. D'autres évolueront, et s'ouvriront à la surface après plusieurs semaines, à la façon d'un abcès chaud. Le cas est rare.

Le plus fréquemment ils continueront leur évolution froide, et après des mois, presque des années, se résorberont lentement. Mais une pression intempestive, un traumatisme, des manœuvres thérapeutiques irritantes pourront ranimer leur évolution et les faire revenir à l'état aigu et aboutir à l'ouverture spontanée, signalée à l'avance par une rougeur squa-

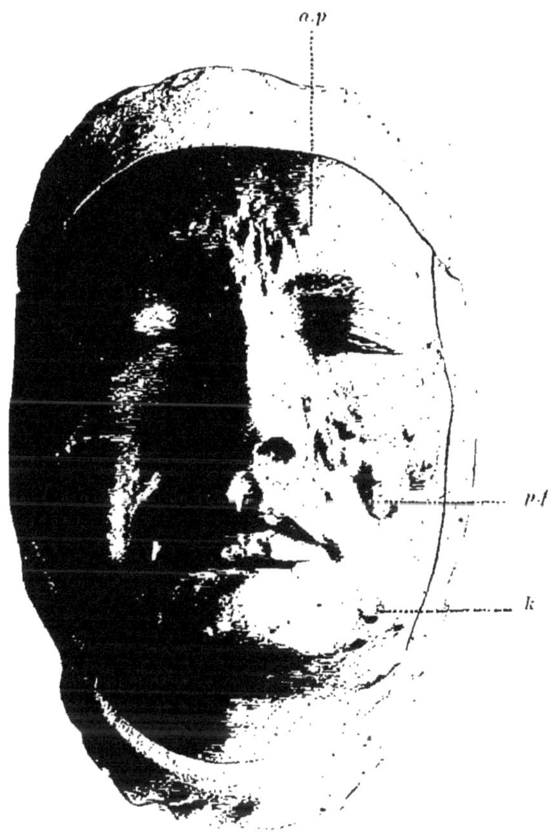

Fig. 17. — Acné polymorphe du visage. Acné pustuleuse indurée, kystique.

a.p, acné pustuleuse. — *p.f*, élément pustuleux floride. — *k*, kyste acnéique.

meuse de l'épiderme, semblable à celle que sous-tend un foyer d'inflammation chronique.

Telles sont les principales modalités de l'acné, celles qui font essentiellement l'*acné polymorphe* : ce sont sur une peau huileuse : l'*acné comédon*, l'*acné papuleuse*, l'*acné pustuleuse orificielle*, l'*acné pustuleuse orificielle et profonde*, l'*acné indurée*. Mais ce n'est pas tout encore.

Tannes. — Certains comédons peuvent grandir démesurément sur place et devenir monstrueux. Ils atteignent alors aux dimensions d'un pois chiche, toujours signalés à l'orifice pilaire par un point noir devenu énorme, et aussi par l'extumescence que leur dimension fait faire à la peau circonvoisine. Leur extraction à la curette ou par expression simple montre, en apparence, la même structure que celle du comédon, des enveloppes cornées contenant de la matière grasse.

Kystes butyriques. — Ces tannes elles-mêmes, dégénérescences du comédon, peuvent subir une seconde dégénérescence d'un autre type.

A la pression on en fait sourdre un liquide pâteux comme un mastic jaunâtre, demi-fluide, d'une odeur butyrique infecte. Ces kystes peuvent atteindre à la dimension d'un haricot.

Kystes mucoïdes. — Enfin, autour d'eux, à côté d'eux, ou au-dessous d'eux, l'expression de la peau des grands acnéiques peut amener à la surface, par secousses, un liquide d'une autre nature que je ne saurais mieux comparer qu'au contenu d'une larve molle d'insecte. Il semble une matière muqueuse ou mucilagineuse, contenue dans une enveloppe cloisonnée et que l'expression ferait sourdre par rupture successive des cloisonnements de son enveloppe. C'est toujours par un orifice pilo-sébacé que ce liquide gélatineux fait issue.

Il ne s'agit plus là d'une transformation du comédon, mais d'une dégénérescence vraiment kystique de la glande sébacée obturée par une tanne depuis très longtemps.

On comprend dès lors combien l'aspect d'une acné peut devenir difforme et comment elle est pour l'œil vraiment polymorphe.

Sur une même région qui est le visage, la poitrine ou les épaules, ou le dos du torse, toutes ces formes diverses se trouvent diversement disséminées.

La région tout entière est séborrhéique; on y trouve encore de-ci de-là les points noirs de l'acné comédon, mais, en outre des papules naissantes et des papules en régression, des pustules fermées en état d'augment ou bien ouvertes, ou croûteuses. Les abcès dermiques profonds de l'acné indurée font encore sur la peau des saillies et des bosses irrégulières; les tannes y ajoutent d'énormes points noirs; il peut s'y ajouter de vrais furoncles.

L'expression de cette peau fera sortir des pustules du sang et du pus; autour d'elles des comédons, et des cylindres séborrhéiques de calibre moindre. Les kystes butyriques fourniront leur magma caséeux et les kystes mucoïdes leur contenu gélatineux.

Sans doute, il n'en sera pas ainsi dans tous les cas; l'acné n'est pas toujours aussi polymorphe et surtout aussi accentuée. Beaucoup de sujets, sur leur séborrhée grasse, n'en présenteront que des éléments rares, moins multiformes et moins accusés.

D'autres téguments, par une singularité difficile à expliquer absolument, présenteront une acné presque monomorphe. Sur les uns, l'acné ponctuée prédominera presque exclusivement; d'autres présenteront seulement des pustules ou seulement des kystes. Mais chez ceux-là mêmes on retrouvera sans grande peine, à l'état de rudiment, le polymorphisme des lésions acnéiques, dont les autres cas fourniront de plus éclatants exemples.

Acné chlorique. — Je ne puis passer ici sous silence un phénomène dont l'observation est relativement récente et qui, sans nul doute, servira dans la suite à éclairer les derniers points obscurs de la pathogénie des acnés vraies.

Les ouvriers qui procèdent à la fabrication du chlore par l'électrolyse du chlorure de sodium présentent tous, sans doute sous l'influence toxique des vapeurs du chlore à l'état naissant, une acné polymorphe typique, qui ne diffère de l'acné polymorphe vulgaire que par le degré monstrueux de son développement.

L'acné, dans ses types spontanés, en offre rarement des exemples aussi frappants.

Au début de l'intoxication, l'acné *chlorique* dessine d'abord les centres normaux d'éclosion de la séborrhée grasse sur la ligne axiale, par une acné ponctuée dont les éléments sont si denses que presque tous les orifices pilo-sébacés sont occupés par un comédon.

Cette infection se diffuse avec une extrême rapidité. La même éruption couvre le torse entier, le visage, les membres, et s'étend jusqu'aux extrémités. C'est dans les seuls cas de l'acné chlorique que j'ai observé les comédons au dos de la main.

L'acné chlorique est surtout une acné ponctuée. Néanmoins,

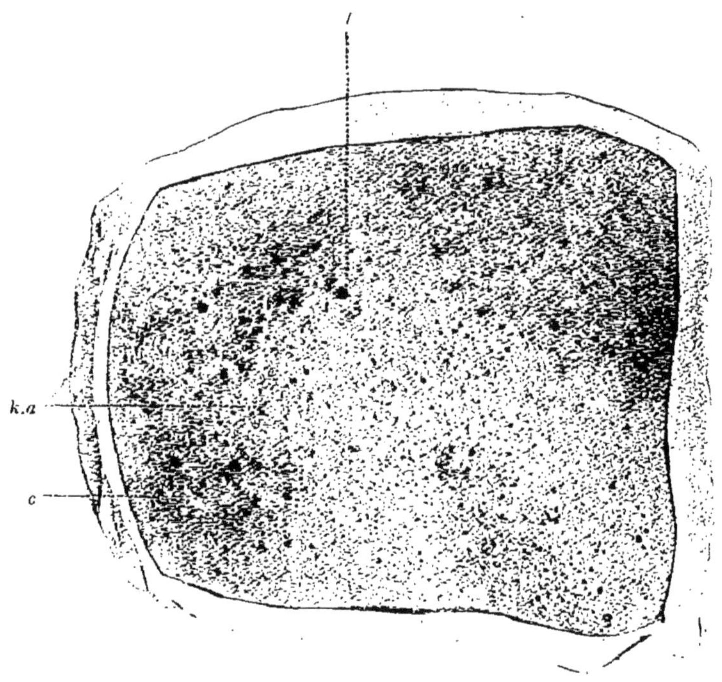

Fig. 18. — Acné chlorique. — Région de la cuisse.

c, croûte remplaçant un élément pustuleux. — k.a, kyste acnéique. — t, tanne. La surface entière de la peau est criblée d'acné ponctuée (comédons).

au-dessous du comédon se produisent en maint endroit, soit les *nodus* et les abcès profonds de l'acné indurée, soit des transformations kystiques de la glande sébacée. Enfin, on peut trouver de place en place des pustulations orificielles.

Tous ces éléments sont florides et de développement excessif. Quand on examine la surface du torse à la lumière oblique, on voit la peau soulevée d'innombrables bosselures produites par des tannes énormes ou des indurations grosses comme le pouce. Les tannes vidées par expression contiennent un mastic jaunâtre d'odeur butyrique infecte.

Peut-être les parties découvertes, et spécialement la tête, présentent-elles encore plus d'acné que les parties du corps soustraites par les vêtements au contact le plus direct des vapeurs de chlore.

Le visage est tatoué de grains de poudre; on trouve des

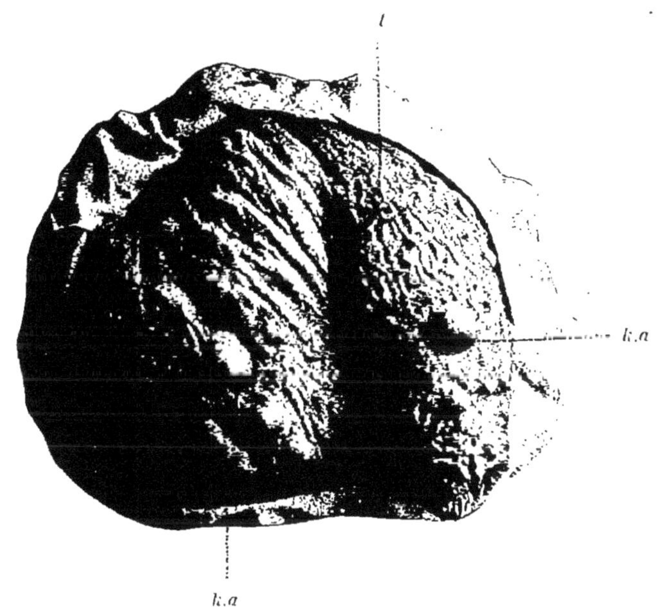

Fig. 19. — Acné chlorique. — Scrotum et fourreau de la verge.
t, tanne. — *k.a*, kyste acnéique.

comédons jusque sur les paupières; le visage même, sur les régions maxillaires latérales, qui, dans les acnés vulgaires, demeure d'ordinaire indemne, est criblé d'une éruption de comédons cohérente. Et le développement des kystes acnéiques est tel que le visage en est bosselé, la peau semble bourrée de petits pois.

A travers le cuir chevelu, comme à travers la barbe, l'infection acnéique s'est développée même en des sièges où, spontanément, on peut dire qu'on ne la rencontre jamais.

L'aspect extérieur du sujet en devient tout à fait difforme

et d'une laideur repoussante. Si l'on ajoute ce détail, que les orifices pilo-sébacés occupés par un comédon perdent toujours le poil ou le cheveu qui les occupait, on se rendra compte du degré de laideur d'une tête d'homme ravagée par l'acné *chlorique*. De la chevelure et de la barbe, il ne reste que des touffes de poils irrégulièrement plantées en ordre quelconque et des poils isolés sur des surfaces à demi glabres.

Ainsi l'acné *chlorique* se présente-t-elle comme une acné polymorphe typique, si typique en tous ses éléments, que le nom d'*acné* s'est imposé pour la désigner, même aux auteurs — car il en existe encore — qui ne veulent accorder aucun rôle au microbacille dans la genèse de toutes les acnés.

L'acné *chlorique* est une acné polymorphe que rien dans ses symptômes élémentaires, sinon son intensité, ne pourrait différencier de l'acné polymorphe banale.

Nous verrons tout à l'heure, en étudiant le mode pathogénétique de l'acné en général, que rien dans l'anatomie pathologique et la microbiologie de l'acné *chlorique* ne peut la distinguer non plus des acnés vulgaires. L'acné *chlorique*, c'est l'acné *vulgaire* que des causes extrinsèques ont rendue floride.

III. — PATHOGÉNIE DE L'ACNÉ POLYMORPHE

Quand on connaît tant soit peu les lois ordinaires de la bactériologie en général et de la bactériologie dermatique en particulier, on comprend sans peine aucune la genèse de l'*acné polymorphe*. Elle est infiniment simple.

En toutes les formes de l'acné, le filament séborrhéique microbacillaire est la lésion première en date. Car il n'y a pas d'acné sans séborrhée préalable.

L'histoire des diverses variétés de l'acné polymorphe n'est que l'histoire des dégénérescences et des infections secondaires du filament séborrhéique, en y comprenant les troubles que ces infections secondaires déterminent dans les tissus circonvoisins. C'est ce que nous allons résumer en quelques paragraphes succincts qui rendront concrets et palpables chacun de ces phénomènes et en expliqueront le mécanisme.

Tant que le filament séborrhéique garde sa forme primitive et son activité, tant qu'il se déverse lui-même et qu'il s'effuse au dehors, tant qu'il ne demeure pas fixe et immobile en sa place, aucune infection secondaire ne l'envahit.

Pour que la *séborrhée* devienne *acné*, pour que la lésion élémentaire de la séborrhée devienne celle de l'acné polymorphe, il faut qu'elle subisse une première transformation, la transformation kystique qui fait du filament séborrhéique un comédon.

Alors, mais alors seulement les infections secondes qui surviennent au sommet de tout comédon pourront naître et se développer.

La transformation kystique du filament séborrhéique — le comédon — et les infections secondaires qui s'emparent du comédon une fois formé, tels sont les deux phénomènes qui dominent la pathogénie de l'acné polymorphe et que nous devons étudier d'abord.

1° Transformation kystique du filament séborrhéique. — ***Le comédon.*** — A son origine la lésion séborrhéique élémentaire n'est qu'un cylindre de graisse pure, *compris dans un étui de fines écorces lamelleuses verticales* et contenant la colonie du microbacille (fig. 20).

Un peu plus tard la même lésion s'est entourée d'une écorce lamelleuse plus dense, mais encore ouverte en haut et en bas (fig. 21).

Plus tard l'écorce lamelleuse qui clôt latéralement le filament s'est encore épaissie et apparaît composée de nombreux feuillets épidermiques superposés (fig. 22). Déjà la propulsion incessante du sébum chiffonne ces lamelles minces et produit des occlusions partielles du canal pilo-sébacé.

Plus l'infection séborrhéique vieillit, plus le flux sébacé diminue d'intensité et de violence, plus le cocon sébacé s'organise et se clôt. Le chiffonnement de ses enveloppes arrive à constituer un bouchon effectif qui peut être momentané ou définitif, siéger en tous points du cocon et créer les disposi-

diverses que l'on voit la colonie microbienne affecter en g. 22 et 23).

Ainsi trouve-t-on des comédons cloisonnés, spiralés, contournés diversement. Si l'occlusion se produit à l'orifice folliculaire même, la colonie microbienne cesse d'être effusée au dehors. Elle ne cesse pas pour cela de grandir, elle s'al-

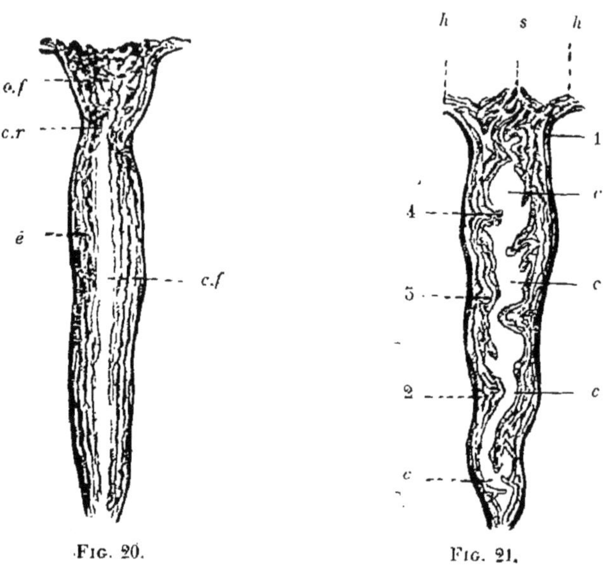

Fig. 20. Fig. 21.

Fig. 20. — Schéma de la structure du filament séborrhéique. — 1er stade de sa formation.

o.f, orifice folliculaire évasé. — c.r, collet rétréci du follicule. — c.f, cavité du follicule occupée au début par une nappe de microbacilles régulière qui n'a pas été figurée. é, lames d'exfoliation successive et régulière de l'épiderme du follicule qui vont constituer au filament séborrhéique ses enveloppes.

Fig. 21. — Schéma de la structure du filament séborrhéique. — 2e stade de sa formation.

s, sommet du filament séborrhéique à l'orifice folliculaire. — c, cavité du follicule occupée par la colonie microbienne, — 1, 2, 3, 4, lames d'exfoliation épidermique, nées successivement autour de la colonie microbienne. — Ces lames épidermiques sont de plus en plus chiffonnées et contournées par la propulsion ascendante du sébum, à mesure qu'elles sont plus vieilles en date et plus centrales. — Remarquer en h que l'exfoliation épidermique du follicule se continue un peu autour de l'orifice folliculaire.

longe vers la profondeur. Elle déterminera ainsi une acné suppurée spéciale, microbacillaire pure, que nous étudierons plus loin.

Habituellement la clôture du cocon séborrhéique s'effectue presque à la fois en surface et en profondeur, le comédon se trouve constitué.

La colonie qu'il contient continuera encore de s'accroître, mais sur elle-même. Le cylindre séborrhéique grossira transversalement et assurera de plus en plus par sa forme et ses dimensions l'occlusion complète du canal pilo-sébacé qu'il occupe.

Son organisation se complètera par l'adjonction incessante

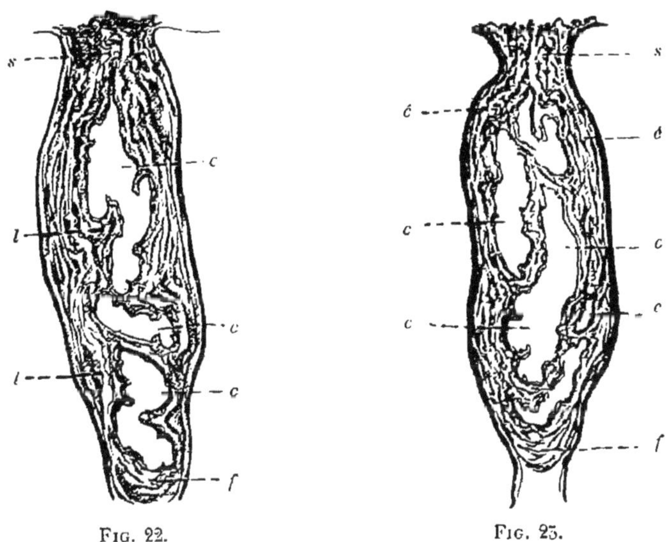

Fig. 22. Fig. 23.

Fig. 22. — 3e stade de formation de la lésion séborrhéique élémentaire.

c, cavité du follicule dans laquelle le microbe n'est pas représenté. — s, sommet du cocon séborrhéique. — l, lames épidermiques formant ses enveloppes, encore plus tassées et chiffonnées que dans la figure précédente et qui commencent à délimiter des logettes distinctes. — f, cul-de-sac inférieur du cocon séborrhéique.

Fig. 23. — 4e stade de formation de la lésion séborrhéique élémentaire. Le cocon séborrhéique entièrement fermé.

c, cavités microbacillaires devenues chacune distinctes. — s, sommet fermé du cocon séborrhéique. — f, cul-de-sac inférieur du cocon fermé de même. — é, écorce foliacée du cocon.

de lamelles cornées nouvelles autour de lui. En même temps les infections secondaires de son extrémité supérieure se constitueront, et leur développement pourra causer des formes morbides étrangères à l'infection microbacillaire elle-même.

Structure du comédon. — Le comédon est un filament

séborrhéique vieilli, enkysté de toutes parts et colossalement hypertrophié (fig. 24 et 25).

A. *Noyau du comédon.* — Son centre est une colonie microbacillaire rigoureusement pure, démesurément plus grosse que celle des filaments séborrhéiques normaux. Elle compte des millions, on serait presque tenté de dire des milliards de bacilles agglomérés.

Par suite du chiffonnement des lamelles cornées internes

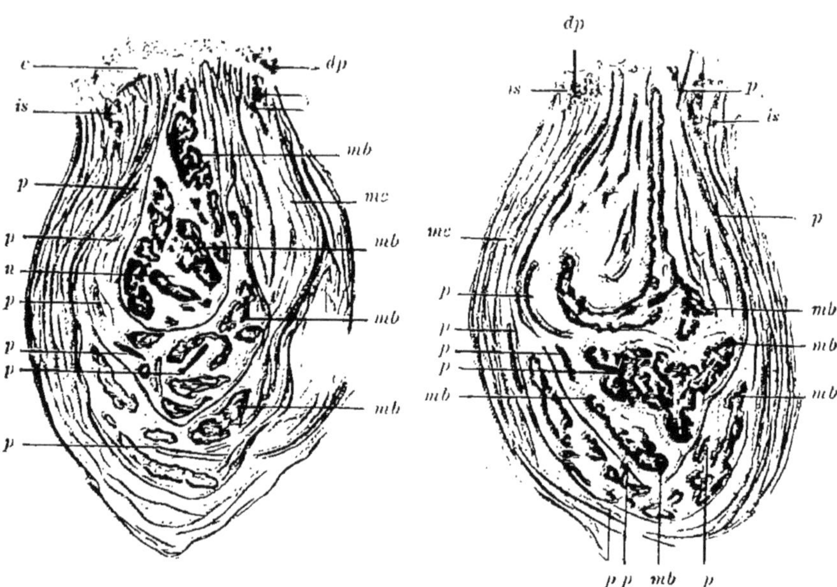

Fig. 24. — *Comédon.*

c, débris épidermiques cornés de la tête du comédon. — *dp*, débris pigmentaires. — *is*, groupes de cocci d'infection secondaire. — *mb*, microbacille. — *n*, noyau du comédon. — *ppp*, débris de poils enclavés entre les enveloppes du comédon. — *mc*, manteau du comédon. (Grossissement de 60 diamètres.)

Fig. 25. — *Comédon.*

dp, débris pigmentaires inclus au sommet du comédon. — *is*, colonies d'infection secondaire dans la tête du comédon. — *pp*, débris pilaires. — *mb*, microbacille contenu dans les logettes anfractueuses du centre du comédon. — *mc*, manteau du comédon. (Grossissement de 60 diamètres.)

du filament, qui a déterminé l'enkystement définitif de la colonie, cette colonie se trouve découpée de la façon la plus fantaisiste, en amas gros ou petits, diversement disposés, et chacun de ces pelotons est comme incrusté dans une cavité qui l'encapsule et dans laquelle il se moule.

L'ensemble de la colonie microbacillaire est entouré d'une enveloppe cornée dense, épaisse et régulière qui l'enclôt.

B. *Manteau du comédon* [1]. — Puis autour de cette enveloppe, d'autres en nombre considérable se sont accumulées et font au comédon une succession d'écorces feuilletées et comme cellulosiques. C'est là le manteau du comédon.

Ces enveloppes contiennent entre elles, les unes quelques pelotons microbacillaires excentriques, les autres des débris nombreux de poils incurvés et atrophiques.

C. *Cul-de-sac inférieur*. — Dans le comédon vrai, parfaitement kystique, l'extrémité inférieure est un cul-de-sac arrondi.

D. *Sommet du comédon*. — Son extrémité supérieure garde presque toujours l'apparence d'une cheminée verticale (fig. 25) dont toute la partie profonde est encore remplie de microbacilles, tandis que des feuillets épidermiques chiffonnés en ferment l'orifice supérieur. Ainsi le comédon tout entier se trouve-t-il ressembler à une bouteille ronde dont le goulot serait bouché.

Le sommet du comédon montre deux faits constants :

L'un est la présence de masses pigmentaires incluses dans les replis épidermiques lamelleux [2].

L'autre la présence au même point de masses microbiennes d'infections secondaires de nature diverse.

(1) Ces désignations des diverses parties du comédon ont été fournies par Hodara qui, avec Unna, son maître, a donné la première description microbienne et histologique vraie du comédon.

(2) M. Unna a beaucoup recherché la nature de ces masses pigmentaires qui colorent en noir la tête du comédon. Ses conclusions sur leur nature sont indécises. Je crois en avoir donné la véritable origine (Étude sur l'origine de la pelade. *Ann. de dermatol.*, 1896). De ces masses pigmentaires, les unes sont complètement amorphes, les autres étudiées microscopiquement après dissociation se montrent constituées par un peloton de cellules ayant la forme et la structure exacte des *cellules corticales du poil*. J'ai mentionné plus haut (p. 30) les troubles de sécrétion papillaire que l'infection séborrhéique détermine, et j'aurai lieu d'y revenir moins succinctement (p. 186). Or, après chaque chute de poil, la papille pilaire, avant de disparaître, secrète encore un certain nombre de cellules corticales dispersées, qui s'agglomèrent, forment peu à peu une sorte de bol épithélial qui chemine dans toute la longueur du follicule et restera longtemps immobile à l'orifice du follicule déshabité (fig. 26). Il me semble certain que les masses pigmentaires du comédon, de par leur structure identique, relèvent de la même origine. Elles n'ont pour le moment pas grand intérêt.

La production de ces masses cellulaires n'est à considérer que comme un phénomène propre à éclairer la physiologie normale et pathologique de la papille pilaire.

Le premier de ces faits n'a dans l'acné qu'une valeur médiocre et ne doit pas nous arrêter.

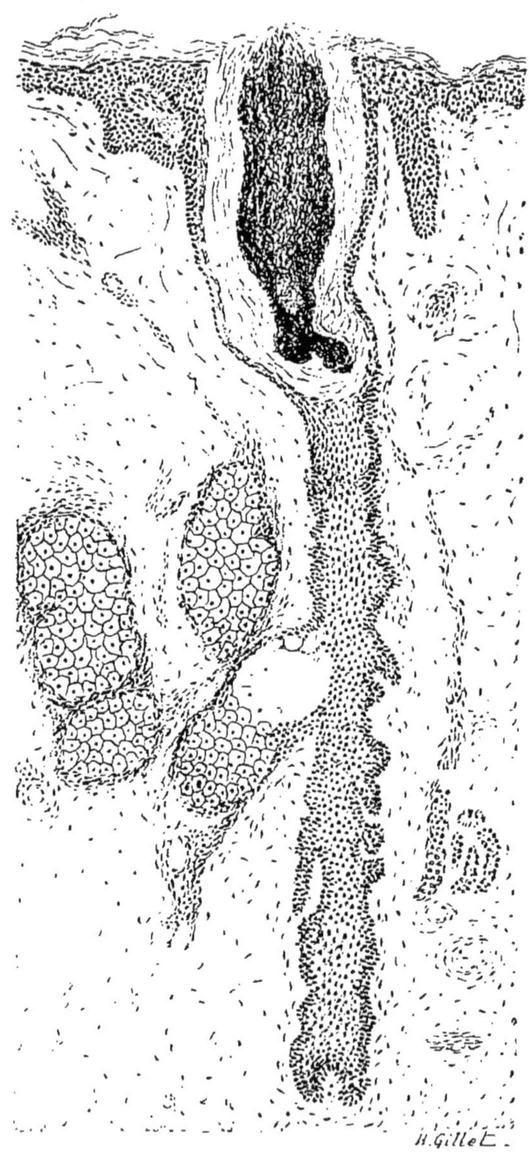

Fig. 26. — Follicule pilaire du cuir chevelu au niveau d'une plaque peladique déjà constituée. — Le follicule a toute l'irrégularité de forme des follicules peladiques typiques. Il contient à son sommet en son tiers supérieur une sorte de bol pigmentaire constitué par un amas informe de cellules corticales pigmentées détachées de la papille pilaire après qu'elle a cessé de former le cheveu. Cette masse monte progressivement dans le follicule et est expulsée après le cheveu mort. (Grossissement de 100 diamètres.)

Le second au contraire est de toute importance. Invariablement le sommet du comédon est infecté secondairement de colonies microbiennes étrangères à la colonie microbacillaire primitive. Ce sont quelquefois des amas du *bacille-spore* de Malassez des pityriasis secs vulgaires ; ce sont le plus souvent des colonies de staphylocoques.

Elles siègent ordinairement en dehors de la ligne axiale du comédon, sur des points latéraux de l'ostium folliculaire.

La présence de ces habitants nouveaux du cylindre séborrhéique dans le comédon est constante. Jamais pourtant ils n'envahissent l'intérieur même du comédon. Mais suivant le comédon que l'on examine, ces staphylocoques auront pris un développement plus ou moins considérable *dans l'épaisseur de son écorce.*

Tantôt ce seront deux ou trois pelotons isolés, tantôt l'un de ces pelotons, entre les failles superposées du manteau du comédon, aura glissé un fin prolongement, une nappe microbienne qui aura fait le tour du comédon au long de la paroi folliculaire, et suivant les points qu'il atteindra, il se trouvera l'origine de troubles inflammatoires et suppuratifs que leur siège à différentes hauteurs du follicule différenciera objectivement pour l'œil du clinicien.

Maintenant que nous connaissons ces agents nouveaux d'infection, nous allons étudier successivement les lésions diverses qu'ils peuvent provoquer. Résumons, pour en finir avec la structure du comédon, les conséquences physiopathologiques que cette structure détermine.

Au contraire des filaments séborrhéiques ordinaires, les comédons ne déversent plus incessamment leur contenu à la surface de la peau.

A l'examen histologique ils se montrent fermés à leurs deux extrémités et renflés en leur milieu comme des œufs Ce sont des colonies closes et fixes, immobiles, *passives*, des kystes qui obturent l'orifice pilo-sébacé comme un bouchon.

C'est cette immobilité, inverse à la continuelle éjection des filaments séborrhéiques jeunes, qui permet l'accroissement indéfini de la colonie microbacillaire dans les comédons, et l'accroissement progressif de leurs deux diamètres. C'est aussi ce qui rend faciles leur infection secondaire et leur dégénérescence.

Le sommet du comédon est *toujours* infecté secondairement de cocci et même souvent de bacilles étrangers. La constance absolue, dans l'écorce du comédon, d'infections secondaires qui manquent invariablement dans le filament séborrhéique,

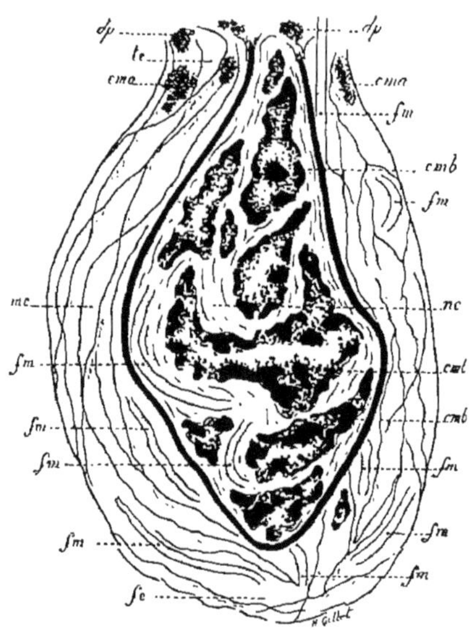

Fig. 27. — Le comédon (figure demi-schématique).

dp, débris pigmentaires de la tête du comédon. — *cma*. colonies des microbes accessoires, infections secondaires de la tête du comédon. — *tc*, tête du comédon. — *mc*, manteau du comédon. — *fm*, débris de follets morts inclus entre les enveloppes du comédon. — *nc*, noyau du comédon. — *fc*, fond du comédon.

démontre la moindre résistance du kyste comédonien, le point faible qu'il crée dans la peau. Ces colonies staphylococciques du sommet du comédon vont être le point de départ des infections pustulogènes qui vont créer l'*acné polymorphe*.

De même que les comédons ont laissé envahir leur sommet par des cocci, de même ils laisseront ces cocci croître au long d'eux, entre eux et l'épiderme et dans l'épiderme circonvoisin.

Ainsi l'histoire du comédon nous montre pourquoi la dégénérescence et les suppurations atteignent les follicules obturés par un comédon, alors qu'ils respectent les filaments séborrhéiques actifs. Et de même que les comédons sont dispersés et isolés à la surface des régions séborrhéiques par

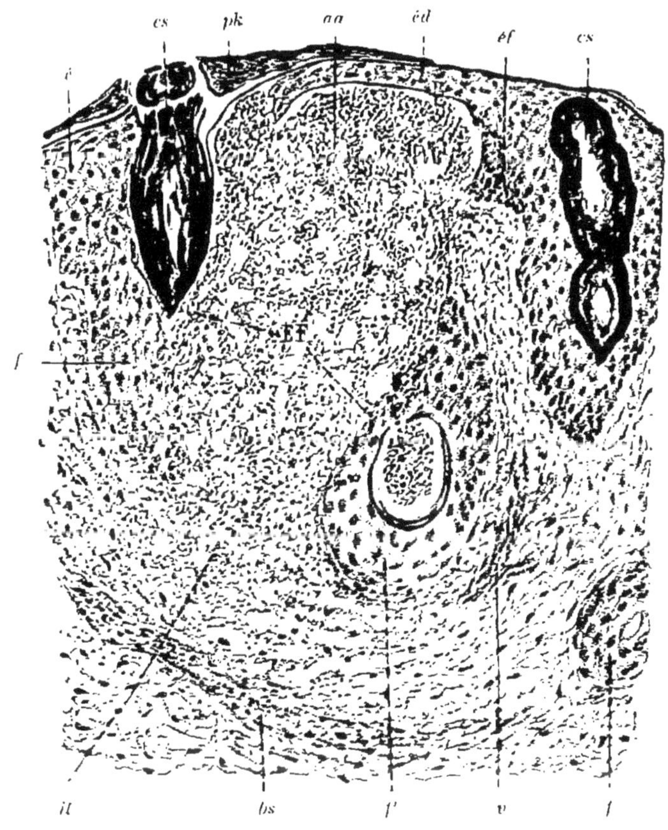

Fig. 28. — Coupe oblique d'une pustule d'acné vulgaire.

é, épiderme. — *cs*, colonie séborrhéique. — *pk*, parakératose recouvrant le sommet de la pustule. — *aa*, cavité de la pustule remplie de leucocytes. — EF, épiderme folliculaire envahi par les leucocytes. — *éd*, épiderme décollé par la collection leucocytaire au-dessous de lui. — *if*, infiltration leucocytaire de l'épiderme des follicules voisins de la collection suppurée. — *il*, infiltrat leucocytaire au-dessous de la pustule. — *f*, follicules coupés obliquement et dont l'un (*f'*) montre sa cavité remplie de leucocytes. — *bs*, bande scléreuse sous-tendant la collection leucocytaire. — *v*, vaisseaux dermiques. (Grossissement de 180 diamètres.)

tous leurs pores, les suppurations dont ils seront la cause première se trouveront dispersées comme eux.

Ainsi sur une infection *généralisée*, diffuse, naîtra une maladie cliniquement nouvelle, d'un type de répartition différent, dont les éléments seront *espacés entre eux*, séparés même souvent par de larges surfaces dans l'étendue desquelles l'infection séborrhéique mère restera pure et typique.

2° Infections secondaires du kyste-comédon. — ***Acné papuleuse.*** — La première pullulation staphylococcique au sommet des comédons causera une légère réaction inflammatoire de l'ostium folliculaire. L'épiderme sera infiltré de cellules migratrices. Ainsi naît de place en place une papule autour d'un comédon préformé. Elle signale l'infection staphylococcique du sommet de son écorce.

Acné pustuleuse. — Bientôt l'afflux leucocytaire intra-épidermique se continuant, la papule sera devenue pustule. La pustule se formera autour de la colonie séborrhéique comme autour d'un corps étranger. Elle l'entourera d'une écorce suppurative, faite aux dépens de l'épiderme circonvoisin entamé et refoulé. Elle l'éliminera dans la croûte qui lui succédera, et laissera derrière elle une cicatrice punctiforme.

Acné suppurée profonde. — Ce processus n'est pas limité à l'orifice pilaire. La litière staphylococcique qui entoure le cocon microbacillaire peut s'insinuer entre les écorces concentriques du comédon jusqu'à pénétrer au-dessous de lui dans la cheminée folliculaire et faire un abcès — acnéique d'origine, staphylococcique de fait — dans la profondeur. Dans ce cas, le plus souvent, la pullulation micrococcique est double, elle se fait autour du cocon microbacillaire et aussi au-dessous de lui.

Elle créera ainsi forcément cet abcès en bouton de chemise, ou en sablier, à cavités ordinairement communicantes, que l'étude clinique de l'acné polymorphe nous a déjà fait connaître.

Acné indurée. — Quelquefois pourtant la colonie staphylococcique passée entre le cocon séborrhéique et la paroi folliculaire épidermique n'a causé aucun dégât superficiel. Elle s'est insinuée entre les écorces du comédon et va pulluler exclusivement dans la profondeur.

Elle y causera des abcès d'évolution froide et lente, abcès profonds péri ou latéro-folliculaires régulièrement arrondis.

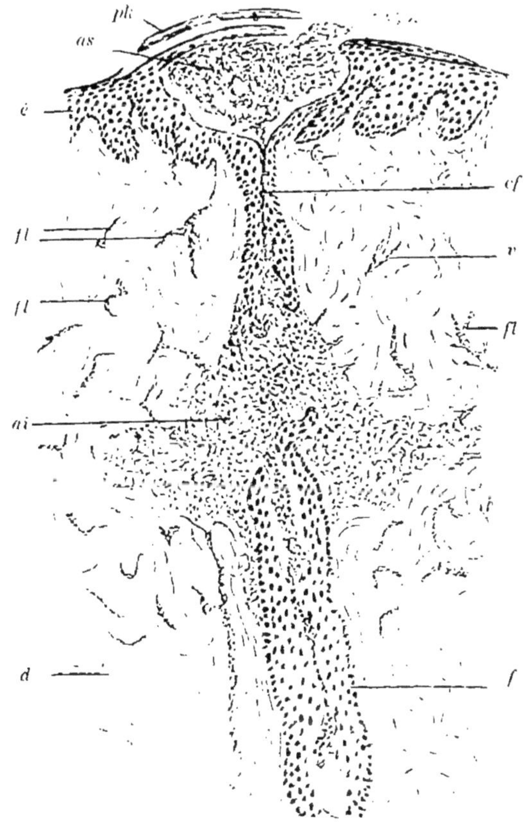

FIG. 29. — Folliculite pustuleuse à deux foyers dans l'acné.

pk, parakératose au-dessus de la pustule folliculaire orificielle. — *as*, abcès supérieur contenu dans l'ostium folliculaire dilaté. — *é*, épiderme. — *d*, derme. — *cf*, canal folliculaire occupé par des leucocytes et qui a été la voie de l'infection folliculaire profonde. — *ai*, abcès inférieur situé à mi-hauteur du follicule qu'il a nettement coupé en deux. — *fl*, fentes lymphatiques gorgées de leucocytes en migration. — *f*, fond du follicule dont la cavité contient encore de nombreux leucocytes. — *v*, vaisseau dermique. (Grossissement de 60 diamètres.)

La cavité de l'abcès présente une paroi lisse doublée par l'épaississement du tissu conjonctif voisin qui l'enkyste. Le pus qu'il contient diffère singulièrement du pus des abcès chauds. On y trouve au milieu de cellules polynucléaires toujours abondantes et dont quelques-unes esquissent des embryons de cellules géantes, d'autres grandes cellules mononucléaires à noyau polymorphe qui sont des macrophages, et des amas de *plasmazellen*. Ce sont là des abcès dont l'évolution dure des mois, des années même quelquefois, et qui à la longue se résorbent et disparaissent.

3° Le staphylocoque des suppurations de l'acné polymorphe vulgaire. — Tous les processus différents de forme symptomatique que nous venons de décrire ont la même cause commune. Ils ne diffèrent que parce que le siège de la pullulation microbienne qui les détermine est différent.

En inoculations à l'orifice folliculaire, le staphylocoque fera la pustule acnéique vulgaire à fleur de peau. Sa pullulation superficielle et profonde à la fois fera l'abcès en sablier à deux cavités (fig. 29). Sa pullulation seulement profonde fera l'acné indurée, dont l'abcès évoluera à la façon d'un abcès chaud et s'ouvrira au dehors ou d'une façon froide et se résorbera lentement.

La bénignité de ces processus dépend du microbe même qui en est la cause. Ces modalités de l'acné sont dues à un staphylocoque à cultures grises dont la virulence, étudiée sur l'animal, est toujours extrêmement minime, quoique vérifiable [1].

Et dans l'acné polymorphe, le peu de pouvoir pathogène du staphylocoque qui fait les acnés suppurées est un phénomène qui a deux corollaires.

D'abord les processus suppuratifs dont il est cause seront à peu près indolores, d'une évolution sourde, toujours bénigne au demeurant. L'acné pustuleuse la plus floride ne s'accompagne ni de symptômes généraux appréciables, ni même de symptômes fonctionnels marqués.

De plus, ce microbe pyogène par occasion, mais qui, introduit dans l'organisme, ne se défend contre lui que par des

(1) L'inoculation intra-veineuse au lapin après une réaction fébrile passagère semble d'effet nul. Cependant tous les lapins inoculés présentent après deux à quatre mois des suppurations sous-cutanées multiples et la plupart succombent après des mois dans l'hecticité.

sécrétions toxiniennes de qualité inférieure, sera promptement détruit par les processus ordinaires de défense des tissus dans lesquels il a pénétré. La phagocytose des globules blancs polynucléaires le détruira en quelques jours ([1]).

Le staphylocoque à cultures grises des suppurations acnéiques disparaît des suppurations de l'acné avec une rapidité remarquable.

Une pustule vieille de quelques jours ne montre déjà plus de staphylocoques libres, les derniers individus qu'on en peut voir sont tous englobés par les polynucléaires. Encore quelques jours, la culture seule, en multipliant ces derniers staphylocoques survivants, en pourra démontrer l'existence, que la recherche microscopique ne pourrait plus certifier.

En général, après quinze jours une pustule d'acné banale demeurera stérile à la culture, et si la culture est faite par frottis dur à la surface du milieu spécial de culture du microbacille, c'est la culture du microbacille seule que l'on obtiendra. Et l'examen histologique confirmera ces expériences, on trouvera dans de telles pustules des reliquats et des débris du cocon séborrhéique épars dans la cavité de la pustule et contenant encore de nombreux pelotons de microbacilles reconnaissables, mais pas un seul staphylocoque. Ainsi le microbacille dans les collections suppurées qui l'entourent reste plus longtemps visible et colorable que le staphylocoque à culture grise qui a causé la suppuration.

On sait, du reste, que la disparition du microbe causal dans un foyer de suppuration constituée quelconque, n'implique pas du tout la disparition et la résorption rapide de la collection suppurée elle-même. Sa résorption peut être au contraire

([1]) M. le Dr Axel Cedercreutz (de Helsingfords) vient d'achever dans mon laboratoire un travail d'étude monographique extrêmement important concernant ce coccus.

C'est ce microbe que l'on retrouve dans un nombre infini de dermatoses exfoliatives ou suppuratives épidermiques bénignes et qui a donné lieu au *morocoque* légendaire de M. Unna. En attendant l'ouvrage de M. Cedercreutz, on pourra chercher les premiers linéaments de l'histoire de ce microbe, au paragraphe Morocoque (art. DERMATOPHYTES, *La Pratique dermatologique*, t. I). Je reparlerai d'ailleurs plus loin de ce coccus à propos des pityriasis sur-séborrhéiques et préacnéiques qu'il habite uniformément (p. 99).

excessivement lente (abcès chronique du farcin, etc...), car, à moins que la collection ne s'ouvre au dehors, la résorption des leucocytes morts devra être faite cellule par cellule par les gros globules blancs à noyau bourgeonnant (macrophages), dont l'œuvre se fait très lentement, surtout dans les suppurations enkystées.

Acné pustuleuse microbacillaire pure. — Il est pourtant des cas d'acné polymorphe pustuleuse dans lesquels l'examen

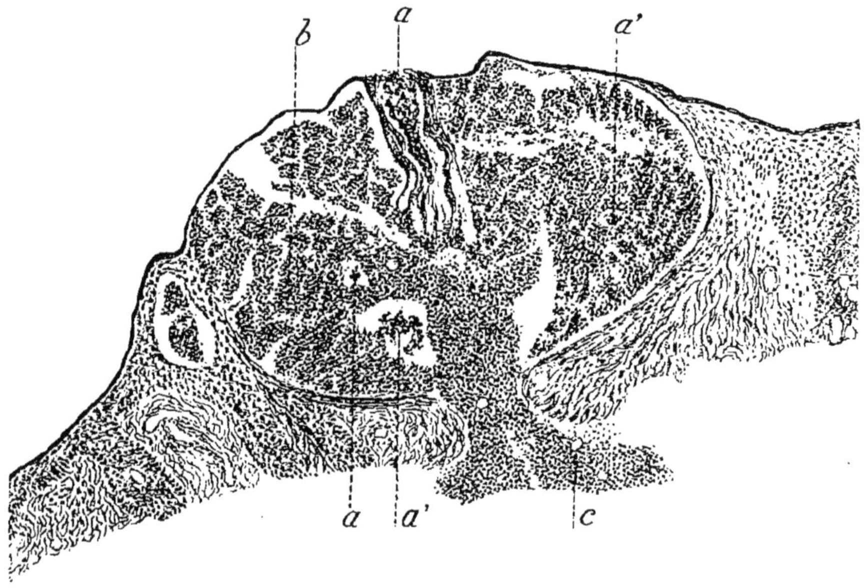

Fig. 30. — Abcès folliculaire en bouton de chemise dans l'acné suppurée (préparation offerte par M. Unna).

a, cocon microbacillaire. — *a'*, petites colonies microbacillaires disséminées dans la collection suppurée. — *b*, masse leucocytaire constituant cette collection. — *c*, deuxième abcès profond coupé en deux par la biopsie et communiquant avec l'abcès supérieur par un goulot étroit. — Aucun coccus d'infection secondaire ne peut être relevé dans toute l'étendue de la préparation. (Grossissement de 80 diamètres.)

bactériologique minutieux de collections acnéiques suppurées de date récente, ne peut y mettre en évidence aucun autre microbe que le microbacille lui-même. On le trouve alors non seulement dans le cocon qui centre l'abcès acnéique mais par petits amas, dans la suppuration elle-même, quoique toujours hors des globules blancs, car les cellules migratrices ne paraissent avoir contre lui aucun pouvoir phagocytaire.

On est ainsi conduit à se demander si dans quelques cas la suppuration acnéique n'est pas microbacillaire pure (1).

Il est des cas où le cocon microbacillaire, fermé à son sommet, est demeuré ouvert par son extrémité inférieure. La pullulation du microbacille dans le follicule pilaire au-dessous de l'abouchement de la glande sébacée, et dans le canal propre de la glande semble pouvoir, dans ces cas, déterminer par elle-même des suppurations.

Toutefois, quand on rencontre le microbacille au sein des suppurations acnéiques, on trouve toujours juxtaposés à lui des débris d'enveloppes du comédon. Il semble donc avoir été porté où on le trouve avec des débris de son habitacle et nullement avoir pullulé au sein de la suppuration où on le rencontre.

Ce fait, et la rapidité avec laquelle le staphylocoque à cultures grises des suppurations acnéiques vulgaires disparaît des suppurations qu'il a causées, rendent difficiles des affirmations tout à fait positives touchant le mécanisme de ces suppurations. Même quand la culture n'y décèle plus aucun staphylocoque, ces pustulations ont pu être staphylococciques à l'origine. Et l'on doit en outre se rappeler que les inoculations sous-cutanées les plus massives du microbacille à l'état de pureté ne sont *jamais* suivies de suppuration quelconque.

(1) M. Unna, pour qui le microbacille n'est que le *microbe de l'acné polymorphe* et qui, en la plupart de ses affirmations sur ce sujet, se base sur l'examen microscopique direct des lésions sans faire intervenir la culture, M. Unna, dis-je, a voulu donner au microbacille le seul rôle causal dans toutes les modalités de l'*acné polymorphe*.

Pour lui, toutes les collections suppurées de l'acné vulgaire sont dues au seul microbacille. Et il lui suffit de trouver dans un élément d'acné des staphylocoques (acné nécrotique) pour dire que cet élément n'est plus une acne, le microbacille n'étant pas seul en cause.

Si, dans les expériences de M. Unna, les cultures avaient été pratiquées aussi souvent que les examens histologiques, M. Unna se serait convaincu de la concomitance très fréquente des cocci et du microbacille dans les suppurations de l'acné polymorphe banale.

Ces suppurations de l'acné banale ne diffèrent pas comme mécanisme de ce que nous verrons être les suppurations des acnés spécifiques (acné nécrotique). En général tout au moins, elles sont causées semblablement par un microbe d'infection secondaire du comédon. Les différences entre ces deux processus proviennent de la différence même du microbe d'infection secondaire, bénin dans un cas, plus virulent en un autre.

Les tannes. — Les tannes ne résultent pas d'infections secondaires d'un comédon préformé, mais de la simple dégénérescence *in situ* du comédon. Le plus souvent même, les amas de graisse contenus dans le comédon ont disparu et avec elle, le microbacille. La tanne se trouve alors constituée exclusivement par un nombre indéfini d'enveloppes cornées con-

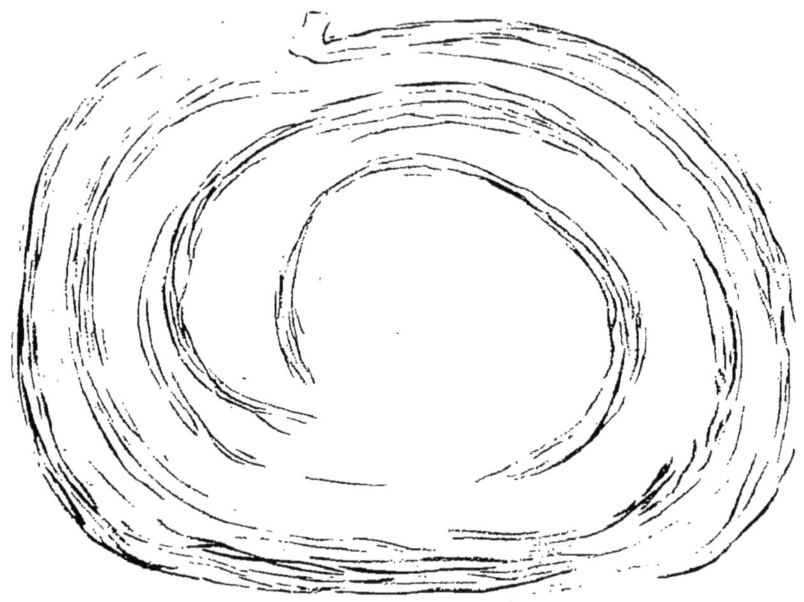

FIG. 51. — *Coupe horizontale et transversale d'une tanne.* C'est l'écorce amplifiée d'un comédon d'où le microbacille a disparu totalement. — Les lamelles épidermiques concentriques qui la constituent sont denses et épaisses. Elles forment des faisceaux souvent réunis par des bandes anastomotiques. Chacun de ces faisceaux est composé de stries parallèles qui, sur une coupe, apparaissent presque fibrillaires. (Grossissement de 50 diamètres.)

centriques. Plus la tanne est longtemps demeurée en place, plus le nombre de ces enveloppes est considérable.

Les kystes butyriques. — *Les kystes butyriques* se forment de même, mais ils contiennent un magma caséeux d'où les microbacilles ont disparu depuis longtemps et sont remplacés par de gros bacilles et des spirilles incultivables. Ces bacilles liquéfient la gélatine et produisent dans leur culture la même odeur butyrique infecte que présente le magma caséeux des kystes d'où on les extrait.

Les kystes mucoïdes. — *Les kystes mucoïdes* résultent d'une transformation des éléments mêmes de la glande sébacée obturée par un kyste comédonien et ne résultent pas d'un processus microbien direct.

On les voit cependant passer à la suppuration, quelquefois par le même mécanisme d'infection secondaire que nous avons étudié plus haut dans l'acné suppurée banale.

L'acné chlorique. — *L'acné chlorique*, par tous ses symptômes objectifs, est une acné floride, mais ne diffère en aucune façon de l'acné vraie sinon par l'excès même de son développement. Et elle est effectivement microbacillaire comme toutes les acnés.

Il est même impossible de trouver des préparations plus convaincantes du rôle microbacillaire que celle de l'acné chlorique. Car le microbacille s'y rencontre en profusion, proportionnellement à l'intensité même des lésions acnéiques.

Le mécanisme de l'acné chlorique reste à déterminer. Il est croyable que les vapeurs de chlore introduites dans l'économie par la respiration forment un composé chlorique ou chloruré qui, en s'éliminant par la peau, fournit au microbacille un aliment de choix (1).

Il me semblerait moins croyable que les vapeurs de chlore agissent directement sur la peau (2).

(1) M. Hallopeau, qui présenta l'an passé à la Société de dermatologie plusieurs cas d'acné chlorique provenant de la même usine, croit à l'action directe des vapeurs de chlore dans la production de cette acné, et voulait voir, dans les ponctuations noires du comédon de l'acné chlorique, une imprégnation métallique directe (l'opération de l'électrolyse du chlorure de sodium se pratiquant dans des chambres de plomb). Un simple examen microscopique de ces points noirs montre qu'ils sont formés de débris pigmentaires amorphes et de cellules corticales, pilaires, pigmentées comme les mêmes débris dans la tête des comédons de l'acné vulgaire. (Voir la note de la page 64 et la figure 26.) Cette coloration n'est plus apparente dans l'acné chlorique qu'en raison du nombre infini des comédons tatouant la peau.

(2) C'est un problème qui doit tenter les expérimentateurs. Nul doute que ces faits d'intoxication accidentelle ne montrent la voie dans laquelle la recherche expérimentale doit s'engager. C'est par l'acné chlorique que le problème de l'étiologie des acnés devra être repris. L'expérimentation nous fera comprendre quelles causes internes normales ou sub-normales favorisent l'infection microbacillaire sur certains sujets et l'interdisent chez certains autres.

Le phénomène d'intoxication que l'acné chlorique nous montre réalisé à

L'acné chlorique qui aurait dû servir à confirmer le rôle causal du microbacille dans l'acné vulgaire, a fourni contre ce rôle une objection que je relève en passant.

On a dit : « L'acné chlorique est évidemment due à l'intoxication par le chlore. Or, on y trouve le microbacille à profusion, autant que dans l'acné vulgaire spontanée; donc, le microbacille n'est pas plus le microbe de l'acné vulgaire que celui de l'acné chlorique. »

Ce raisonnement renferme une erreur de logique si manifeste que je me demande s'il est nécessaire de le réfuter. Il ressemble à ce que serait celui-ci :

« La syphilis et la blennorragie ne sont pas des maladies microbiennes, car nous savons pertinemment qu'elles ont la prostitution pour cause. »

De tels raisonnements confondent deux ordres de causes différentes : les causes accidentelles, occasionnelles ou prédisposantes, avec la cause immédiate et efficiente.

IV. — LES ACNÉS MONOMORPHES

Nous allons envisager maintenant un groupe spécial d'acnés pustuleuses qui constituent des types nouveaux. Elles diffèrent des précédentes par un grand nombre de caractères que nous pouvons dès à présent résumer.

D'abord elles sont relativement rares tandis que l'acné polymorphe est fréquente.

En outre, tandis que dans les divers types d'acné commune le polymorphisme est la règle par suite de la concomitance sur le même patient de lésions d'âge, de nature et d'évolution diverses, chacun des trois types d'acné que nous allons étudier est monomorphe, et ce seul caractère leur concède déjà une originalité.

Lorsqu'une région cutanée est couverte de lésions élémentaires identiques, l'impression qui s'en dégage pour l'obser-

son maximum, doit se reproduire spontanément *ab ingesta* dans certaines conditions d'hygiène fréquente.... Nous ne pouvons pour le moment que signaler ce problème dont la solution demeure pendante.

vateur est celle d'une maladie particulière et spécifique. Ainsi la dermatologie a-t-elle assuré à chacun des types morbides que nous allons étudier un nom spécial.

Ces acnés monomorphes ont pourtant des caractères qui les rapprochent des acnés communes, elles n'eussent pas porté le nom d'acné sans cela.

Comme toutes les acnés vraies, elles sont extrêmement tenaces et rebelles, on les voit durer dix ans, quinze ans et davantage.

Comme les acnés vulgaires, ce sont des maladies paroxystiques, procédant par crises, séparées par des accalmies et renaissant lorsqu'on les suppose éteintes.

Comme toutes les acnés, celles-ci naissent autour de follicules atteints d'abord par l'infection séborrhéique. Elles naissent toutes sur le fond commun de cette infection sans laquelle elles ne naîtraient pas. Mais comme leurs symptômes propres deviennent rapidement importants, la séborrhée sous-jacente reste objectivement négligeable au milieu d'eux. Nous savons déjà combien le tableau de la séborrhée comprend plus de complications éventuelles que de symptômes marquants qui lui soient propres.

Ainsi les acnés monomorphes, d'allures spécifiques, par la prééminence de leurs symptômes particuliers, arrivent à laisser la séborrhée sous-jacente dans une ombre où l'observateur aura de la peine à la retrouver.

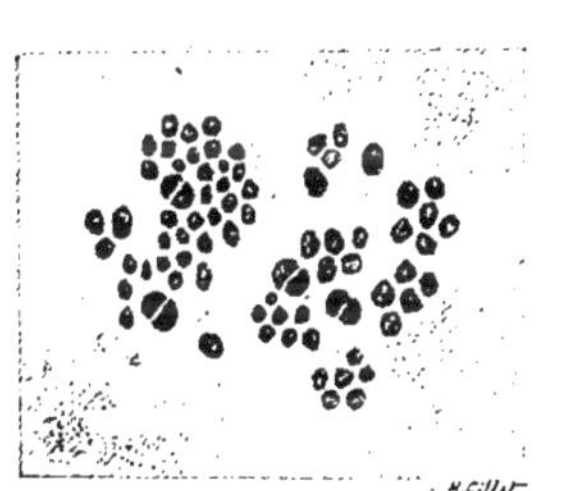

Fig. 52. — Staphylocoque doré. — Sa morphologie élémentaire. (Obj. immers. 1/5 Zeiss, ocul. compens. 12.)

Il est curieux de remarquer aussi que ces nouveaux types morbides doivent leur spécificité plus tranchée à celle de leur microbe — le *staphylocoque doré* — et que la bactériologie de ces acnés monomorphes va nous donner de la spécificité plus haute de leur microbe une preuve inattendue.

Jusqu'ici nous avions vu dans les complications staphylococciques qui font l'acné polymorphe vulgaire, le staphylocoque à culture grise, secondaire, disparaître des suppurations qu'il avait causées, avant que ne disparaisse de son cocon ou de ses débris le microbacille séborrhéique. La règle va se retourner ici. Le staphylocoque doré au contraire va faire disparaître le microbacille devant lui.

Passé la première phase évolutive des trois acnés que nous allons étudier, le microbacille cessera d'y être colorable, et quand les lésions marcheront vers leur terminaison, le staphylocoque doré y demeurera tout seul.

Les trois acnés que nous allons étudier ont même cause microbienne, aussi forment-elles un groupe vraiment naturel. Toutes ont pour début la pustule folliculaire orificielle que peut faire en tous sièges le staphylocoque doré et que nous aurons à étudier particulièrement avec les maladies suppuratives de la peau [1].

Pourtant, et bien que dans chacune des trois acnés monomorphes l'évolution de leur premier stade soit similaire, leur évolution ultérieure différera. La première donnera lieu au furoncle classique, la seconde à une folliculite chronique, ouverte du type sycosique, la troisième à une nécrose périfolliculaire. Mais ces différences sont plus marquées pour l'œil du clinicien que pour celui du bactériologiste, car le processus suppuratif et le processus nécrotique coexistent dans ces trois modalités. Leur siège et leur proportion relative seulement diffèrent.

L'histoire de ces trois acnés mettra déjà en lumière l'infection staphylococcique de la peau, dont la spécificité et la valeur propres sont encore aujourd'hui fort méconnues des cliniciens. Ce n'est pas la première occasion qui nous est donnée de constater que les plus vulgaires des infections cutanées passent pour être connues et ne le sont pas. Beaucoup de faits d'observation journalière sont pleins d'un intérêt qu'on ne sait pas voir.

1. — ACNÉ FURONCULEUSE DU COU

La nuque est une des régions qui de par sa situation axiale manifeste une prédisposition marquée pour l'infection sébor-

[1] IIIe fascicule de cet ouvrage.

rhéique. Cette infection locale se constitue l'une des premières après celle du visage. Elle demeure ensuite permanente.

En cette région les orifices pilaires gros, occupés par un point noir, ne sont pas tous des comédons. On peut trouver des comédons à la nuque, cela va sans dire, mais on trouve surtout des orifices pilaires, contenant au milieu de poussières noires sept, huit ou dix, et même quinze follets morts engagés directement dans une gangue de microbacilles, sans interposition d'une couche de sébum très abondant. C'est sur cet état microbacillaire premier que l'acné furonculeuse à répétition va se greffer.

Elle choisit ordinairement des adultes, gras, à poil blond. Souvent, chez eux, l'hypoderme en cette région du dos du cou est épais et comme infiltré, il présente sous la peau comme un coussin de graisse dur, effaçant le galbe de la nuque et séparé de la région occipitale par un pli transverse profond.

Le plus souvent le patient présente déjà de la séborrhée grasse et de l'acné polymorphe au visage. A l'occasion d'une poussée d'acné pustuleuse du visage, il présentera sur la nuque une série de *folliculites orificielles.*

D'abord cette poussée pustuleuse peut n'être que gênante. Mais bientôt l'infection ostio-folliculaire qui faisait la pustule orificielle descendra le long de la cheminée folliculaire et c'est un furoncle qui surviendra.

Alors les symptômes locaux s'accusent, la rougeur locale, la tuméfaction, la douleur montrent qu'il ne s'agit plus d'une pustule d'acné banale. Le furoncle ou l'abcès furonculeux quelquefois énormes aboutissent à l'élimination de leur bourbillon ou de leur pus.

Bientôt en un autre point de la nuque, les mêmes symptômes se reproduisent, la même aventure recommence. La série continue un mois, un mois et demi. Puis elle s'apaise, laissant souvent derrière elle des indurations dermiques profondes lentes à disparaître [1].

[1] Ces abcès furonculeux indurés sont, dans l'acné furonculeuse, la forme homologue à l'acné indurée dans l'acné polymorphe banale et relèvent du

Le malade se croit délivré. Pas le moins du monde. Une deuxième crise se reproduira plus ou moins identique à la première. Après elle une troisième, et cela pendant des années.

Tantôt chaque poussée sera légère, elle présentera dix pustulettes peu douloureuses pour un furoncle vrai. Tantôt au

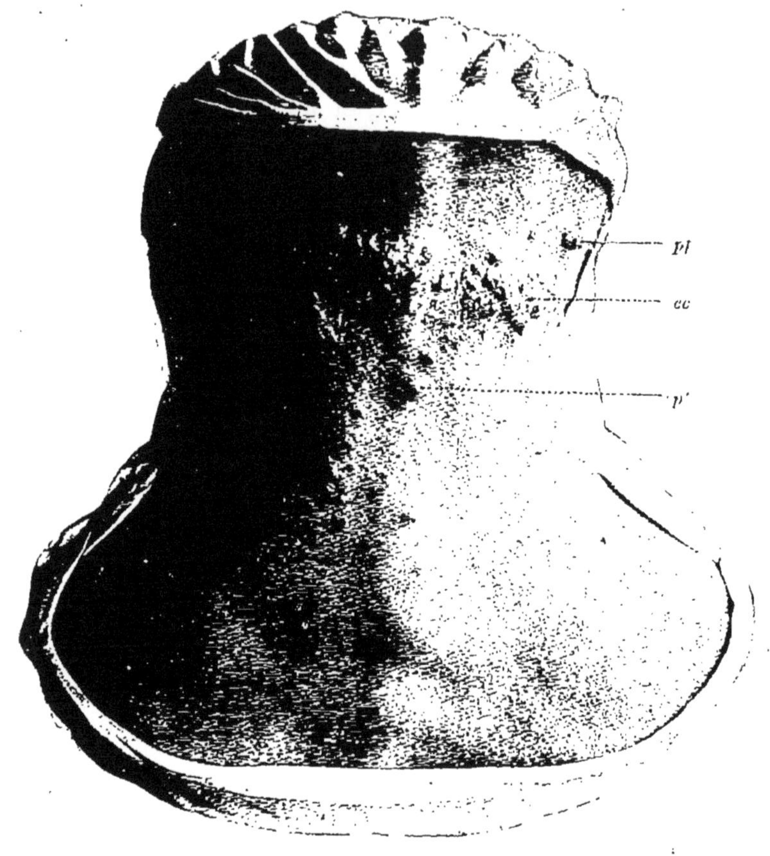

Fig. 35. — Acné furonculeuse de la nuque.

pf, pustule furonculeuse. — cc, éléments conglomérés à tendance sycosique.

contraire les poussées seront plus sérieuses avec une succession de furoncles énormes d'évolution subintrante.

La nuque est pour les pustulations folliculaires, pour les furoncles et pour l'anthrax une région de prédilection.

même mécanisme d'enkystement et de résorption déjà étudié à ce propos. (Voir p. 70.)

Cet état de furonculose locale peut ne s'être accentué sur un patient que du fait d'un état général que trahit l'analyse urinaire : hyperchlorurie, hypophosphatie, phosphaturie, hypo ou hyperacidité urinaire, à plus forte raison glycosurie.

D'autres fois, il est impossible de lui trouver d'autres causes que des causes locales : la nature de la peau fragile, à poils blonds, et l'empâtement adipeux préalable de la région.

Ces prédispositions locales ou générales suffisent à assurer le réensemencement continu d'une infection dont les germes sont répandus à foison à la surface du tégument séborrhéique, en une région où le frottement de nos habits est inévitable.

Livrée à elle-même, après d'innombrables récidives, coupées de rémissions plus ou moins complètes, la furonculose à répétition du cou finit par s'apaiser. Elle laisse derrière elle des multitudes de cicatrices étoilées, blanches, souvent saillantes sur la peau, sur une peau qui reste rouge, couturée, séborrhéique et grossière.

2. — ACNÉ KÉLOÏDIENNE DE LA NUQUE

La furonculose aiguë à répétition de la nuque n'est que le prototype d'une infection qui peut prendre un autre type clinique que nous devons étudier maintenant.

Dans la furonculose dont le tableau précède, il s'agit d'un processus aigu en chaque follicule qu'il envahit, et chronique seulement par la répétition indéfinie du même processus aigu en d'autres follicules quelconques de la même région. En d'autres termes, et pour un follicule donné, l'évolution de la furonculose est d'emblée et demeure aiguë; son type est celui de la furonculose banale, et son seul caractère spécifique est de demeurer *cantonnée* en la même région et de s'y reproduire longuement.

Dans l'acné kéloïdienne, le processus diffère en ceci, que la folliculite demeure localisée *chroniquement* aux follicules mêmes qu'il a dès l'abord envahis. C'est le même groupe folliculaire qui demeure malade pendant des mois. Chaque follicule est le siège d'une suppuration lente qui le détruira chroniquement et le remplacera à la longue par une cicatrice définitive.

Cette chronicité supprime de même les poussées répétées, « les crises de pustulation » de la forme clinique précédente. C'est lentement et progressivement qu'autour des premiers follicules envahis d'autres seront pris à leur tour et deviendront pour de longs mois le siège de la même folliculite lente à évolution cicatricielle.

L'acné kéloïdienne de la nuque garde les mêmes conditions étiologiques que l'acné furonculeuse à répétition : les mêmes conditions générales d'âge (elle survient à la période de maturité) et les mêmes conditions locales. Elle se produit sur la nuque de ces cous trapus, gras, presque lipomateux, obèses, que l'on observe chez certains hommes, dont la nuque est effacée par un véritable coussin de lard.

Le début de la maladie est signalé par une acné furonculeuse du type même que nous avons décrit tout à l'heure, par l'apparition de pustules folliculaires en ordre dispersé. Mais chaque pustule, au lieu d'évoluer comme un furoncle à bourbillon, se transforme en une folliculite suppurative chronique, qui paraît n'occuper longtemps que la moitié supérieure du follicule. Le follicule est marqué à son orifice par un cratère rouge sanieux, souvent recouvert d'une croûte permanente.

Très vite la répartition linéaire de l'infection se dessine. L'infection passe d'un follicule à l'autre, mais en prenant toujours les follicules les plus voisins, et sur une ligne à peu près transversale, sans doute par suite du traumatisme local des habits. Bientôt se trouve ainsi constituée sur la nuque, à la limite des cheveux vrais et des follets, une lisière de folliculites (fig. 34), dont la chronicité et la permanence étonnent.

De temps à autre, en dehors de la lisière « sycosique », on voit bien survenir soit des folliculites éparses, soit des furoncles, mais ce n'est plus que par accident. Ce qui constitue la maladie, c'est la bande serpigineuse d'éléments folliculitiques conglomérés.

Les follicules sont le siège d'une inflammation périphérique comprenant tous les tissus du voisinage. La lisière de folliculites dessine bientôt une saillie épaisse hérissée de cheveux en bouquets sortant des orifices malades, comme les crins d'une brosse. J'ai dit que le fond des follicules est tardivement infecté; longtemps donc le follicule malade garde son

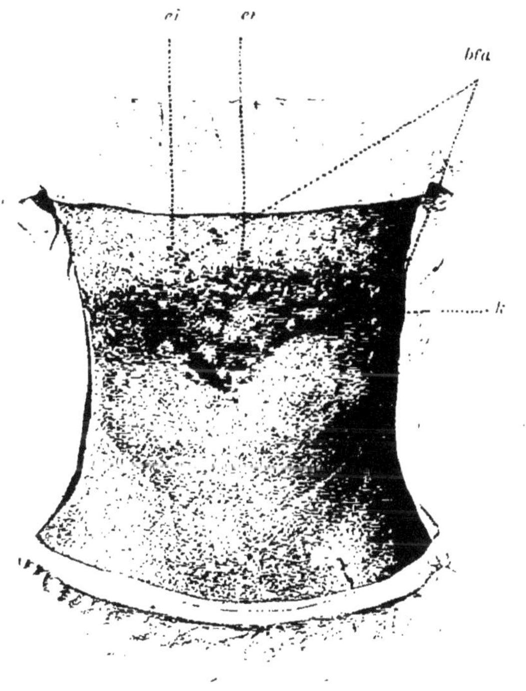

Fig. 34. — Acné kéloïdienne de la nuque.

k, kéloïde. — *bfa*, sa bordure supérieure horizontale de folliculite en activité. — *ei*, éléments isolés en avant de la bordure d'envahissement et qui la reconstitueront plus haut.

cheveu. Mais l'inflammation qui entoure tout un groupe de follicules aboutit progressivement à une rétraction scléreuse très particulière. Quatre ou cinq follicules voisins, rapprochés par la fibrose du tissu conjonctif intercalaire, en arrivent presque à confondre leurs orifices, et, de ce gros orifice enflammé, sort un pinceau de poils hérissés [1].

[1] A la période terminale de la calvitie séborrhéique nous retrouverons le même phénomène de rétraction scléreuse réunissant plusieurs orifices pilaires voisins. Mais dans la calvitie manque le processus *cicatriciel* qui

En même temps, la chronicité de l'infiltration périfolliculaire aboutit à constituer un faux tissu kéloïdien de dureté ligneuse, saillant au-dessus de la peau; c'est cette kéloïde bordée de folliculites chroniques qui a donné son nom à la maladie.

Livrée à elle-même, l'acné kéloïdienne est lentement, mais implacablement progressive. Elle guérit spontanément par cicatrice; les régions qu'elle a occupées jadis restent marquées par une cicatrice à peu près plane; mais, pendant que se formait cette cicatrice curative, la lisière folliculitique et kéloïdienne se reconstituait immédiatement au-dessus, gardant sa même largeur, qui n'excède guère un centimètre.

Plus tard, cette bande de folliculite kéloïdienne sera, à son tour, remplacée par une cicatrice plane, et la lésion, toujours vivante, se sera intégralement reconstituée un centimètre plus haut.

De-ci, de-là, sur les régions latérales, le processus peut s'attarder et marcher plus lentement. Au milieu de la cicatrice déjà faite, un nodus de kéloïde demeurera, sous-tendu de deux ou trois pinceaux de poils hérissés.

La kéloïde ne se présente pas, dans cette maladie, après l'évolution des folliculites et sur une cicatrice déjà faite, mais, au contraire, elle est synchrone au stade des folliculites et disparaît comme elles au stade cicatriciel qui les suit.

Ce n'est donc pas une kéloïde vraie et définitive, mais une kéloïde *inflammatoire* destinée à disparaître spontanément avec le progrès de la cicatrice dont elle signale le début.

Quelquefois, mais rarement, au cours de cette évolution systématisée de marche invariable, un îlot de folliculite se fait à distance, en plein cuir chevelu. Plus tard, il se reliera à la bande transversale de folliculites, dont il constituera un simple diverticule.

Une telle marche rappelle d'assez près certaines tuberculoses nodulaires intra-dermo-épidermiques. L'histoire des folliculites tuberculeuses est encore bien incomplète; il est

domine ici dans l'acné kéloïdienne de vieille date. Ainsi l'infection chronique du follicule aboutit toujours à des lésions ultimes analogues, avec des variantes dont la nature spécifique du microbe en cause est responsable.

possible que, sous un aspect sycosique de ce genre, certaines tuberculoses locales demeurent confondues dans le type clinique que nous décrivons.

Le mode de début par la pustulation orificielle folliculaire, les biopsies et l'étude bactériologique que j'en ai faites, la cure thérapeutique même de cette maladie par l'épilation et le soufre, plaident pourtant jusqu'ici en faveur de l'unité absolue de ce type et le ramènent à celui des folliculites chroniques du type sycosique, dues à l'infection folliculaire par le staphylocoque doré.

J'aurai lieu, dans l'avenir, de reprendre ce sujet en traitant monographiquement des épidermites suppuratives. Aussi n'y insisterai-je pas davantage ici.

5. — ACNÉ NÉCROTIQUE VARIOLIFORME

La maladie dont je vais parler maintenant : *impetigo rodens* (Devergie, Hillairet-Gaucher), *acné pilaire* (Bazin), *pilaire cicatricielle* (E. Besnier), *acné varioliforme* (des Allemands) et mieux *acne rodens* (E. Vidal) ou *nécrotique* (Bœck), si spéciale en ses caractères qu'il suffit de l'avoir vue une fois pour la reconnaître, est d'une description clinique difficile. Grossièrement, on peut la définir *une maladie chronique et paroxystique ayant les sièges d'élection de la séborrhée microbacillaire et caractérisée par des croûtes ombiliquées centrées par un poil.*

L'aspect spécial de cette affection est constitué par la quantité de lésions élémentaires entièrement semblables entre elles, semées à distance les unes des autres sur une peau qui paraît saine.

Lésion élémentaire. — La lésion élémentaire de l'acné nécrotique est d'abord une vésico-pustule. Elle naît sur une région uniformément séborrhéique et dont tous les pores contiennent le filament vermiforme caractéristique de la séborrhée (fig. 35). La vésico-pustule de l'acné nécrotique naît sous forme d'un minuscule bourrelet autour d'un point folliculaire, et comme ce point reste immobile et ne se soulève pas, dès l'origine la vésicule de l'acné nécrotique est *ombiliquée*; c'est donc, au début, l'aspect même de l'acné papuleuse et papulopustuleuse.

En deux ou trois jours la vésicule a grandi. Elle est exactement ronde et de trois millimètres de diamètre. Elle est plate. ombiliquée toujours, peu saillante au-dessus de la peau; la couleur de son contenu est louche. La vésicule est entourée

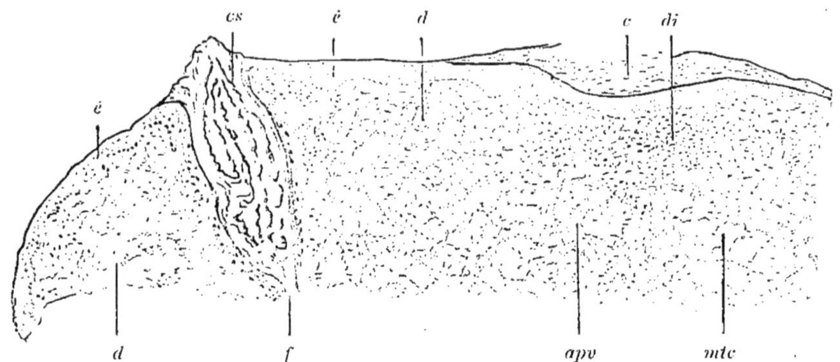

Fig. 55. — Cocon séborrhéique de la peau vague autour de lésions d'acné nécrotique.

é, épiderme. — *d*, derme. — *f*. follicule pilaire au-dessous du cocon séborrhéique *cs*. — *apv*, amas péri-vasculaire. — *c*, croûte appartenant à une lésion d'acné nécrotique voisine. — *di*, infiltration dermique leucocytaire au voisinage de la lésion d'acné nécrotique. — *mtc*, mailles du tissu conjonctif infiltrées de leucocytes en migration qui les dessinent. (Grossissement de 60 diamètres.)

d'une zone inflammatoire très circonscrite et qui s'efface rapidement. Dans les jours qui suivent, elle s'affaisse et *durcit sur place sans s'ouvrir* et passe sans transition *à l'état de croûte*. Cette croûte, d'abord un peu verdâtre, puis brune, est et demeure enchatonnée dans la peau.

Le premier stade de naissance et de formation de la vésicule est rapide et demande à être recherché. Le second, au contraire, — le stade de la croûte, — dure, pour chaque lésion, plusieurs semaines. Ces croûtes ombiliquées péripilaires se trouvent donc en majorité dans l'ensemble de l'éruption. Ce sont elles qui la caractérisent.

Une à une, les lésions s'éteignent, chaque croûte se sèche, l'épiderme corné se rompt à un millimètre au delà de ses bords; la croûte tombe, ordinairement avec le poil, laissant une large dépression rouge, déjà sèche, à parois inégales, qui, en vieillissant, redeviendra blanche, mais restera glabre et raboteuse, très exactement *varioliforme*.

En certains sièges, sur le lobule du nez par exemple et sur le vertex, on peut voir la lésion en apparence morte revivre et passer par un deuxième stade d'augment. Autour de la première croûte, une deuxième vésico-pustule se forme, donnant lieu à une deuxième croûte annulaire autour de la première; la croûte ensuite présentera deux anneaux concentriques. Hormis ce détail, tout, dans le processus de cette lésion plus grande, rappelle, en l'exagérant, l'évolution de la pustule simple que j'ai décrite tout d'abord.

Telle est, examinée à l'œil nu, la lésion élémentaire de l'acné nécrotique, sa naissance, son stade d'état, sa terminaison. Examinons maintenant les mœurs spéciales et l'évolution d'ensemble de la maladie.

Étude clinique générale. — Comme toutes les acnés, l'*acné nécrotique* demande, pour naître, un terrain préalablement séborrhéique. Et elle survient exactement aux lieux d'élection de la séborrhée elle-même : nez, tempes, front, région interscapulaire, intermammaire. Une réserve cependant est à faire, car, au cuir chevelu, la séborrhée se localise surtout au vertex et l'*acné nécrotique* aux tempes, et aux frontières du cuir chevelu. (*Acne frontalis* de Hebra.)

C'est une maladie paroxystique. Elle commence le plus souvent par les tempes, sous forme d'éléments plus petits qu'ils ne le deviendront plus tard. Le malade n'y prête presque aucune attention. Leur longue durée sur place est le premier signe qui l'inquiète, leur répétition incessante, ensuite la cicatrice dépilée et difforme qui les suit, amènent le patient à consulter.

Aucune règle, si ce n'est une symétrie ordinaire, ne préside à l'apparition des poussées. Aujourd'hui les deux tempes sont atteintes, dans un mois l'éruption surviendra entre les épaules, dans six mois elle peut couvrir subitement le cuir chevelu. D'une poussée à l'autre, de vieilles lésions persistent souvent, que le malade renouvelle par grattage. Car le prurit, généralement peu marqué peut accidentellement, et surtout au cuir chevelu, le devenir davantage.

D'autres fois, les lésions s'éternisent en un point unique; j'ai vu ainsi une *acné nécrotique* du nez, respectée avec le plus grand soin, durer deux ans et demi sur place sans changement.

Les récidives de la maladie peuvent être innombrables

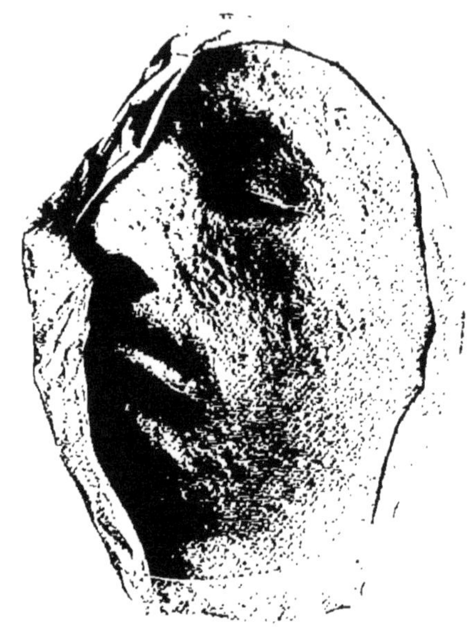

FIG. 36. — Cicatrices d'acné nécrotique au visage.

et incessantes et constituer une infirmité d'autant plus pénible que les lésions sont plus visibles et plus disgracieuses.

Les symptômes fonctionnels restent limités à la cuisson et au prurit. J'ai vu les ganglions gros et douloureux pendant les poussées paroxystiques.

L'*acné nécrotique* est une maladie de l'âge adulte et de la maturité; elle peut se survivre chez le vieillard, mais chez lui, d'ordinaire, elle décroît de fréquence et d'acuité. Cette affection est plus pénible à cause des cicatrices permanentes qu'elle laisse derrière elle que des croûtes passagères qui marquent son évolution. Ces cicatrices sont aussi et plus profondes que les cicatrices varioliques. Elles peuvent être confluentes et défigurer le patient; même peu nombreuses, elles sont laides.

N'étaient leurs sièges de prédilection dans l'acné nécrotique, leur diagnostic rétrospectif avec les cicatrices de la

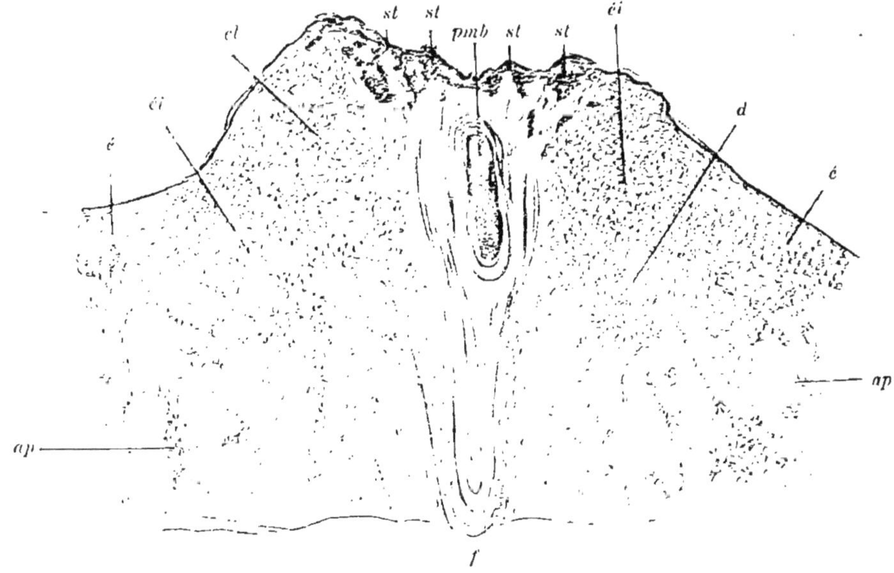

Fig. 57. — Début de l'acné nécrotique.

é, épiderme. — d, derme infiltré de leucocytes. — ap, amas leucocytaires péri-vasculaires. — éi, épiderme infiltré de leucocytes. — pmb, poil entouré de la collection microbacillaire primitive, autour de laquelle la pustulation staphylococcique va créer une lésion seconde. — cl, collection leucocytaire qui va faire la pustule périfolliculaire. — f, follicule. — st, staphylocoques. (Grossissement de 120 diamètres.)

variole serait impossible, tant elles sont dans l'une et l'autre maladie complètement identiques (fig. 58, *cl*).

La **genèse** de l'acné nécrotique est aisée à déterminer par l'étude histologique et bactériologique de la lésion, à tous les stades, et de la croûte qui lui succède.

Le staphylocoque doré en est le microbe causal. Ses cultures sont d'ailleurs de tous points identiques à celles des staphylocoques dorés de toute autre provenance.

Au début, la pullulation du microbe — pullulation énorme — se fait autour de l'orifice folliculaire et détermine tous les symptômes inflammatoires histologiques dont cette infection est coutumière : diapédèse, afflux leucocytaire intra-épidermique considérable, etc. (fig. 37).

A la période d'état, la colonie staphylococcique colossale s'est partagée en anneaux concentriques qui, sur une coupe, apparaissent par leur section comme des amas de plus en plus

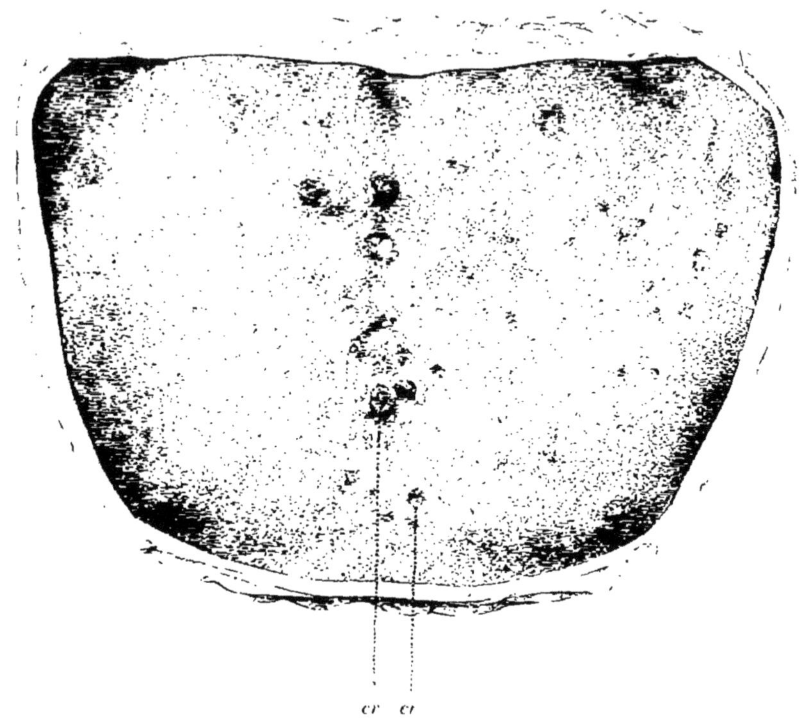

Fig. 38. — Acné nécrotique pré-sternale.

cr, croûte d'acné nécrotique encore en place. — *ci*. cicatrice définitive que laisse la croûte en tombant.

petits à mesure qu'ils sont plus excentriques, et qui sont logés à la partie supérieure de la lésion, immédiatement sous la couche cornée (fig. 40). L'afflux leucocytaire s'est augmenté, mais ne dessine presque à aucun moment de cavité pustuleuse bien nette. Il demeure à l'état d'infiltrat à travers le derme périfolliculaire qui va se nécroser en bloc (fig. 39).

A la période terminale ou croûteuse, le derme qui sous-tend la lésion se mortifie totalement. Le séquestre conjonctif infiltré de globules blancs supporte la collection suppurée qui à l'œil nu formait la pustule. A aucun moment la couche cornée superficielle n'a été rompue. Avant que la croûte ne se détache, une couche cornée de rénovation s'est faite au-dessous d'elle.

La croûte comprend ainsi, à l'état de reliquat et momifiés,

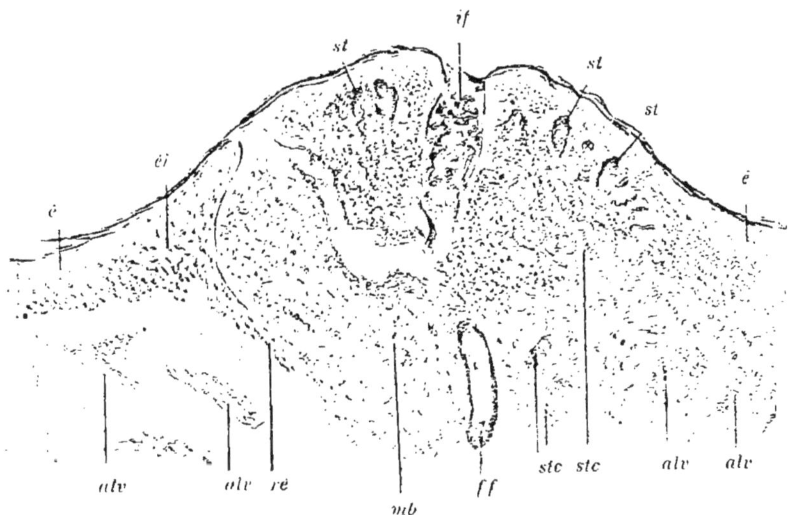

Fig. 39. — Coupe verticale passant par le centre d'une lésion type d'*acné nécrotique* à sa période de plein développement.

é, épiderme. — *éi*, épiderme infiltré de leucocytes au pourtour de la lésion. — *alv*, amas leucocytaires péri-vasculaires dans le derme avoisinant la lésion. — *if*, infection microbienne de la partie supérieure du follicule pilaire qui centre la lésion. — *st*, même infection staphylococcique occupant sous forme d'amas réguliers toute la coupole de la lésion, et disséminee dans toute sa hauteur sous forme de petits amas et de grains microbiens isolés. — *ff*, fond du follicule occupé à la fois par le microbacille d'infection primitive et par le staphylocoque doré d'infection secondaire. — *mb*, petits amas microbacillaires échappés du cocon séborrhéique et disséminés dans la lésion. — *stc*, séquestres de tissu conjonctif detachés dans la cavité de la pustule mais encore reconnaissables à leur coloration élective. — *ré*, réfection épidermique au-dessous de la lésion une fois constituée. L'épiderme se reforme par glissement à la surface du derme ulcéré et va refermer le tégument au-dessous de la lésion qui se trouvera rejetée hors de la peau. (Grossissement de 100 diamètres.)

tous les éléments constitutifs de la lésion et les innombrables paquets microbiens qui l'ont causée. Quelquefois, mais rarement, le squelette conjonctif qui forme la trame de la croûte a emporté avec lui la moitié supérieure du follicule mortifié, et même sa glande sébacée mortifiée comme lui (fig. 41).

Au point de vue microbien, plusieurs points remarquables sont à mentionner :

1° La lésion tout entière est invariablement centrée par un

cocon microbacillaire : la lésion est donc bien une acné, c'est-à-dire une lésion distincte de celle de la séborrhée, mais secondaire à l'infection séborrhéique primitive ;

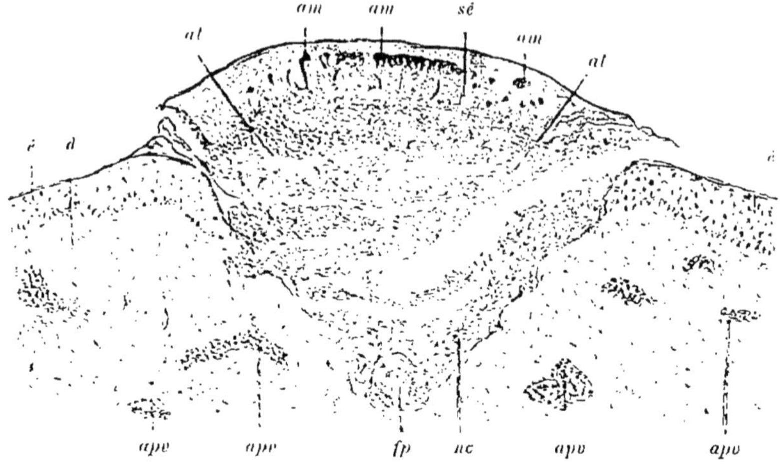

FIG. 40. — *Acné nécrotique*. — Coupe de la lésion constituée, à l'état de régression. Cette coupe est intermédiaire entre le bord et le centre de la lésion.

é, épiderme. — *d*, derme. — *apo*, amas de leucocytes péri-vasculaires. — *fp*, vestige du follicule qui a été le centre de la lésion. — *nc*, nécrose dermique. — *al*, amas leucocytaire dont l'ensemble à travers le derme constitue la lésion. — *sé*, séquestre épidermique formant la coupole de la lésion et bourré d'amas microbiens *am* (staphylococciques). (Grossissement de 100 diamètres.)

2° Les microbacilles du cocon séborrhéique disparaissent

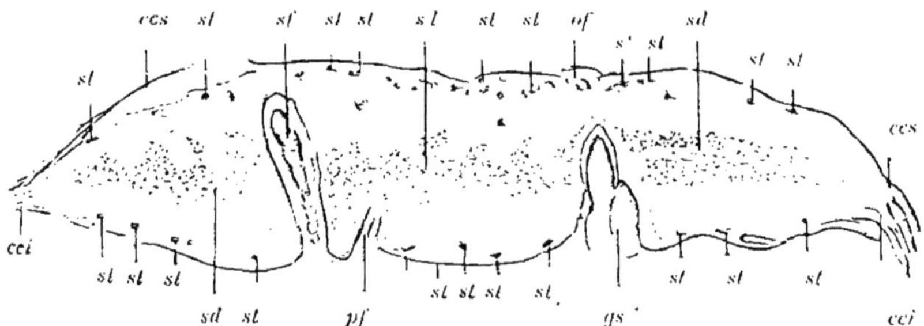

FIG. 41. — *Croûte d'acné nécrotique*.

ces, couche cornée enveloppant la surface extérieure et supérieure de la croûte. — *cei*, couche épidermique cornée inférieure qui s'est reformée au-dessous de la lésion et en ferme complètement la partie inférieure. — *sd*, séquestre dermique présentant encore les saillies du corps papillaire nécrosé en bloc. — *sf*, séquestre folliculaire enclavé dans la croûte. — *pf*, petit follicule enclavé de même. — *of*, un orifice folliculaire oblique dont la cavité se retrouve plus bas. Ce séquestre folliculaire contient encore appendu à lui un fragment de glande sébacée (*gs*) parfaitement reconnaissable. Le microbacille a disparu complètement. On ne trouve plus comme microbes que d'innombrables pelotons staphylococciques (*st*), nombreux surtout au-dessous de la couche cornée supérieure et au-dessus de la couche cornée de rénovation. (Grossissement de 60 diamètres.)

invariablement du cocon et de ses débris au cours de l'évolution nécrotique. A la fin de l'évolution de chaque élément, on n'y retrouve plus de microbacilles.

Le staphylocoque doré, dont la symbiose avec le microbacille détermine l'acné nécrotique, tue donc le microbacille et le fait disparaître;

3° Le staphylocoque doré dans la pustule de l'acné nécrotique forme des amas d'un nombre et d'un volume considérables. On y retrouve le coccus sous toutes ses formes de point simple, double, de volume variable de 0,5 μ jusqu'à 1 μ 1/2, en amas mûriformes ou en grappes.

On en retrouve de très nombreux éléments isolés dans la suppuration à tous ses stades. Enfin on en retrouve toujours beaucoup d'autres qui sont inclus dans les globules blancs phagocytes (polynucléaires à noyau tréflé). Ce phénomène de la phagocytose du staphylocoque doré est rare dans les pustulations épidermiques. C'est avec la nécessité du comédon central, avec la nécrose sous-jacente et terminale très étendue, le troisième phénomène caractéristique de l'acné nécrotique qui permet de différencier cette lésion de l'impétigo pustuleux de Bockhart, élément microbien cutané qui présente avec l'acné nécrotique le plus de ressemblances et peut être considéré comme son type originel [1].

V. — PATHOGÉNIE DES ACNÉS MONOMORPHES

Ainsi l'acné nécrotique n'est qu'une lésion hybride du staphylocoque doré et du microbacille. A ce dernier titre,

[1] Certains auteurs qui ignoraient la microbiologie de la séborrhée ont voulu faire du microbacille l'agent spécifique de l'acné nécrotique. Cette opinion ne saurait être aujourd'hui soutenue sans anachronisme.

Nous retrouverons l'acné nécrotique quand nous étudierons la lésion dont elle procède, à savoir la pustulation staphylococcique orificielle folliculaire, ou élément de l'impétigo de Bockhart. Si cette folliculite devait conserver son nom d'impétigo, le nom d'*impetigo rodens*, donné à l'acné nécrotique par Hillairet-Gaucher, pourrait être conservé. Mais nous verrons en temps et lieu que l'impétigo de Bockhart ne doit pas logiquement être appelé impétigo.

Pour plus de détails sur l'anatomie pathologique, consulter: SABOURAUD,

c'est donc essentiellement un type d'acné. Elle doit à la spécificité du staphylocoque doré ses caractères propres, son caractère nécrotique et sa gravité relativement plus grande que celle de l'acné polymorphe vulgaire.

J'ai voulu en étudier longuement le mécanisme, précisément parce que cette entité morbide présente et résume exactement le type de l'*acné en général*, c'est-à-dire la greffe d'une infection secondaire sur l'infection microbacillaire séborrhéique primitive.

Souvent le consensus dermatologique donne à une affection le nom qui lui convient le plus et dont la justesse n'est démontrée que par les études bactériologiques ultérieures.

Ainsi en est-il advenu pour l'acné nécrotique.

Sa spécificité très réelle et très apparente, qui lui constitue une place à part dans la nosographie, est affirmée par ce fait que tous les dermatologistes qui l'ont vue lui ont donné un nom particulier et distinctif : *rodens*, *nécrotique*, *varioliforme*.

Les auteurs en ont voulu faire tantôt un *impétigo*, tantôt une *acné*. La bactériologie prouve que les uns et les autres voyaient juste. Car c'est une pustulation folliculaire comme l'*impétigo* de Bockhart dont l'*acné nécrotique* retrace les caractères propres en les amplifiant. Et c'est une *acné*, car il faut à cette pustulation pour naître la lésion séborrhéique qui lui sert de centre, et le terrain séborrhéique pour se développer, ce que tous les cliniciens avaient remarqué aussi.

Les trois acnés staphylococciques que nous venons d'étudier soulèvent un des problèmes les plus pressants qui obsèdent la dermatologie contemporaine.

Ce problème est posé par tant de lésions dermatiques, que je ne puis le passer sous silence.

En ces trois lésions différentes de l'acné furonculeuse à répétition, de l'acné sycosique et kéloïdienne de la nuque et de l'acné nécrotique varioliforme, l'étude bactérienne nous permet de retrouver, depuis l'origine de la lésion jusqu'à sa phase

L'acné nécrotique. *Annales de dermatol.*, juillet 1899. — SABOURAUD, Étude de l'impétigo. *Ann. de dermat.*, janvier, mars et avril 1900. — Enfin, SABOURAUD, art. FOLLICULITE de *La Pratique dermatologique*, 1901, vol. II, p. 651.

terminale, un même microbe, qui est le staphylocoque doré.

Déjà ceci heurte un peu l'opinion dermatologique courante qui veut faire de ce microbe l'hôte à peu près inoffensif de beaucoup de lésions banales. Je n'aborderai pas ici ce premier côté de cette question, pour cette raison que sa place est marquée ailleurs, quand viendra dans cet ouvrage l'étude des grandes dermatoses suppuratives dont il est l'un des éléments causals.

Admettons, ce que je prouverai, que le staphylocoque n'est pas l'hôte inoffensif qu'une étude trop superficielle avait fait supposer et qu'il soit bien causal dans les trois acnés monomorphes que nous venons d'étudier. Sa présence causale en trois maladies différentes, soulève une première question d'apparence antinomique. Comment le même microbe peut-il créer trois lésions objectivement très différentes et d'évolution différente?

Cette première question n'est pas dans le problème la plus difficile à résoudre. La lésion commune du staphylocoque est la pustule folliculaire orificielle; les trois acnés spécifiques dues au staphylocoque doré commencent toutes par elle.

Mais, dans un premier cas, l'infection se poursuit profondément au long du follicule et s'y développe. Elle crée un noyau de sphacèle qui est le bourbillon du furoncle.

Dans un second cas, elle reste orificielle, suppurative et végète chroniquement *dans l'intérieur de la moitié supérieure du follicule.*

Enfin, dans un troisième cas, elle s'étend au large autour du follicule et crée à la fois de la suppuration (pustule) et de la nécrose sous-jacente à elle (fig. 39 et 41).

En somme, les trois processus sont l'un comme l'autre à la fois suppuratifs et nécrotiques. Leur siège diffère. L'acné furonculeuse, après la pustule orificielle, fait évoluer son bourbillon sphacélique autour du follicule; l'acné nécrotique au sommet et autour du follicule.

La première s'accompagnera de plus de réaction douloureuse seulement parce qu'elle est plus profonde que la troisième.

Quant à la folliculite chronique, c'est un processus suppuratif lent dans lequel la nécrose est presque nulle, tardive, et n'a pour témoin que la cicatrice terminale.

On conçoit donc les dissemblances physionomiques des trois processus, parce que la peau est un organe complexe comprenant des régions diverses, et que chacun de ces trois processus a pour siège une région diverse de la peau.

Mais il reste dans la question un problème beaucoup plus obscur. C'est celui-ci. Pourquoi le même micro-organisme attaque-t-il, suivant le cas, telle ou telle région de la peau et non pas telle autre? Pourquoi fait-il dans un cas le furoncle, dans l'autre, la folliculite chronique et dans un troisième, l'acné nécrotique?

On comprendrait aisément que, sur un même tégument, les trois processus puissent indistinctement et conjointement s'observer. Un hasard de pullulation microbienne ou de structure folliculaire expliquerait que, suivant le cas, la même pustule orificielle, identique à l'origine, de ces trois acnés, évoluât ici sous forme de furoncle, là, sous forme de folliculite chronique, et ailleurs sous forme d'acné nécrotique. C'est par de semblables hasards que naissent conjointement, sur un même sujet, les divers types de l'acné polymorphe. Mais ce n'est précisément pas le cas, ce sont des acnés monomorphes systématisées.

Un placard d'acné nécrotique comprenant quarante lésions pourra les présenter toutes identiques sans interposition d'un seul furoncle.

De même, on ne trouvera pas une lésion d'acné nécrotique au milieu d'une folliculite sycosique et kéloïdienne de la nuque.

Ce problème, encore debout, attend une solution expérimentale certaine. Les solutions qu'on peut lui donner renferment toutes une part d'hypothèse.

Pourtant, l'hypothèse à laquelle on semble conduit et que d'autres faits expérimentaux légitiment est la suivante :

Tous les microbes peuvent, par accoutumance et hérédité, revêtir à côté de leur *quotité* de virulence une *modalité* spéciale de virulence qui les rend propres à créer d'une façon élective plutôt une certaine lésion que toute autre.

Ils se trouvent ainsi fixés dans une forme de virulence

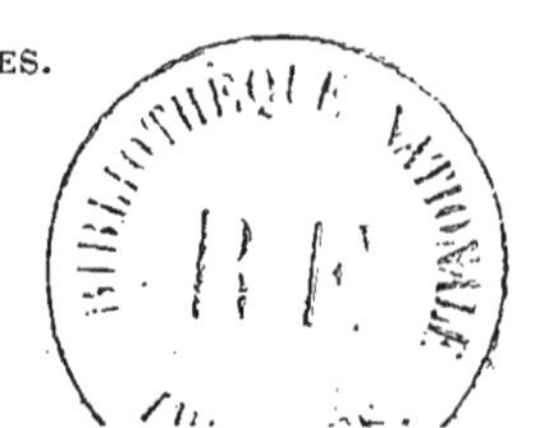

qu'ils conservent. Le même staphylocoque doré fera la même acné nécrotique, jusqu'à ce qu'un accident modifiant sa modalité de virulence lui permette de faire un furoncle [1].

Du reste, ce monomorphisme des trois acnés spéciales que nous venons d'étudier n'est pas absolu. Au cours d'une acné furonculeuse de la nuque on peut très bien voir l'une des folliculites bourbilleuses demeurer chronique et affecter ce type sycosique. De même, il est fréquent et plus fréquent encore de rencontrer au pourtour d'une folliculite sycosique de la nuque une ou deux folliculites isolées qui évolueront comme un furoncle (fig. 33, *pf*).

Enfin il existe des formes atténuées de l'acné nécrotique dites « impétigo pilaire » dont la lésion se rapproche autant que possible de la vulgaire pustule orificielle d'impétigo staphylococcique.

Et lorsqu'on inocule sur l'homme un follicule pilaire avec une parcelle de croûte d'acné nécrotique ou avec une culture du staphylocoque doré qu'on en a extrait, on produit une pustule orificielle du type même de l'impétigo de Bockhart dans laquelle la nécrose conjonctive profonde existera, mais demeurera restreinte. En résumé, ces trois modalités d'acné, bien que plus monomorphes chacune que celles de l'acné banale, présentent entre elles les formes de transition que leur commune origine pouvait d'avance faire prévoir.

De toutes façons et quoi qu'il en soit de l'explication des faits, quand ces faits en eux-mêmes sont certains, il faut les accepter même si le mécanisme de leur genèse reste discutable.

Ce problème n'est pas le seul que pose l'étude micrographique des dermatoses. Retenons pourtant de ce simple para-

[1] On sait que si l'on injecte du streptocoque dans la circulation générale d'un lapin et qu'on lui broie une articulation, le lapin fera en ce point une arthrite streptococcique. Après avoir répété avec le même streptocoque une série d'arthrites provoquées semblables, le même streptocoque injecté dans la veine d'un lapin neuf y reproduira une ou des arthrites streptococciques *sans qu'on ait au préalable traumatisé aucune de ses articulations* (Besançon, Soc. de biol., 1896). On fabrique ainsi un streptocoque *fixé dans une modalité de virulence telle, qu'il reproduit électivement une arthrite au lieu de faire toute autre lésion dont il était originellement capable.*

graphe de bactériologie générale dermatologique un fait très fréquent qu'il nous a rappelé.

Les trois acnés systématisées, objectivement très différentes pour l'œil du clinicien, reproduisent en trois régions distinctes de l'appareil pilo-sébacé le même double phénomène de suppuration et de nécrose.

Ainsi des processus physiologiques identiques au fond, des processus de même cause, de même ordre peuvent s'habiller de symptômes objectivement très différents, par le seul fait d'une très légère différence de siège, au sommet d'un follicule pilaire par exemple, ou au milieu du même follicule ou à côté du même follicule. Ces différentes localisations suffisent pour que les symptômes objectifs de trois lésions analogues diffèrent beaucoup en apparence. Et il faut l'analyse histologique de leur structure pour comprendre leur identité.

VI. — LES PITYRIASIS SUR-SÉBORRHÉIQUES DE LA PEAU GLABRE

Les rapports des maladies exfoliatives ou dartreuses de toutes formes, avec la séborrhée telle que je l'ai définie ne sont nulle part exposés avec clarté.

C'est dans leur localisation au vertex qu'ils compliquent davantage le problème séborrhéique, c'est donc avec l'étude de la séborrhée du vertex que l'étude générale en doit être faite [1].

Les généralités que j'y exposerai sont également vraies en ce qui concerne les pityriasis sur-séborrhéiques de la peau glabre, mais je ne puis en dissocier ou en doubler l'exposition. Je ne traiterai donc ici que de leur forme symptomatique et de leur pathogenèse.

1. — FURFURATION DIFFUSE SUR-SÉBORRHÉIQUE

Très fréquemment, lorsque l'on regarde de près la peau d'un visage séborrhéique, on peut voir que son épiderme corné

[1] Voir p. 154 et 260.

n'est pas intact, et si l'on place en jour frisant la surface que l'on examine, on voit la peau hérissée d'une multitude de squamules très fines, qui accrochent la lumière; la peau est couverte d'un son (*furfur*) léger, adhérent à elle.

Et si avec la main on frotte ce visage au-dessus d'un papier ou d'une glace noire, on voit que la friction en fait tomber des poussières plus fines que la sciure de bois la plus ténue.

Ce phénomène chez les séborrhéiques n'est pas exclusif au visage. Il peut se reproduire en tous lieux. Un phénomène fonctionnel avertit de son existence, c'est la *démangeaison*, très légère, des régions atteintes.

Par elle-même la séborrhée n'est pas démangeante :

« Tout séborrhéique qui se gratte a la peau pelucheuse. » C'est là un fait constant, que le cuir chevelu montre encore avec plus d'évidence que tout le reste du corps.

Il est à remarquer que cette furfuration ne se produit pas sur les séborrhées assez intenses pour être huileuses. Les séborrhées *fluentes* du visage n'en montrent ordinairement pas de trace. De même quand le corps d'un séborrhéique rappelle un marbre huilé, aucune furfuration ne s'y retrouve.

Cette furfuration s'observe sur les surfaces séborrhéiques, qui au premier aspect sont demi-sèches, sur lesquelles on est obligé de rechercher l'élément séborrhéique, le filament gras, au moyen de l'expression de la peau entre deux ongles.

Dans ces cas le phénomène s'observe presque toujours, et avec plus d'intensité dans les régions chargées de poils que dans les régions glabres. Ainsi voit-on chez des séborrhéiques dont le visage présente une furfuration à peine perceptible à la loupe, le cuir chevelu et la barbe être remplis de pellicules parfaitement visibles et de même la région présternale fournir à la friction de la main une desquamation fine, abondante.

Ce phénomène de la furfuration sur-séborrhéique est très minime. C'est lui cependant qui donne la clef de beaucoup de phénomènes qui suivent, y compris au moins pour la plupart les formes déjà connues de nous de l'acné polymorphe vulgaire.

Si l'on recueille aseptiquement les squamules de cette furfuration à peine visible à l'œil nu, qu'on en pratique l'examen microscopique et la culture, on reconnaît que toutes sont le siège d'une incroyable pullulation d'un microbe étranger à la séborrhée grasse pure. Ce sont des cocci très ténus, dont on obtient la culture grise avec une invariable régularité en partant des squamules furfuracées recueillies. Et cette nouvelle infection superposée à la première est, elle aussi, à peu près absolument pure.

Ainsi voit-on, quasi sous ses yeux, se produire le phénomène le plus minime que puisse causer la pullulation sus-épidermique des hôtes les plus bénins de la peau. Je ne puis démontrer ici ce fait que j'ai étudié ailleurs : que le clivage des cellules cornées de l'épiderme est le trouble le plus minime que provoque le *coccus. butyricus*. C'est lui qui est en cause ici invariablement [1].

Très vite sa pullulation, que la culture permet d'évaluer, est signalée par la furfuration. Très vite l'acné polymorphe vulgaire lui fait suite; l'une et l'autre mêmement microbiennes.

Le staphylocoque à cultures grises, pullulant dans l'épiderme corné fait la squame, — pullulant au-dessous de l'épiderme corné, à l'orifice folliculaire, il fera du pus — il fera, nous le savons, la plupart des modalités de l'acné polymorphe banale. Les unes comme les autres de ces complications s'observent au cours des séborrhées d'intensité moyenne, dans lesquelles l'activité ralentie du flux séborrhéique permet l'intrusion des microbes d'infection seconde.

2. — DARTRE VOLANTE SUR-SÉBORRHÉIQUE

Ce qu'on appelle, dans la dermatologie de tous les jours, une dartre volante consiste en un placard desquamatif arrondi, diffus, ou limité par un contour géographique. Les dartres volantes ne sont pas toujours sur-séborrhéiques. On les voit naître sur des téguments infantiles indemnes de toute sébor-

[1] Voir art. DERMATOPHYTES. *Pratique dermatologique*, t. I, et voir aussi la note de la page 72 du présent ouvrage.

rhée, sur des peaux dont la seule caractéristique est qu'elles ont l'épiderme corné trop fin et trop peu résistant.

Mais une forme de cette dartre volante accompagne la séborrhée du visage. Son siège habituel est à la limite des centres de séborrhée, plus particulièrement sur la partie latérale de la joue, aux environs de la commissure buccale, entre la joue et l'éminence mentonnière.

Ce sont des placards de squames finement lamelleuses, placards ordinairement diffus et de contours imprécis.

On en voit ébaucher une demi-circination ou un quart de circination, plutôt indiquée que dessinée vraiment ; ce sont, comme tous les pityriasis, des lésions ultra-bénignes mais très tenaces, faciles à effacer de la peau avec les applications médicamenteuses les plus diverses, et qui se reproduisent ensuite le plus fréquemment, et cela pendant de longues périodes.

La bactériologie en fait une simple forme objective un peu différenciée de la furfuration diffuse sur-séborrhéique et non pas une maladie spéciale; pour moi, elle reconnaît la même cause microbienne.

3. — PITYRIASIS CIRCINÉS SUR-SÉBORRHÉIQUES DU CORPS

Il existe tout un groupe clinique naturel de pityriasis figurés sur-séborrhéiques, ayant les mêmes lieux d'élection que la séborrhée du corps elle-même, et qui semblent influencés dans leur forme et leur figuration par la séborrhée sous-jacente, car on ne les rencontre pas sans elle.

Ils prennent d'ailleurs des formes objectives très différentes, qui varient certainement avec leur âge sur le sujet, mais aussi avec le sujet, et dont on pourrait décrire et mouler d'innombrables variétés.

Toutes commencent de même par la furfuration simple diffuse que nous venons d'étudier plus haut. Toutes commencent de même au creux sternal entre les deux seins.

Leur début est signalé par une démangeaison légère, qu'un bain, ou un savonnage, ou une friction sèche fait disparaître, mais qui reparaît de même après quelques jours. La sudation abondante, l'absence de soins, d'hygiène simple les fait augmenter avec une grande rapidité.

Objectivement, au début, c'est un point rougeâtre recouvert d'une squamule minime et occupant l'orifice des follicules.

La squamule enlevée laisse à nu un point épidermique rose qui sera de nouveau squameux demain.

Rien n'est fréquent comme ce pityriasis sur-séborrhéique intermammaire. Presque tous les hommes qui ont de la séborrhée présternale en présentent des traces. Mais il peut grandir, s'accuser, et dès lors il deviendra invariablement figuré, découpé comme un archipel sur une carte géographique.

Taches roses simples. — Chez les uns ce seront de très petites taches roses de 4 à 6 millimètres de diamètre, ayant des bords arrêtés, une surface légèrement squameuse; leur contour est irrégulier. Dans les cas moyens, on en trouve cinq ou six taches dans le creux sternal, autant dans la région vertébrale interscapulaire.

Taches jaunes simples. — Chez d'autres, les mêmes taches seront d'un jaune brunâtre, parce qu'elles conserveront leur lame épidermique cornée adhérente, que le grattage détachera en *furfur*. Et toujours leur pourtour restera irrégulier, sinueux, à contours nets.

Dans l'une et l'autre formes précédentes la surface couverte par l'éruption peut être très différente. Il en est des formes étendues couvrant, devant et derrière, la moitié supérieure du torse et même l'attache des bras.

Circinaria de Payne. — Dans une autre forme, les taches présentent ce singulier caractère de s'effacer par un de leurs bords pendant que leur autre bord s'accroît et s'accuse, ainsi chacune se trouve ourlée d'un liséré rouge sur la moitié de son contour. Et ce contour, ponctué çà et là d'une rougeur plus vive au niveau d'un orifice pilaire, cerne en partie la surface de la tache primitive qui reste bistrée.

Ainsi se multiplient sur une poitrine séborrhéique des dessins ornementaux et géographiques, constitués par la fusion des taches entre elles par leurs bords, et dessinant de très grandes surfaces.

Eczéma parasitaire de E. Besnier. — Enfin dans la forme particulière décrite par M. E. Besnier, les contours des mêmes

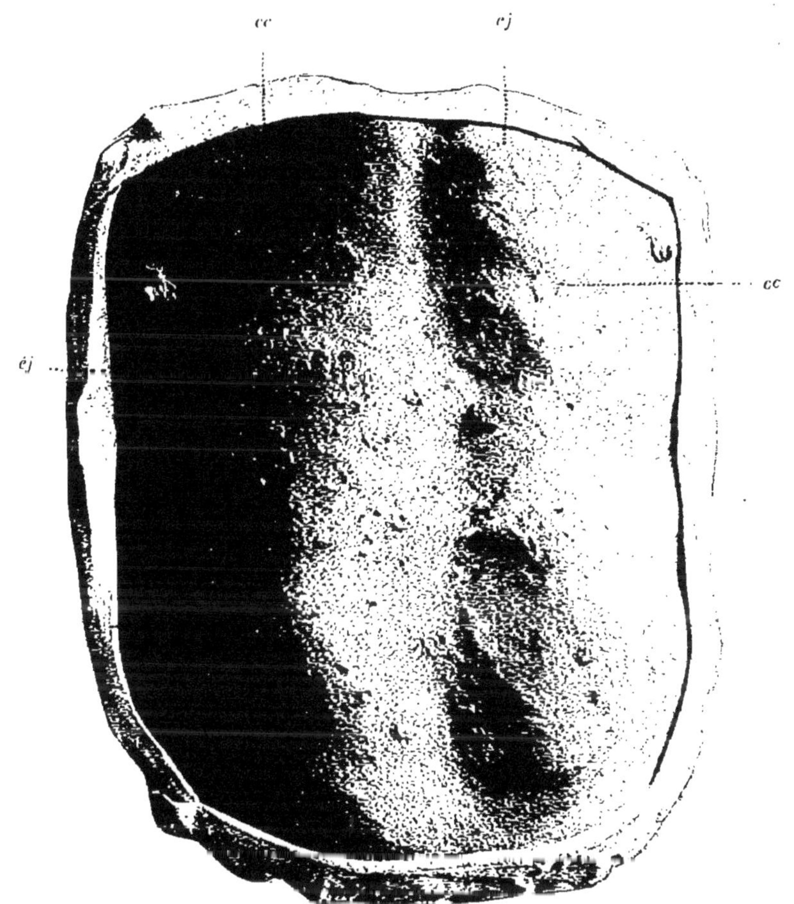

Fig. 42. — Eczéma parasitaire d'Ernest Besnier. Pityriasis circiné sur-séborrhéique. éj, éléments jeunes. — cc, cercles exfoliatifs constitués.

taches, plus marqués d'un côté comme dans la forme précédente, sont délimités par un bord dessiné, très fin, par une légère saillie en ourlet. Et quand on exfolie par grattage l'épiderme corné soulevé qui fait ce rebord saillant, on remplace l'ourlet par une incisure en coup d'ongle, excessivement caractéristique. C'est la forme que représente particulièrement notre figure, d'après le moulage de Baretta, du malade décrit par M. Besnier.

Toutes ces formes que l'œil distingue mais que la clinique générale fusionne ont, toutes, leurs caractères généraux communs. Leur différenciation pourrait (quoique à mon avis sans résultat) être tentée par la microbiologie, mais on ne peut pas dire qu'elle soit faite. L'intérêt de cette différenciation reste ici médiocre.

Ce qu'il faut voir c'est la parenté clinique absolue de toutes ces formes. Toutes commencent de même par un pityriasis périfolliculaire, toutes en grandissant prennent des formes figurées. Toutes sont nées nécessairement sur un terrain séborrhéique d'abord, et la séborrhée doit être la cause occasionnelle, mais nécessaire, de leur naissance avec cette localisation, puisque on ne les trouve point sans elle en ces régions.

Toutes enfin sont de siège épidermique identique, sous-corné. Toutes sont effacées par les traitements mécaniques (brossage, savonnage, lavages, etc.), ou par des traitements médicamenteux anodins, pommades mercurielles quelconques.

Toutes mêmes s'effacent après une application de teinture d'iode, diluée d'alcool, au 1/5.

Toutes ont une remarquable ténacité, car on les voit se reproduire vingt ans de suite sur un même individu parce que sa peau demeure séborrhéique indéfiniment.

Toutes les formes morbides dont la description précède ont un point commun, qui est leur flore microbienne, et le mode pathogénétique de l'exfoliation qui pour toutes reste semblable. Qu'il s'agisse d'une furfuration diffuse ou d'un pityriasis circiné, le mécanisme et la flore microbienne sont des constantes.

VII. — PATHOGÉNIE DES PITYRIASIS SUR-SÉBORRHÉIQUES

Il semble que l'éversion à la surface du tégument sain du sébum microbacillaire prédispose la surface de la peau vague à des infections secondes.

La première, la plus banale, la plus constante, la plus importante dans la genèse des complications ordinaires de la séborrhée reste celle du coccus gris que nous avons déjà rencontré dans l'acné polymorphe banale.

Ce microbe, dont la valeur nocive est restreinte, est un des plus importants à connaître pour le dermatologiste à cause de sa fréquence à la surface de la peau et dans ses plus minimes lésions.

Je n'étudie pas ici la morphologie et ses caractères biologiques par le menu, car je dois le faire plus tard quand j'écrirai l'histoire monographique des pityriasis.

C'est un coccus dont la culture grise prend sur milieux glycérinés une odeur butyrique marquée et nauséabonde.

On le trouve pullulant en incroyable quantité dans les lamelles furfuracées minuscules du visage des acnéiques, c'est lui que l'on rencontre à peu près exclusivement dans les pityriasis de toute forme et de tout siège (fig. 45).

On le retrouve par stratifications interrompues et par litières entre les couches de cellules cornées en exfoliation qui font le pityriasis.

Quand l'exfoliation pityriasique devient plus marquée parce que les couches lamelleuses de l'épiderme exfolié sont plus épaisses, on trouve un deuxième microrganisme décrit par Malassez en 1874, dans le pityriasis capitis comme une spore cryptogamique, et auquel Unna depuis a donné le nom de « Flaschen-bacillus ». La dermatologie tout entière le connaît maintenant en France sous le nom de bacille-bouteille. Son rôle, sa nature sont encore fort discutés. C'est très sûrement une forme microbienne de dégénérescence et d'involution. Mais son microbe d'origine et sa forme primitive normale ne sont pas connus de façon certaine.

Je penche à croire que le bacille-bouteille n'est que la forme d'involution du coccus à culture grise plus haut décrit et auquel on le trouve invariablement mêlé.

Sa présence est toujours et exactement limitée aux exfoliations épidermiques cornées, aux pityriasis. Et sauf dans le psoriasis on l'y rencontre toujours.

Il occupe, comme le coccus qu'il accompagne, les failles de l'épiderme en exfoliation, et sa présence aux points mêmes où

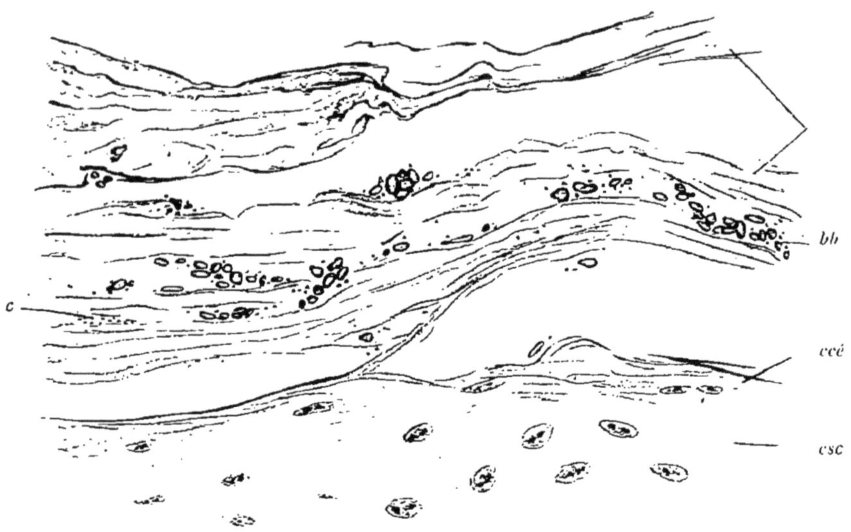

Fig. 45. — Coupe verticale d'un pityriasis simplex du cuir chevelu.

csc, couche sous-cornée. — *ccé*, couche cornée épidermique. — *c*, cocci. — *bb*, bacille bouteille. — *lée*, lames épidermique exfoliées. (Objectif à immersion 1/12, oculaire 5, Leitz.)

l'on voit les couches épidermiques se cliver, semble affirmer son rôle causal dans le clivage même et l'exfoliation de l'épiderme. Sa culture propre, en admettant que ce ne soit pas celle du coccus à culture grise, est inconnue.

Quoi qu'il en soit et pour résumer ce que nous savons de la pathogenèse des pityriasis diffus ou figurés, on peut dire :

Tant qu'une furfuration épidermique cornée reste légère les produits de cette exfoliation et la surface où elle se produit sont habités par un coccus à culture grise toujours le même et qui en est probablement la cause.

Quand les squames d'exfoliation épidermique deviennent plus grosses, invariablement aussi le coccus à culture grise (*coccus butyricus*) s'y retrouve, mais il s'y trouve mélangé au bacille-bouteille de Malassez-Unna qui n'en est peut-être que la forme d'involution.

La présence de ces hôtes microbiens des pityriasis est aussi absolue et constante que celle du microbacille dans la séborrhée.

VIII. — PSORIASIS SUR-SÉBORRHÉIQUE

Bien que son aspect clinique, son évolution, sa structure

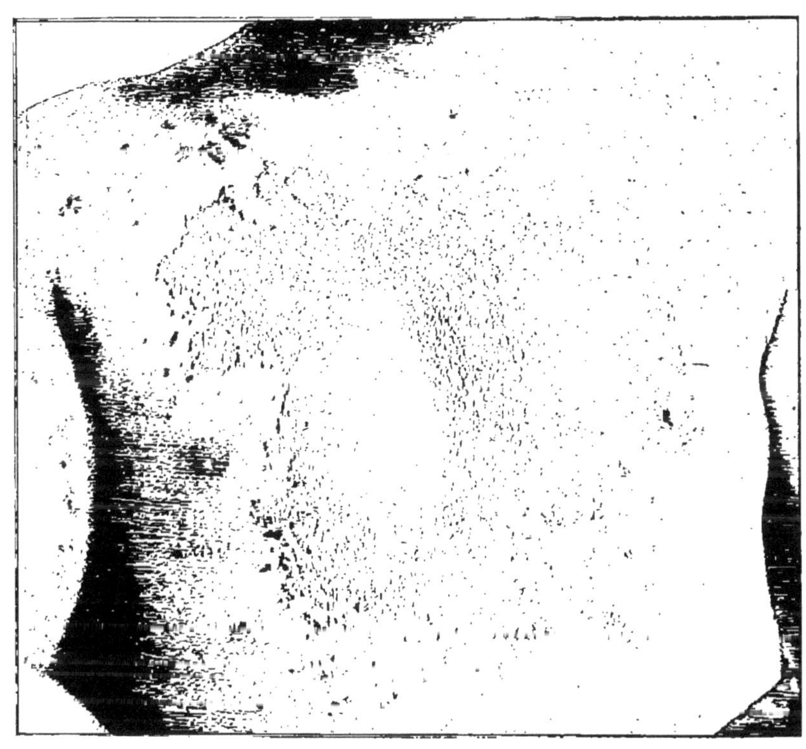

Fig. 11. — Psoriasis sur-séborrhéique.

anatomique et sa thérapeutique rangent le psoriasis dans le

groupe naturel des maladies exfoliatives et dartreuses, cette maladie garde dans ce groupe une place à part.

Comme les précédentes formes morbides, le psoriasis peut pourtant vivre sur une peau séborrhéique, et ce mélange clinique n'est pas très rare. Au-dessous du psoriasis la séborrhée demeure immuable, mais le psoriasis sur une séborrhée prend des caractères particuliers et notables.

1° Le premier de ces caractères concerne son évolution. Presque toutes les poussées intenses de psoriasis jeune (*psoriasis guttata*) s'observent sur des peaux infectées de séborrhée sur la presque totalité de leur surface.

2° Le psoriasis dans ces cas débute presque toujours *autour des orifices folliculaires*, c'est-à-dire aux points naturellement les plus faibles du tégument, et à ceux que l'infection séborrhéique a traumatisés au préalable. Ceci est d'autant

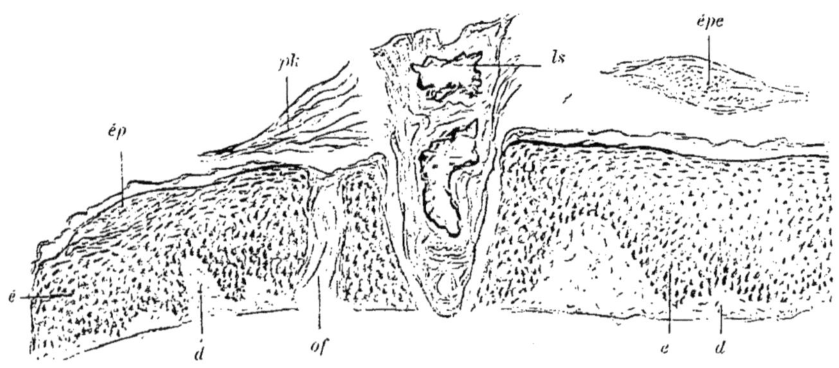

Fig. 45. — Coupe verticale du psoriasis sur-séborrhéique.

é, épiderme. — *pd*, corps papillaire du derme. — *of*, coupe oblique du sommet d'un follicule pilaire. — *d*, derme. — *ép*, élément de psoriasis à la place où il prend naissance à la surface de l'épiderme. — *pk*, lame cornée parakératosique en exfoliation. — *ls*, lésion élémentaire de la séborrhée microbacillaire encore incluse partiellement dans le follicule où elle est née. — *épe*, élément de psoriasis en exfoliation. (Grossissement de 150 diamètres.)

plus remarquable que le psoriasis normal ne présente aucunement cette élection périfolliculaire à ses débuts.

3° Les psoriasis sur-séborrhéiques sont gras. On sait qu'il existe entre les pityriasis gras du corps et du cuir chevelu (eczéma séborrhéique de Unna), quand ils sont nummulaires, et les taches de psoriasis, tous les intermédiaires, ou, pour exposer le même fait en d'autres termes : on sait que toutes les taches exfoliatives dartreuses rondes du corps peuvent être suivant le cas grasses, douces, onctueuses au toucher, ou au contraire écailleuses et sèches. Elles sont presque toujours grasses quand elles siègent sur le terrain séborrhéique.

4° Enfin les *psoriasis sur-séborrhéiques sont autographiques.* Ce fait me paraît nouveau. Il est certain que sur une peau séborrhéique, portant des taches de psoriasis, si l'on pique une de ces taches avec une aiguille et que l'on produise avec elle une éraillure de la peau voisine, invariablement on verra naître tout le long de l'égratignure des taches psoriasiques jeunes, presque imperceptibles et qui s'agrandiront en peu de jours. C'est un fait à rapprocher de l'autographisme des verrues plates sur-séborrhéiques dont il sera parlé plus loin.

L'autographisme du psoriasis en général n'est pas le fait que je signale, il est très anciennement reconnu. Tous les dermatologistes ont vu des psoriasis sur lesquels n'importe quel traumatisme : piqûre, ventouse, vésicatoire, vaccine jennérienne, détermine une éruption psoriasique au point blessé. Le fait que je signale, c'est que dans ces cas il existe une séborrhée concomitante vraie, ou en d'autres termes que le psoriasis ordinaire devient autographique quand il est superposé à une séborrhée préalable.

IX. — SÉBORRHÉE ET ACNÉS CONGESTIVES

Il est un élément commun à beaucoup de dermatoses, qui n'appartient en propre à aucune, et qui pourtant les modifie toutes. Il est inconnu dans sa cause, ou plutôt dans ses causes ; à peine connaissons-nous certaines des plus lointaines influences qui en favorisent la genèse. C'est ce que l'on peut appeler : l'ÉTAT CONGESTIF RÉGIONAL.

C'est l'un des plus puissants éléments de variation des types acnéiques. Combiné à la séborrhée, il va créer, en dehors de l'*acné rosée* qui n'en dépend pas, deux types morbides nouveaux : 1° l'*acné congestive* et 2° l'*acné hypertrophique*.

De plus, à n'envisager que d'une façon très générale les complications dont cet état mixte, *angio-séborrhéique*, peut être suivi, nous en trouverons au moins trois qui, sans procéder, de lui directement, et sans le suivre toujours, du moins ne peuvent se superposer qu'à lui, doivent être précédés par lui pour pouvoir naître.

C'est : 1° la *verrue plate séborrhéique sénile* ;

2° La *séborrhée concrète des vieillards*;

3° Et l'*épithéliomatose superficielle.*

L'élément congestif et fluxionnaire sous-séborrhéique, qu'il soit momentané ou permanent, n'est nullement solidaire de la séborrhée; on observe des séborrhées même intenses, sous lesquelles on ne le remarque pas, et qui évolueront tout entières sans qu'il intervienne.

De plus, le même état congestif peut s'observer en dehors de toute séborrhée (dans le lupus érythémateux par exemple) (1). Enfin, on le trouve avec une intensité variable au-dessous de séborrhées d'intensité très diverse.

Mais soit que la séborrhée et la congestion vasculaire sanguine procèdent quelquefois du même trouble général, des mêmes causes organiques inconnues, soit que la séborrhée se greffe sur une congestion antérieure sous-jacente, le processus congestif est en fait, trop souvent lié à la séborrhée pour que nous puissions négliger de mentionner les formes cliniques que ce mélange détermine.

Il en existe deux types cliniques distincts, l'un momentané, paroxystique, l'autre permanent.

Tout le monde connaît des visages qui, à la chaleur, au rayonnement d'un foyer, au froid piquant, à la moindre émotion vive, s'empourprent. Chez les acnéiques, le même phénomène peut s'observer avec aggravation. Cette congestion est ordinairement rythmée. Elle survient à chaque digestion, ou chez certaines femmes tous les mois pour une semaine....

(1) Cazenave, Schedel, Hebra ont décrit le lupus érythémateux lui-même sous le nom d'acné congestive. Personne ne le décrivant plus sous ce nom, nous croyons pouvoir le reprendre pour désigner la séborrhée et l'acné polymorphe quand elles sont liées à des poussées congestives fluxionnaires régionales. Le terme *acné congestive* sera donc employé au sens concret qu'indiquent suffisamment ces deux mots.

Presque toujours, en somme, il s'agit d'un état paroxystique qui s'aggrave avec le temps.

Avec le temps aussi, il devient permanent, au moins en ce sens que ses rémissions deviennent incomplètes et que, même entre les paroxysmes, persiste à la longue un état de congestion permanente.

C'est au visage que ces faits s'observent avec le plus de netteté. Tantôt l'état congestif est diffus. Tout le système vaso-moteur et vasculaire du visage y participe. Tantôt cet état est localisé, limité à une seule région du visage, au menton, à l'espace intersourcilier, au lobule du nez surtout.

Les plus localisées de ces formes sont habituellement les plus permanentes : fausse engelure du nez ou de l'ourlet des oreilles, chez les acnéiques. La plus singulière et non la plus rare, dessine sur les deux joues les deux ailes d'un papillon ou d'une chauve-souris (*vespertilio*).

Il est remarquable de voir que cet état congestif sous la séborrhée s'accompagne d'un relâchement en nappe de l'épidermoderme et d'un bourgeonnement épidermique progressif qui donne au tégument une texture de plus en plus grossière (acné hypertrophique) (1).

En résumé, cet état congestif en nappe, l'un des moins intelligibles qui soit dans l'état présent de nos connaissances dermatologiques, peut provoquer des fluxions sanguines pas-

(1) Si l'on ne suivait que l'évolution symptomatique de ces congestions dermiques pour appuyer les classifications nosographiques, on devrait en distinguer deux formes inverses :

L'une hypertrophique progressive (acné congestive hypertrophique);

L'autre atrophique progressive, et finalement cicatricielle (lupus érythémateux).

Mais ce sont là des observations de fait, des consécutions cliniques dont nous ignorons toutes les raisons d'être et qui ne peuvent suffire à établir des cadres nosographiques.

L'élément congestif préexiste à l'un comme à l'autre de ces deux états morbides. Mais nous ne connaissons aucune relation précise, *causale*, entre le lupus érythémateux figuré et symétrique et les acnés congestives, sinon la congestion identique qui peut exister au-dessous d'eux.

Pour comprendre tout en ces phénomènes, il nous faudrait savoir les raisons de l'état congestif permanent, localisé, et le mécanisme de la genèse du lupus érythémateux : deux inconnues. A la vérité, entre les acnés congestives localisées et le lupus érythémateux, on pourrait construire une chaîne ininterrompue de cas cliniques, allant du lupus érythémateux le plus typique à l'acné hypertrophique la plus accentuée. Mais les cas extrêmes se res-

sagères, diffuses, rythmées, et paroxystiques, ou localisées permanentes. Non seulement cet état suppose un trouble vaso-moteur inconnu dans ses causes, mais l'étude clinique laisse supposer que ce trouble est différent de nature d'un cas à l'autre.

Cliniquement, il n'y a rien de commun entre la couperose lente progressive et l'acné congestive hypertrophique, entre l'acné hypertrophique et le lupus congestif érythémateux.

Cliniquement, ces types morbides diffèrent les uns des autres et comme mœurs et comme thérapeutique.

Cet élément congestif, n'appartenant pas en propre à notre sujet, ne nous aurait pas retenu si longtemps, si, conjugué à la séborrhée, il ne lui imprimait pas des formes nouvelles.

Toutes ces formes ont un caractère commun, elles survivent à l'âge adulte et même à la maturité. Les séborrhées congestives gardent leur activité même chez le vieillard.

1. — LA COUPEROSE

Je parlerai d'abord de la couperose, mais seulement pour l'éliminer de mon sujet.

C'est la dilatation variqueuse des veinules sous-épidermiques qui deviennent visibles à la surface sous forme de petits linéaments violets. Ces petites veines variqueuses apparaissent aux tempes, aux pommettes, aux paupières.

C'est là un syndrome qui peut s'observer sur presque tous les vieux visages et chez beaucoup de plus jeunes. L'acné n'est pas du tout sa cause unique ni même fréquente. On peut l'observer sur des visages qui n'ont jamais montré plus que d'autres de séborrhée. On peut l'observer même chez l'enfant.

Sans doute, on peut retrouver ces petites ectasies de veinules variqueuses en concomitance avec les séborrhées con-

semblent si peu qu'on pourrait les opposer. Ils ne paraissent pas pouvoir être de même nature.

Ces états montrent au moins qu'on ne peut pas faire d'un état congestif sous-séborrhéique un état proprement séborrhéique.

C'est un élément morbide de cause actuellement inconnue, annexe fréquente de la séborrhée mais qui accompagne de même des affections spécifiquement différentes, telles que le lupus érythémateux.

gestives que nous allons étudier; de même, on peut rencontrer le même processus en concomitance avec de l'acné polymorphe en évolution actuelle; on peut même ajouter encore que ces varicosités sont le plus fréquentes au fond du sillon naso-génien, c'est-à-dire au point même où la séborrhée apparaît d'abord et où elle restera chez tous le plus chronique.

Pourtant, l'observation clinique attentive ne verra dans la couperose des acnéiques qu'un épiphénomène inconstant de leur acné.

Si l'on recherche bien attentivement chez tous les individus porteurs d'une couperose même très marquée les commémoratifs d'une acné ancienne, on ne la retrouvera pas dans plus de la moitié des cas.

En résumé, la couperose est un processus variqueux sénile, qui peut s'observer prématurément, d'autant que l'on en recherchera les traces sous une peau plus fine. Elle s'observe chez tous les visages fanés. Elle ne suit pas particulièrement et n'accompagne pas davantage d'une façon fréquente la séborrhée ou ses complications les plus communes que nous connaissons déjà. Son nom d'*acné* rosée ne correspond à aucune réalité clinique.

2. — ACNÉ CONGESTIVE

L'acné congestive vraie montre ses plus beaux exemples vers la cinquantaine, chez les individus dont la circulation de retour se fait mal, ceux qui présentent de la congestion pulmonaire basale, de la stase hépatique, de l'insuffisance mitrale.

C'est une bouffissure rouge, de couleur vineuse, empâtant le visage et donnant à tous ses traits une forme molle.

Sur un fond rouge, presque violet, la peau est épaisse, de grain grossier, elle peut présenter toutes les lésions de l'acné polymorphe en état d'activité juvénile jusqu'à la dernière période de la vie.

Ce tableau montre l'acné congestive secondaire à une stase veineuse de cause organique. L'acné congestive peut être spontanée, voici alors son histoire :

L'individu est séborrhéique dès l'adolescence; dès cette époque également, son système vaso-moteur du visage est impressionnable à l'excès. A la moindre émotion, à la moindre pensée vive, il se congestionne et s'empourpre. Dès lors, le tégument se modifie, dès lors survient un relâchement dermique progressif, la surface épidermique devient grumeleuse,

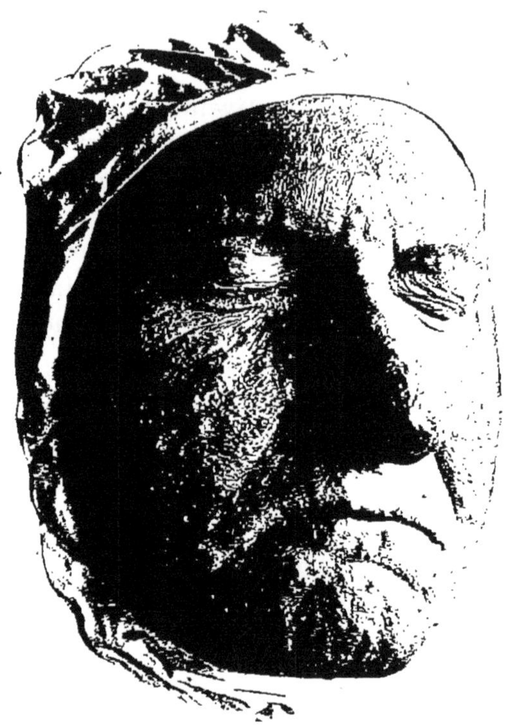

FIG. 46. — Acné congestive pustuleuse.

tomenteuse puis verruqueuse, parsemée de tubercules dont la difformité ira s'accroissant. Comme dans le cas précédent, la congestion vineuse sous-épidermique est diffuse et ne conduit aucunement aux ectasies variqueuses de la couperose. Souvent même l'impressionnabilité des vaso-moteurs diminue avec l'âge, la rougeur diminue sans que l'hyperplasie épidermo-dermique cesse de s'accentuer.

La figure ci-dessus rend bien exactement compte de cet état très commun. On peut remarquer, avec l'acné polymorphe persistant à un âge où d'ordinaire elle n'est plus, la turgescence et l'état semi-érectile du tégument qui a perdu toute sa forme sculpturale, ses méplats, ses angles, ses arêtes et dont l'aspect devient vulgaire et grossier.

C'est là un bel exemple de l'acné congestive généralisée du visage.

Avec le temps, elle aboutira à l'acné hypertrophique vraie dont elle est très évidemment le début.

5. — ACNÉ HYPERTROPHIQUE

L'acné congestive surtout en ses formes localisées aboutit

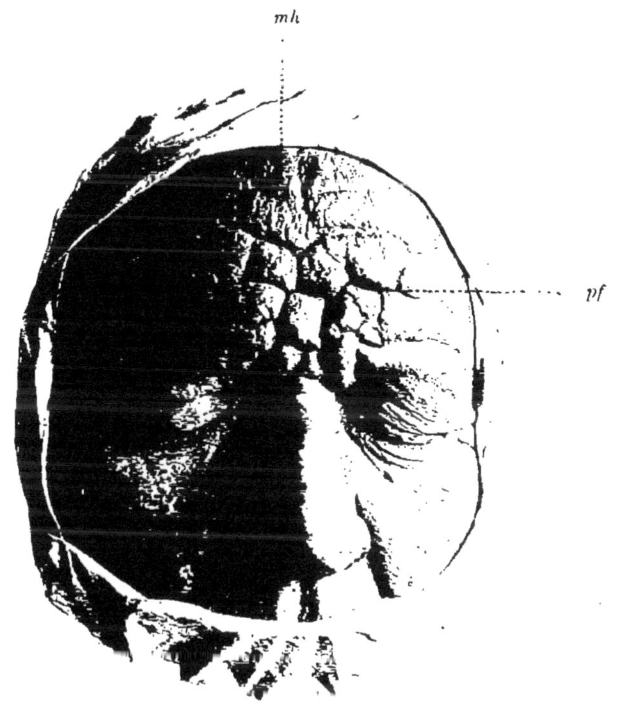

Fig. 47. — Acné hypertrophique du front.

pf, pli fissuraire entre les masses épidermo-dermiques hyperplasiées (*mh*). Remarquer plusieurs pustules acnéiques disséminées sur les joues.

à l'acné hypertrophique. Celle-ci n'est que l'exagération de la forme précédente. Tout le tégument hypertrophié, mollasse, saillant, bosselé, est labouré de plis profonds que la turgescence et le relâchement du derme expliquent. Toute la région est le siège d'une congestion passive qu'une compression localisée, poursuivie longtemps, diminue beaucoup.

Il est évident, au seul examen local, que le derme et l'hypoderme sont devenus un véritable tissu spongieux d'angiome diffus.

La localisation de cet état spécial peut être diverse. Nulle part il n'est plus fréquent et plus marqué qu'à l'extrémité du nez. En ce siège se trouve quelquefois réalisée l'une des formes les plus étranges de l'acné congestive et hypertrophique : le rhinophyma.

Le rhinophyma. — Tout le monde a rencontré quelque exemple de cette affection indolore, mais d'aspect pitoyable.

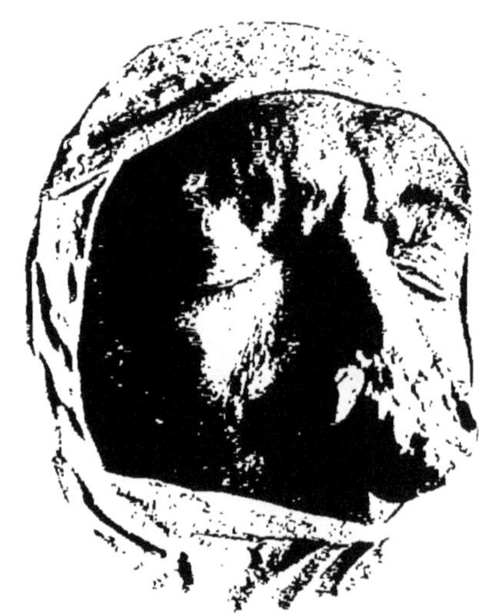

Fig. 48. — Acné hypertrophique du nez. — Rhinophyma.

C'est une maladie qui date souvent de l'âge moyen mais qui s'accuse à partir de la cinquantaine. Le nez rouge, tomenteux, de peau épaisse, rugueuse, criblée de protubérances mamelonnaires, prend avec des dimensions énormes les formes les plus grotesques.

Au toucher, le nez atteint d'acné hypertrophique est froid,

l'expression fait sourdre de ses pores d'innombrables filaments jaunes, de tous calibres et d'une longueur indéfinie, sortant des pores comme d'une filière.

La surface de la peau est souvent pustuleuse et montre des kystes que l'expression peut vider, remplis de magmas caséeux, de sucs gélatinoïdes. Elle peut d'ailleurs présenter toutes les manifestations de l'acné polymorphe que nous connaissons déjà.

Je m'en voudrais de ne pas rappeler, en parlant de ces nez comiques, l'admirable et lyrique description qu'en fit Rabelais au second livre de *Pantagruel*, la voici :

« Ès aultres, tant croissait le nez qu'il semblait la flutte d'un alambic; tout diapré, tout estincellé de bubelettes, pullulant, purpuré, à pompettes; tout esmaillé, tout boutonné et brodé de gueules. »

Et Rabelais, malicieusement, ajoute : « De laquelle race peu feurent qui aimassent la ptisane, mais tous furent amateurs de purée septembrale. » Et ceci n'est pas vrai, car tous les affligés de rhinophyma ne sont pas des alcooliques, ni même de gros buveurs. Mais cette tradition s'est perpétuée. Elle n'est pas le moindre sujet d'affliction des malades qui en pâtissent.

En toutes ces formes dont nous venons de parler, l'hyperplasie, l'angiectasie, « l'hypotonie » des tissus marchent de pair avec le développement intense de la séborrhée.

On conçoit que les orifices sébacés subissent une dilatation et un relâchement proportionnel à celui de l'épiderme tout entier. La peau des malades semble donc criblée de coups de grosse épingle. La compression de la peau de l'acné hypertrophique amène l'issue de filaments vermiformes par tous les pores.

On s'aperçoit même de la transformation semi-kystique des glandes sébacées à ce fait que par un même orifice on fait sourdre un filament d'une longueur indéfinie. Ce n'est que le magma caséeux d'un kyste sous-jacent, et non plus un filament séborrhéique organisé. C'est une matière pyoïde contenant des cristaux de cholestérine, des bacilles divers et de la graisse ayant subi la transformation butyrique.

L'aspect filiforme n'est donné ainsi que par l'expression de la matière caséeuse à travers un orifice étroit.

Toujours ces états s'accompagnent d'une dégénérescence sur place des produits gras. La peau ne se défend plus contre l'intrusion de tous les micro-organismes des décompositions grasses.

On trouve ainsi dans ces kystes butyriques deux ou trois espèces de gros bacilles qui liquéfient la gélatine et ne sont jamais des parasites vrais de la peau de l'homme, mais des saprophytes vivant exclusivement de la matière grasse préformée.

Ainsi trouve-t-on ces kystes déshabités souvent de l'infection microbacillaire. On peut y trouver même des spirilles incultivables.

Tous ces hôtes sont des parasites de second ordre, dont le pouvoir nocif paraît nul.

X. — COMPLICATIONS ULTIMES DES SÉBORRHÉES CONGESTIVES

A la longue, ces tissus froids, mal nourris, mal défendus, deviennent la proie de parasites d'autre sorte.

La séborrhée de l'âge avancé acquiert peu à peu, avec la physionomie propre que les tubérosités, les replis cutanés, l'angiectasie sous-jacente lui concèdent, une prédisposition aux dégénérescences épithéliales, à l'épithéliomatose en nappe et aux papillomes.

1. — VERRUE PLATE SÉBORRHÉIQUE SÉNILE

On voit ainsi de vieux visages séborrhéiques se couvrir d'éléments plats, velvétiques, brunâtres, faisant sur la peau une saillie légère, indolores, qui, chez certains vieillards restés séborrhéiques, se multiplient en proportion considérable.

Leur siège d'élection est aux joues, aux tempes, sur le front, mais on en peut voir surgir en tous lieux.

C'est la verrue plate séborrhéique sénile, qui en elle-même n'a pas grande valeur morbide, mais dont la valeur séméiologique est plus grande. Elle annonce un épiderme mal défendu. Et c'est souvent sur les mêmes téguments que les épithéliomas superficiels plus graves peuvent survenir.

La verrue plate sénile est contagieuse et auto-inoculable. Une éraillure épidermique faite avec une épingle en partant d'une verrue première en inocule sur son trajet plusieurs autres.

Comme structure, c'est un papillome plat de développement médiocre.

L'incurie, l'absence de soins locaux, contribuent à leur permanence, car ces verrues, sur leur mauvaise réputation, sont souvent respectées par leur porteur. Elles se recouvrent alors d'une mince croûte noirâtre, formée de déchets épithéliaux et de poussière et qu'il est aisé d'enlever d'un simple coup d'ongle. Cette mince carapace disparue, la structure velvétique et papillomateuse de l'élément lui-même se trouve mise en évidence.

2. — ÉPITHÉLIOMATOSES SU-RSÉBORRHÉIQUES

Les dégénérescences préépithéliomateuses et épithéliomateuses sur les vieux téguments frappés d'abord de séborrhée ou d'acné hypertrophique sont fréquentes. Elles peuvent revêtir plusieurs types :

Séborrhée concrète des vieillards. — Sur des points divers mais qui sont ordinairement les pommettes, le dos du nez, les tempes, en des points souvent symétriques, mais avec un développement inégal de chaque côté apparaît lentement un enduit concret d'un jaune brunâtre, plat, épais comme un carton mince, que l'on soulève de la peau sous-jacente avec quelque peine et par fragments.

Cette croûte qui est bien séborrhéique d'aspect mais infiniment plus dense que l'exsudat cérumineux des séborrhées fluentes de l'adolescence présente cette particularité : que sa face inférieure est hérissée de prolongements coniques correspondant aux orifices sébacés. L'engrènement de la croûte

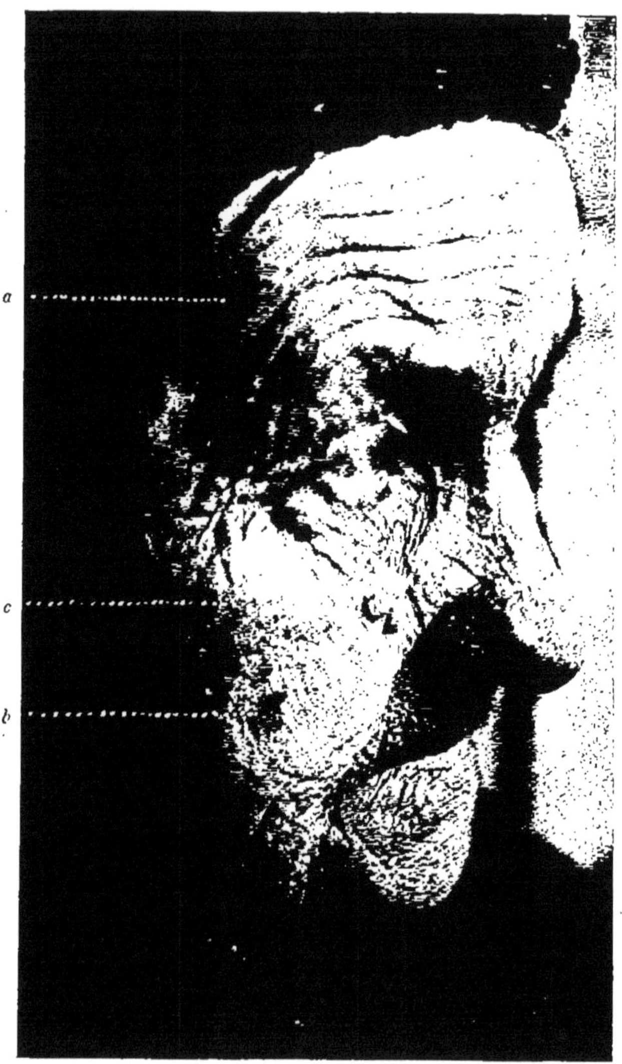

FIG. 49. — *Verrues plates séborrhéiques séniles et séborrhée concrète pré-épithéliomateuse.*

a, *b*, verrues plates séborrhéiques. — *c*, point de séborrhée concrète en dégénérescence épithéliomateuse.

dans la peau est rigoureuse et son adhérence est extrême.

Sous la croûte, la peau est rose, un peu visiblement décortiquée de son épithélium corné.

Cette croûte enlevée se reproduit, mais presque aussi lentement qu'elle était née. Elle est l'œuvre de plusieurs mois.

On est habitué de nommer cette séborrhée spéciale pré-épithéliomateuse. Elle est très probablement déjà de l'épithélioma diffus. Malheureusement les cas sont rares où l'on peut pratiquer la biopsie ou même l'examen de la croûte, car cette séborrhée spéciale, sans être exceptionnelle, ne se rencontre pas fréquemment.

Épithélioma perlé. — A côté de la croûte, sous elle, ou à son pourtour, quelquefois aussi sans avoir été précédé d'aucun placard de séborrhée concrète, peut naître l'épithélioma superficiel, dit perlé.

Dans l'épaisseur de la peau sous un épiderme soulevé, tendu et aminci, apparaissent des globes épithéliomateux de la dimension d'une perle ou d'une tête d'épingle, souvent disposés en anneau ou demi-anneau; on en distingue les perles grises, un peu nacrées sous une couche épidermique surélevée mais saine.

Cette lésion, très spéciale, extrêmement facile à reconnaître quand on l'a vue, très difficile à représenter par la parole à qui ne l'a jamais vue, est ordinairement d'une extrême lenteur d'évolution. Ces petits ourlets de perles grandissent lentement. Leur effraction peut être spontanée, une ulcération naît au centre du groupe et garde en permanence une croûte immobile, autour de laquelle l'ulcération grandira par fonte épithéliale. La première ulcération est souvent traumatique et ne guérit pas.

Le processus peut ne pas aboutir à l'ulcération. C'est à l'ensemble de ces lésions, à ces épithéliomas bénins intra-épidermiques, sans tendance à l'extension en profondeur, que l'ancienne médecine avait donné le nom expressif de « ne me touchez pas », *noli me tangere*.

Eu égard à leur extrême lenteur d'évolution, à leur peu de tendance à l'ulcération et à la propagation en profondeur, ils imposent, en effet, des interventions circonspectes.

Beaucoup de séborrhées hypertrophiques, sur leur déclin, présentent ainsi des points de dégénérescence épithéliomateuse. Et, chose étonnante, chez le même malade les conditions pour la plupart inconnues de leur genèse se trouvent réunies à ce point que le même visage se trouve, en peu d'années, couvert de lésions épithéliomateuses superficielles dispersées.

C'est un cas de ce genre que représente notre figure 50. Le

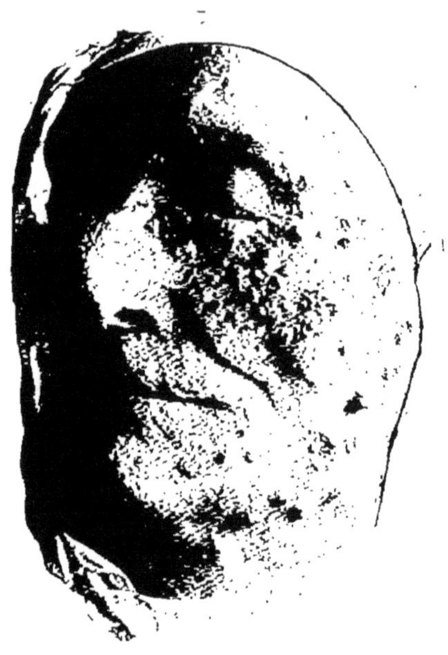

Fig. 50. — Épithéliomatose disséminée sur-séborrhéique chez le vieillard.

même malade, sur le côté droit du nez, avait un ulcère épithéliomateux profond.

En général, la sénilité même du malade le protège contre le phagédénisme cancéreux vrai et contre les interventions graves et défigurantes auxquelles il oblige. Le malade a le temps de « gagner sa mort naturelle » avant l'ulcération grave. Pourtant, les cas existent où la maladie prend les devants. Actuellement, et dans la plupart des cas, lorsque le médecin est à temps consulté, son intervention hardie, quoique limitée, détruira l'épithélioma superficiel en totalité.

La destruction *totale* est, dans une intervention de ce genre, la chose exigible. Mieux vaut ne pas toucher que d'intervenir à moitié.

Je limiterai ici le groupe forcément artificiel des conséquences possibles de la séborrhée. On ne pourrait, sans conséquences logiques graves, ramener dans le cadre d'étude d'une maladie l'étude de toutes les complications qui la peuvent suivre.

J'ai restreint cet exposé aux affections, dont le lien clinique avec la séborrhée est le plus étroit. Et je les donne surtout comme exemple.

A elles seules elles montrent combien l'état séborrhéique, en lui-même chronique d'un tégument, peut être gros des conséquences les plus diverses.

Le médecin, dans sa pratique, s'habituera pour chaque cas donné à soupeser par un examen attentif la valeur du processus séborrhéique sous-jacent, dans la genèse et l'évolution de chaque maladie particulière qu'il y trouvera superposée.

Le livre même le plus complet ne pourrait prévoir tous les cas. L'étude d'aucun livre ne suppléera la pratique. Le meilleur est celui qui montrera au médecin le moyen de se faire lui-même.

CALVITIE

I

DÉFINITION SYMPTOMATIQUE

Il est naturel de donner d'abord la définition d'un état morbide dont on veut présenter l'étude. Or une définition microbienne : *La calvitie est la localisation de la séborrhée au vertex de l'homme adulte*, ne caractériserait pas la calvitie au point de vue objectif d'une façon suffisante. La définition de la calvitie doit être un résumé symptomatique.

J'en présenterai donc simplement un cas clinique habituel tel qu'il s'en offre tous les jours à l'observation.

Pour cela, je transcrirai la lettre d'un patient sans y changer un seul mot. Elle peut à tout médecin sembler admirable d'exactitude et de vérité. La voici [1] :

MONSIEUR LE DOCTEUR,

. . . .

Je vous donne dans un exposé peut-être un peu long toutes les observations qui pourront éclairer votre diagnostic.

Je suis *âgé de trente et un ans*. Quant à mon affection, je la dois probablement à l'*hérédité : mon père, en effet, a perdu de bonne heure sa chevelure*, et moi-même *depuis une douzaine d'années* je vois la mienne se désagréger.

Au début, mon mal avait tous les caractères du pityriasis, ma chevelure noire et épaisse était remplie de pellicules et je ressentais le matin de vives démangeaisons. Depuis cet instant ma tête n'a cessé de se déparer.

Tandis que je tenais garnison à Saint-Cloud, où j'accomplissais

[1] Dans cette transcription j'ai supprimé des détails trop personnels ou insignifiants, mais j'affirme de la façon la plus absolue n'y avoir pas *changé* un seul mot. C'est une transcription *littérale*. On pourra s'en étonner à bon droit. Les phrases les plus remarquables qui se trouvent en italique n'étaient pas soulignées dans l'original.

mon service militaire, je fus consulter à Paris M. X. qui considéra mon affection comme une manifestation de l'herpétisme et la qualifia de pityriasis intense du cuir chevelu. Il m'ordonna ses pommades qui n'eurent aucun effet, et depuis, mon mal est devenu persistant et rebelle à l'application de toutes les formules que le charlatanisme et la science m'ont indiquées.

Aujourd'hui ma tête ne présente plus les caractères du pityriasis, ce serait plutôt ceux de ce qu'en médecine vous appelez l'acné sébacée fluente. Je ne vois pas d'acné ponctuée, de pustules non plus; deux fois cependant *j'ai détaché* du haut de la tête *deux petites croûtes* arrachant avec elles quelques cheveux.

Malgré les lavages que je fais tous les matins au savon blanc de Marseille et à l'eau chaude *le cuir chevelu devient rapidement huileux*, les *cheveux s'agglutinent* et tombent munis d'un bourrelet grisâtre à leur racine.

Cette sécrétion grasse s'accuse davantage sous l'action de la chaleur, d'une tension cérébrale ou d'une fatigue nerveuse. La transpiration est aussi très active au moindre exercice du corps et tombe du front en larges gouttes. Parfois également certaines parties de la tête sont douloureuses, mais sans persistance.

Sur le visage pas de séborrhée, ni d'acné. *Aux sourcils éclaircis, des démangeaisons. Quelques poils tombent aussi de la moustache et de la barbe. Il y a deux ou trois ans, je me vis sur le côté droit du menton un point glabre, dénué de poils, qui s'agrandit, du diamètre d'une pièce de 50 centimes*, mais se recouvrit normalement quelques semaines après.

Pour ce qui est de *ma calvitie*, elle *est circonscrite comme la calvitie sénile. Elle s'accuse du frontal jusqu'auprès de la suture lambdoïde et dans le sens latéral jusqu'aux lignes courbes limitant les fosses temporales. Le haut de la tête et le front seront rapidement dépouillés. Sur les parties dénudées ou clairsemées la séborrhée est huileuse; sur les points où les cheveux restent intacts la peau est crasseuse.*

Je n'ai jamais eu de maladies et n'ai eu à souffrir jusqu'ici que d'une *incurable neurasthénie* que je combats par les exercices violents et l'hydrothérapie. Du côté des affections cutanées, j'ai souffert *de furoncles* et d'une double otorrhée qui ne reparaît maintenant qu'à de très rares intervalles.

Quant aux traitements dont j'ai fait usage, et ils sont fort nombreux, je ne puis guère vous renseigner ayant déchiré toutes les ordonnances que j'ai trouvées inefficaces....

De toutes les médications expérimentées, j'ai constaté que les pommades sulfureuses, l'alcaloïde du jaborandi, les pétroles *avaient une action sur les cheveux, mais pas sur les séborrhées*....

Veuillez agréer, etc.

J. D.,
Employé de banque.

Ainsi le malade est âgé de trente et un ans. Sa calvitie a commencé, il y a douze ans, donc à dix-neuf ans : âge absolu du début des calvities graves.

Elle a commencé par un *pityriasis capitis*. La majorité des calvities par séborrhée microbacillaire commence par un pityriasis sec sans alopécie; nous aurons lieu de revenir sur ce point.

Au moment où écrit le patient, le *pityriasis* du début a tout à fait disparu, la région malade a pris les caractères de l'*acné sébacée fluente*, sans acné ponctuée, sans pustules, sauf une ou deux croûtelles une fois ou l'autre. Le cuir chevelu est *huileux* incessamment, avec les mèches de cheveux collées de graisse. Il s'ensuit une calvitie du type sénile, mais autour de la région qui se dépouille, ce n'est plus de l'acné huileuse, c'est une *crasse grasse* (eczéma séborrhéique de Unna, pityriasis gras).

Les phénomènes d'exsudation grasse et sudorale s'exagèrent ensemble sous des influences que le patient a soigneusement observées.

Une plaque peladoïde du menton est survenue au cours de cette séborrhée.

Le malade ne retrouve pas de séborrhée au visage, mais ses sourcils sous lesquels il devrait mentionner de « l'eczéma séborrhéique » squameux, gras, s'éclaircissent. Enfin il tombe des poils de la moustache et de la barbe diffusément.

Pourrions-nous souhaiter d'un médecin une observation plus explicite et plus soigneuse?

Le malade prend garde de nous exliquer lui-même le pourquoi de sa curiosité à s'observer, c'est qu'il est affligé d'une neurasthénie « incurable ».

Il attache ses angoisses et ses préoccupations de neurasthénique à sa calvitie. Il s'observe par le menu. Rien ne lui échappe, pas même la furonculose acnéique des séborrhées chroniques que certains dermatologistes ont niée, mais que le patient a bien soin de mentionner, comme sa peladoïde séborrhéique du menton. Il a tout observé, même l'action des médicaments, dont les meilleurs ont agi sur le cheveu, non pas sur la séborrhée.

Notre malade, comme tout bon neurasthénique, est un coutumier de la littérature médicale. Il emploie les termes médicaux, d'ailleurs très exacts, mais avec une recherche d'autant plus grande : l'alcaloïde du jaborandi, l'otorrhée, le pityriasis, l'acné sébacée fluente, etc..., qu'il n'est pas médecin, mais employé de banque.

Avais-je raison de dire en commençant que c'était une observation modèle? Elle le demeure jusque dans le détail. Un neurologiste y trouverait un aussi parfait sujet d'étude de l'état neurasthénique, de ses phobies, et de la mentalité spéciale dont il s'accompagne.

C'est avec cet ensemble que se présente d'ordinaire à l'observation la maladie que je vais étudier maintenant.

II

ÉTIOLOGIE GÉNÉRALE DE LA CALVITIE

La calvitie n'est pas une maladie de cause simple et univoque comme la variole et la syphilis, c'est une maladie dont les causes générales et locales sont multiples. Nous étudierons l'un après l'autre les facteurs d'ordre et de valeur différents qui nous semblent avoir part effective à sa genèse et même ceux à qui l'on a prêté gratuitement un rôle causal qu'ils n'ont pas.

I. — CAUSES LOCALES INVOQUÉES A TORT DANS LA GENÈSE DE LA CALVITIE

Maintes fois nous entendons invoquer par les malades, comme cause de leur calvitie ou de la calvitie en général, l'usage des frictions alcooliques, des bains, des savonnages de la tête, la coupe plus ou moins longue des cheveux, ou leur recoupe plus ou moins fréquente, le port de coiffures plus ou moins fermées, lourdes, imperméables, etc....

Ces raisons invoquées comme cause efficiente de la calvitie, même par des auteurs sérieux, me paraissent exactement de valeur nulle. Très souvent aussi, nous entendons comparer, à ce sujet, les habitudes de l'homme et de la femme, et l'on oppose la longueur laissée par la femme à sa chevelure qu'elle conserve, à la brièveté des cheveux de l'homme, de l'homme qui recoupe ses cheveux si souvent et devient si souvent chauve. C'est là une comparaison qui pèche par la base. La femme, de par son sexe, ne connaît pas la calvitie masculine. Invoquer la longueur de ses cheveux comme cause de leur conservation est aussi puéril que de supposer la femme imberbe parce qu'elle porte ses cheveux longs.

Attribuer la calvitie au casque ou aux coiffures militaires est encore un exemple du sophisme : « *Post hoc, ergo propter hoc* ». La calvitie est une maladie des jeunes gens. Tous les jeunes gens passent par l'état militaire. Beaucoup de jeunes militaires deviennent chauves. Tout cela se comprend sans lucidité extraordinaire et sans faire intervenir de casques dans la question. Ce n'est pas à dire du reste que les coiffures imperméables, augmentant le phénomène de l'hyperhidrose, chez les séborrhéiques *en voie de calvitie* ne soient pas d'une hygiène locale médiocre. Mais de là à concéder au shako, dans la calvitie, la valeur d'une cause première, il y a loin.

La longueur des cheveux ou leur recoupe fréquente a tout aussi peu d'importance. On les voit invoquées par l'un dans un sens, par un autre en sens inverse, sans plus de raison.

On fait tenir les cheveux courts pour les empêcher de tomber? On les recoupe pour les faire pousser plus vite? Autant de préjugés basés sur des comparaisons horticoles qui sont vraiment trop enfantines.

II. — CONDITIONS D'HYGIÈNE GÉNÉRALE INVOQUÉES DANS LA GENÈSE DE LA CALVITIE

Vraisemblablement, les conditions d'hygiène générale qu'on invoque dans la genèse de la calvitie ont un peu plus d'importance.

Citadins. — Paysans. — Il est d'abord un fait d'observation aisée et facile. Prenez au hasard cent citadins de vingt à trente ans. Prenez cent paysans du même âge — je dis paysans du fond de la campagne et non de la banlieue des grandes villes — et comptez le nombre relatif des chauves parmi eux; vous verrez que la proportion des chauves est de cinq à dix fois plus considérable à la ville qu'à la campagne.

Ceci est un fait. L'explication positive en est moins certaine.

La vie au grand air, l'exercice physique continu, la rareté du travail intellectuel, la simplicité d'âme qui exclut les grands troubles mentaux, la continence relative à laquelle conduit le surmenage physique, l'alimentation relativement végétarienne, l'alcoolisme moindre, tout peut être invoqué. Envisageons chacune de ces hypothèses. Toutes valent la peine d'être examinées.

Et d'abord la vie au grand air, l'exercice physique. Il est incontestable qu'ils facilitent les désassimilations organiques et l'expulsion des déchets; il est certain que l'hygiène des habitants des villes est à ce point de vue détestable.

Stabulation. — Il existe chez les animaux domestiques des maladies et des infirmités inconnues des mêmes animaux sauvages. Ce sont les maladies dites de *stabulation*. Nous aussi nous avons nos maladies d'étable. Nos professions sédentaires font notre hygiène le contraire d'une hygiène normale. Sans chiffres, sans mots précis qui ne valent en science que quand ils recouvrent des faits précis, il est aisé de se rendre compte que des gens qui dorment neuf heures sur vingt-quatre, qui passent à table deux des quinze heures qui leur restent, et partagent entre leur bureau, leur cercle et leur foyer le reste de leur temps, qui d'autre part mangent substantiellement trois fois plus et désassimilent dix fois moins que les paysans, doivent aboutir à se créer une machine physique très différente de la leur.

Le travail intellectuel est-il une cause de calvitie? Agit-il en lui-même ou par la stabulation urbaine qu'il comporte? Dans quelle mesure le travail à la lumière peut-il être incriminé? Et le travail de la nuit?

Autant de questions qui demanderaient à être expérimentalement élucidées et qui ne le sont pas.

On a toujours beaucoup de tendances à exagérer, en ces sujets, l'importance de causes particulières qui ont en elles-mêmes peu de valeur. Le travail à la lumière du gaz souvent incriminé est de celles-là.

Il faut attacher bien plus d'importance vraie aux questions d'alimentation et d'hygiène générale, d'assimilation alimentairé et de désassimilation.

Ainsi et par lui-même, le séjour à la ville peut ne nuire aucunement à un terrassier qui travaille de ses mains, et être grave pour un bureaucrate, en raison de leurs occupations, non de leur séjour à la ville.

Nul doute que la surexcitation des journaux, des livres, des arts, des sciences, la surexcitation sexuelle résultant des contacts continus des agglomérations, ne favorisent un état mental excessif, nuisible en lui-même, plus rare hors des villes. Mais quelle part lui faire dans l'état général sur lequel la calvitie vient se greffer?

Alimentation carnée. — L'alimentation pourrait avoir une beaucoup plus grosse importance. Et je considère notre alimentation carnée presque exclusive comme déplorable, non par goût particulier ou vue théorique, mais parce qu'en elle-même cette alimentation est illogique.

La désassimilation produite par le travail de la pensée n'est pas celle que produit le travail physique. Il se peut qu'elle soit plus considérable ou moins, peu importe, elle est autre certainement. Et l'on peut dire que par routine et éducation mal faite notre attention à tous n'est pas assez portée de ce côté.

Où est le travail scientifique précis, établissant ce que devrait être l'alimentation comparée du paysan à la campagne et de l'homme de bureau à la ville? Cette alimentation ne devrait-elle point être l'inverse de ce qu'elle est? N'est-il point croyable *a priori* que les règles suivies en fait par l'un et par l'autre, devraient être retournées et suivies inversement à ce qu'elles sont? Je suis très convaincu qu'on trouverait moins de chauves, à la ville, chez des végétariens pratiquants; c'est un fait que l'on pourra vérifier dans quelques années.

Alcoolisme. — Quant à l'alcoolisme, question d'actualité, nous savons maintenant que par l'habitude de l'apéritif unique, mais journalier, on s'intoxique plus profondément et plus sûrement que par l'ivresse totale bi-mensuelle. Mais le public n'en sera pas suffisamment averti avant vingt ans. D'ici là nous verrons toujours sur toutes les tables les Bénédictines et les Chartreuses rassurer les timorés par un aspect ecclésiastique et débonnaire.

Comment savoir l'influence de l'alcoolisme chronique sur n'importe quel état morbide dans des pays où tous les hommes peu ou beaucoup sont alcoolisés à vingt-cinq ans?

Personne ne peut en ces sujets prouver totalement son opinion, mais je crois que toutes ces causes d'hygiène mauvaise ont dans la question qui m'occupe une importance, et qu'avant de dire comme tant de livres, que pour conserver sa chevelure il faut la couper ou non très souvent, porter des chapeaux légers ou aérés, perdre ou prendre l'habitude des lavages de tête, il faudrait examiner quelle est l'hygiène générale du patient et lui dire à tous points de vue plus utilement :

Vous mangez plus qu'un portefaix et vous ne faites aucun

exercice physique. Vous buvez de l'alcool qui vous nuit, c'est une habitude qu'il faut laisser aux inintelligents dont c'est l'unique consolation. Vous faites de la nuit le jour, et inversement, il faut à la bête humaine de l'air et de la lumière dont vous privez la vôtre systématiquement. Enfin vous sollicitez vos appétits sexuels au lieu d'attendre qu'ils vous sollicitent. C'est illogique et malsain.

Tout cela c'est de la médecine simple, de la plus simple, et c'est la bonne. Les hygiénistes n'ont en vue que l'hygiène publique, chacun de nous doit avoir assez de raison pour être son hygiéniste particulier.

Les excès sexuels. — Je viens de dire un mot des excès sexuels. Est-ce à dire qu'il faille les considérer comme une cause très importante de la calvitie? C'est là une opinion fréquente dans le public et, à mon avis, de nul fondement certain.

Parce que la calvitie est une maladie de l'âge sexuel, et certainement plus fréquente, nous le verrons, chez les hommes d'instinct sexuel accusé, ce n'est pas du tout à dire que chez eux les excès soient la cause de leur calvitie. L'opinion populaire à ce sujet semble basée sur deux faits mal connus ou mal interprétés.

Le premier — vrai — c'est que la calvitie survenant au moment de la virilité, les excès sexuels l'accompagnent quelquefois. Alors ils sont *a priori* réputés sa cause.

Le second — faux — c'est que dans l'opinion, la syphilis est réputée créer une alopécie définitive et une alopécie du front, double erreur.

Il n'est pas tout à fait indifférent de mentionner en passant l'opinion générale des Anciens sur ce sujet. Ils ne paraissent pas avoir considéré la calvitie comme une maladie au sens propre du terme.

Hippocrate, d'après ses médailles, était chauve. Les Grecs considéraient les cheveux implantés bas sur le front comme une beauté et surtout comme un signe de jeunesse. Leur mode rabattait même les cheveux au-devant du front où ils étaient maintenus par une bandelette.

On voit alternativement dans les poètes la calvitie considérée comme un signe fâcheux de décrépitude ou comme un attribut des cerveaux pensants.

Beaucoup de statues antiques sont chauves. Parmi les plus belles citons le marbre connu de Vespasien.

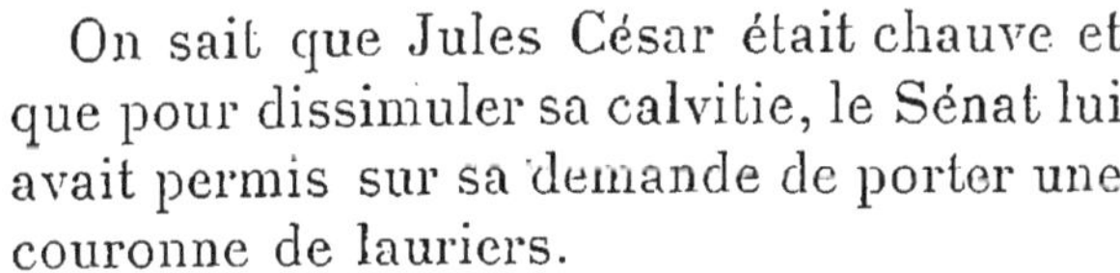

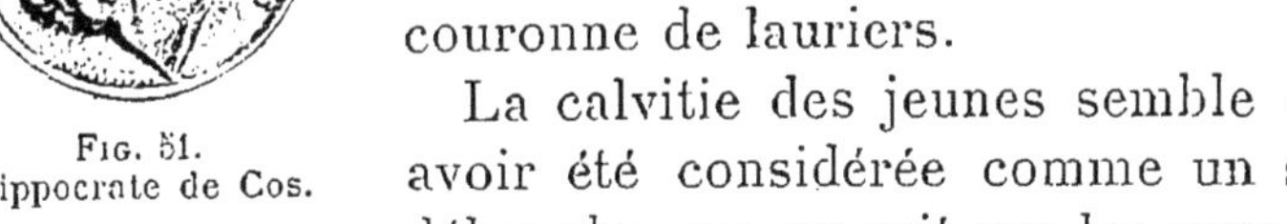

Fig. 51. Hippocrate de Cos.

On sait que Jules César était chauve et que pour dissimuler sa calvitie, le Sénat lui avait permis sur sa demande de porter une couronne de lauriers.

La calvitie des jeunes semble dès lors avoir été considérée comme un signe de débauche, car on sait que les ennemis politiques du dictateur lui avaient décerné le surnom de *mœchus calvus*.

La calvitie dans la peinture, dans la statuaire et dans l'histoire est un sujet qui devrait tenter quelques-uns des nombreux érudits que la médecine et la littérature intéressent également.

Du rôle des troubles nerveux dans l'origine de la calvitie. — Il me paraît nul. Et pourtant les neurasthéniques que la calvitie menace se comptent par légions. Mais cela ne me paraît pas une raison suffisante pour croire dans ces cas la calvitie sous la dépendance de l'état nerveux. Je dirais plutôt le contraire.

La neurasthénie et la calvitie sont deux maladies de même âge, rien d'étonnant qu'elles se rencontrent souvent accouplées.

Les neurasthéniques sont hantés par l'idée des maladies qu'ils n'ont pas et qu'ils se supposent : c'est la tuberculose, la pierre, la vérole. Avant tout, ce qui caractérise l'état mental des neurasthéniques, c'est la propension invincible aux idées fixes : c'est aussi bien la peur du feu, que celle de la syphilis ou... de la calvitie.

Quand une première atteinte d'alopécie séborrhéique survient chez eux, s'ils n'ont pas encore une phobie marquée, la calvitie va leur en fournir l'occasion. Dès lors tout cheveu qu'ils s'épileront leur causera une souffrance. Et la perspective de la calvitie prochaine sera pour eux tellement oppressante que tout travail mental, toute joie, tout effort leur deviendra impossible. C'est là une chose fréquente et pour le médecin lamentable. Il n'y a pas de plus malheureux malades, de plus difficiles à traiter et à guérir.

Mais la calvitie n'est qu'une occasion pour eux à laquelle ils suspendent leur neurasthénie. Quand on étudie les conditions dans lesquelles leur état nerveux est né, on se rend compte le plus souvent que sa naissance est antérieure à l'alopécie séborrhéique, et que celle-ci n'a fourni au malade que l'occasion d'un demi-délire qu'il eût fait sur un autre sujet quelconque. Supposez à ce malade un herpès récidivant, il deviendra syphilophobe. Dans un cas comme dans l'autre c'est d'abord un neurasthénique, et s'il devient chauve ce n'est pas par neurasthénie.

Dans l'étiologie de la calvitie, parmi les causes que nous venons d'examiner, les unes, souvent invoquées, sont entièrement négligeables, d'autres, celles qui ont trait à l'hygiène générale du patient, sont plus sérieuses et plus vraies, mais dans le problème étiologique de la calvitie, elles n'en demeurent pas moins accessoires. Elles aident à la genèse de la calvitie comme à celle de beaucoup d'autres états morbides, d'une façon générale, non particulière.

Parmi celles qu'il nous reste à envisager, au contraire (et elles sont encore bien diverses, et il en est malheureusement d'aussi obscures), toutes au moins ont de par l'analyse clinique une importance plus directe dans la genèse de la calvitie. Ce sont elles vraiment dont la calvitie relève, c'est à elles que l'observation en rattache le plus étroitement l'origine.

Le sexe de la calvitie. — Un premier fait d'abord indiscutable et insuffisamment mis en valeur jusqu'ici : la *calvitie est essentiellement une maladie masculine.* Les livres classiques mélangent d'ordinaire les alopécies séborrhéiques de l'homme et de la femme. C'est une erreur. Le type de la calvitie vulgaire de l'homme est inconnu de la femme. Chez elle il ne se présente qu'à titre tout à fait exceptionnel. Il ne fait pas le centième des alopécies féminines; il fait plus des neuf dixièmes des alopécies de l'homme.

Quand elles reconnaissent une cause locale, les alopécies de la femme sont pelliculaires, elles correspondent à l'alopécie pityrode de Pincus et de Unna, non pas à la calvitie du type masculin et c'est en étudiant les pityriasis que nous aurons à les décrire.

Tout ce que nous dirons ici s'appliquera donc à la calvitie masculine exclusivement, à l'alopécie séborrhéique progressive totale et non essentiellement pelliculaire du vertex.

L'âge de la calvitie. — La calvitie masculine a son âge pour elle critique. C'est la troisième décade de la vie humaine. Son âge critique est de vingt à trente ans. Les plus précoces s'annoncent à seize ans, commencent nettement à dix-huit et ont amené la dénudation totale du vertex à vingt-cinq ans.

Les plus fréquentes commencent à vingt-trois, vingt-cinq ans et amènent la déglabration *presque* complète vers la cinquantaine.

Les plus tardives s'accusent vers la quarantaine, et ne progressent qu'avec une extrême lenteur sans arriver jamais à la calvitie totale dite hippocratique.

De ces chiffres qui sont d'une vérification aisée on peut conclure deux faits très insuffisamment mis en lumière par les auteurs :

1° Une calvitie est de marche d'autant plus rapide qu'elle évolue sur des sujets plus jeunes;

2° La calvitie réputée dans l'opinion publique un signe de sénilité précoce n'est pas une maladie des vieillards, c'est une maladie des jeunes, *des très jeunes gens*.

Sans doute il y a bien plus de vieillards chauves que de jeunes gens. C'est que la calvitie une fois faite est définitive. Ceux qui sont chauves jeunes sont encore chauves à soixante-dix ans. Et à leur nombre vient s'ajouter incessamment celui des calvities tardives de la quarantaine. Ce fait n'empêche pas la calvitie vulgaire d'avoir son début normal et moyen avant vingt-cinq ans, et pour résumer en un mot : l'âge de la calvitie et sa cause fondamentale. La calvitie est une maladie qui date de la fin de l'adolescence, de l'*établissement de la virilité.*

Rapport de la formation sexuelle et de la calvitie. — Le rapport de la sexualité mâle et de l'alopécie séborrhéique est pour le médecin le phénomène étiologique le plus frappant dans le développement de cette affection.

Les chauves sont toujours des hommes dont le développement pilaire général est considérable, dont la puberté a le plus transformé le type infantile, des hommes dont la sexualité s'est affirmée d'une façon précoce, *des mâles très mâles* (1).

L'opposition d'une tête chauve à une barbe florissante est des plus banales. Et parmi les remarques le plus souvent faites au médecin par les séborrhéiques est celle-ci : « Il semblait avant le début de ma calvitie que j'avais plus de cheveux qu'aucun autre ».

Dans plusieurs auteurs on voit mentionner l'hypertrichose, l'excès de cheveux *parmi les causes de la calvitie.* Ces auteurs font là une erreur doctrinale dans l'interprétation d'un fait véridique. Pour la plupart ils attribuent à une surabondance antérieure de cheveux, l'épuisement et la stérilisation du tégument qui les a produits. C'est trop évidemment là une vue de l'esprit.

Presque tous les mâles à fonction sexuelle marquée ont un système pileux développé. C'est sur les hommes de cette sorte que survient la séborrhée, et la calvitie, séborrhée du sommet du crâne. C'est là tout ce qu'on peut dire.

Les sécrétions internes des organes viscéraux sont trop inconnues encore dans leur rôle pour qu'on puisse serrer de plus près ce problème. De par la clinique cependant on peut

(1) Ce que je dis n'implique pas forcément pour tous les chauves une très grande vigueur physique, ni une santé générale parfaite. Les calvities les plus marquées, celles qui font les têtes d'ivoire avant vingt-cinq ans, surviennent le plus souvent chez des individus porteurs de tares générales diverses : rhumatisme musculaire chronique, arthropathies du type de l'arthrite sèche, myopie progressive, débilité nerveuse extrême, neurasthénie, etc. Je mentionne ces faits pour que la règle générale que je pose plus haut ne prête pas à l'ambiguïté.

prévoir une relation à première vue bien singulière entre l'activité sexuelle mâle et les alopécies du vertex.

Si j'avais à préciser ce que je pense en termes exprès je dirais : la sécrétion interne de la glande sexuelle mâle est dans des conditions à préciser la condition indispensable du développement de la calvitie.

Hors la sexualité active, éveillée, intense, je n'ai jamais vu la calvitie commencer. Le développement de la calvitie est synchrone à la plénitude du pouvoir sexuel. Elle est tardive chez les hommes qui parviennent tard à cette acmé, précoce chez ceux chez qui cet épanouissement est rapide.

L'hérédité de la calvitie est un fait qui en beaucoup de cas ne paraît pas niable. On voit souvent le père et le fils présenter une identité de conformation physique, de type, de forme osseuse de la tête vraiment manifeste, et le fils copier à trente ans d'intervalle la calvitie paternelle jusqu'en ses détails d'évolution.

Mais dans le plus grand nombre de cas cette hérédité est difficile à établir, d'abord parce qu'elle n'est pas constante, ensuite parce qu'on voit beaucoup de fils chauves de père chevelu.

Quant à savoir ce qu'il faut entendre ici par le mot hérédité : hérédité de terrain propice au développement du germe morbide, hérédité du tempérament qui ferait la calvitie inévitable, hérédité de propension, etc., autant de mots peu définissables, exprimant des idées que les faits ne permettent aucunement de préciser.

Rôle du tempérament, de la diathèse. — « La calvitie est sous la dépendance de l'arthritisme », telle est la formule qu'ont répétée la plupart des ouvrages contemporains, formule tellement banalisée d'ailleurs qu'on la retrouve journellement dans la bouche des gens du monde.

Que les gens du monde s'en contentent..., il n'y a pas à s'en étonner. C'est un vice commun que de parler pour ne rien dire. Dans la pratique médicale, nous sommes souvent forcés d'en faire autant. A ce titre le mot d'arthritisme est commode,

Mais il devrait être défendu de l'employer entre médecins, entre augures, sans être tenu de fournir aussitôt la définition qu'on lui assigne.

Au sens global qu'on lui donne maintenant, quel est celui qui ne sera pas arthritique? Et dès lors que signifie ce tempérament de tout le monde?

Y a-t-il une diathèse qui soit commune à tous les chauves, et s'il en est ainsi quelle part a-t-elle dans la naissance de la calvitie? Je crois que plus on affirme en ces matières, moins on est sûr de ce qu'on dit.

J'attends que des arguments précis puissent être apportés dans ce sujet pour avoir une opinion.

III. — UROLOGIE DE LA CALVITIE

Cette opinion, il n'y a guère de moyen de se la faire, si l'on n'en cherche pas les bases dans l'étude urologique du sujet. C'est ce que j'ai voulu tenter.

Voici la courbe urinaire moyenne, résumant l'analyse de 35 chauves de dix-huit à trente-cinq ans, en évolution de séborrhée active dépilante du vertex (fig. 52).

Elle présente trois caractéristiques : l'hyperacidité, l'hyperchlorurie, l'hypophosphaturie. C'est celle, ou à peu près, qui est donnée comme courbe urologique générale des maladies « par ralentissement de la nutrition ».

Pour établir une telle courbe, il faut évidemment éliminer les analyses provenant des malades dont le cas morbide est complexe. Un chauve peut être convalescent, surmené, ou neurasthénique; les oscillations phosphaturiques considérables qui accompagnent de tels états troubleraient une courbe urologique synthétique et moyenne.

Il faut prendre les chauves dont l'état général de santé ne semble rien laisser à désirer en apparence, sauf leur calvitie.

Cela n'est pas toujours aisé, et l'examen du médecin doit être singulièrement attentif pour ne point laisser inaperçues des tares ignorées. Malgré l'examen le plus minutieux, on conçoit qu'un doute demeure en chaque cas.

Sous ces réserves, la courbe ci-jointe peut passer pour celle de la calvitie vraie ou séborrhéique. Je ne dis pas, du tout, que la calvitie *résulte* de l'état général que cette courbe exprime, mais seulement que la calvitie *s'accompagne* en moyenne de l'état général que cette courbe représente.

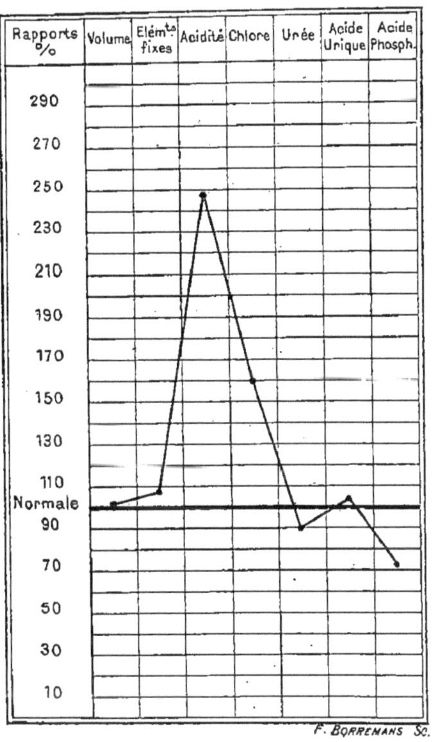

Fig. 52. — Courbe urologique moyenne de la calvitie.

Quelle importance relative offre chacun des éléments de cette courbe?

L'acidité d'abord n'est pas constante, témoin la courbe double que voici (fig. 53).

Un malade adulte de quarante-sept ans présente des accidents de lithiase biliaire qui l'amènent à consulter. La courbe urinaire témoigne d'une hyperacidité extrême, d'une hyperchlorurie et d'une hypophosphaturie très légères, mais sa calvitie n'est pas commencée ([1]). Il fait successivement deux cures à Vichy, puis une troisième cure de Vichy à Paris. Cependant trois ans après son premier traitement alcalin sa calvitie commence. Sa courbe urinaire est devenue normale en ce qui concerne l'acidité, mais l'hyperchlorurie est plus manifeste qu'autrefois, l'hypophosphaturie également. Cette

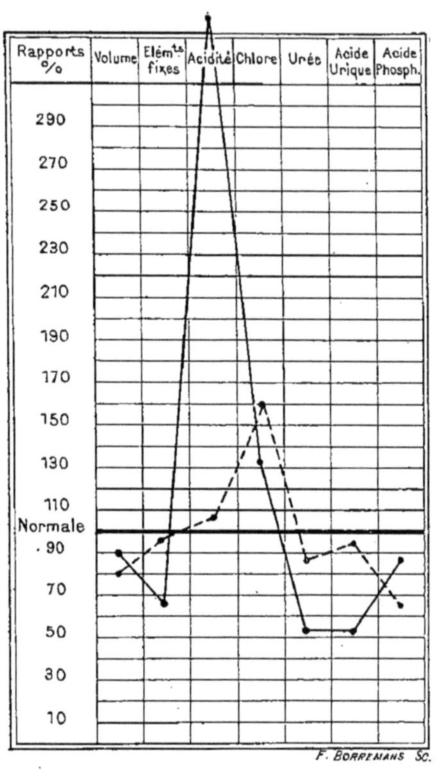

Fig. 53. — Variations de l'hyperacidité urinaire dans la calvitie.

dernière analyse fut pratiquée au cours d'une calvitie à évolution rapide, et à moitié faite.

Donc, ou bien le vice révélé par la première analyse — l'hyperacidité excessive — n'est pas un élément nécessaire

([1]) Dans la figure 53 la courbe en traits pleins représente l'analyse urinaire du malade avant ses cures alcalines et le début de sa calvitie, la courbe en traits ponctués, l'analyse urinaire *après les cures alcalines* et au cours de la calvitie, cette deuxième analyse fut pratiquée quatre ans après la première.

de la courbe urologique des chauves, ou bien cette acidité et le trouble qu'elle révélait étaient seulement palliés par les cures alcalines et non pas guéris par elles.

J'ai vu du reste d'autres fois l'hyperacidité habituelle dans la courbe urologique des chauves remplacée par une hypoacidité qui peut aller jusqu'à la neutralité absolue (fig. 54, N).

Il existe un eczéma impétigineux chronique des jeunes

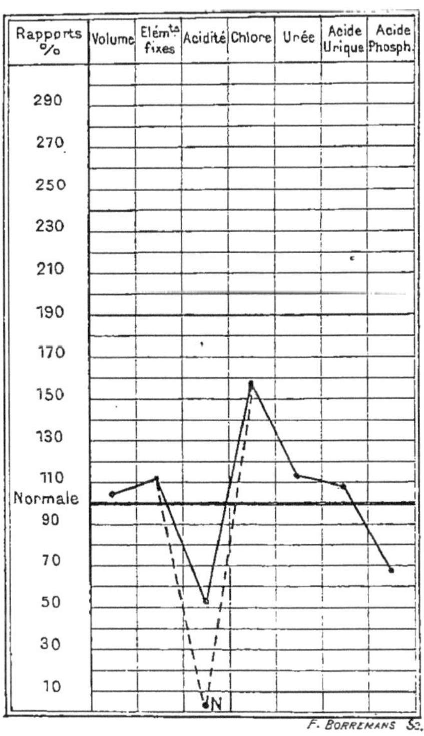

Fig. 54. — Courbe urologique dans un cas d'eczéma chronique, accompagné de calvitie.

gens, dont les localisations aux plis de flexion des membres, autour de la bouche, aux pommettes, aux régions pré-auriculaires sont un peu spéciales et que j'ai vu plusieurs fois accompagner un état de chloro-brightisme, intermittent.

Il s'accompagne, à ce qu'il me semble, toujours d'une hypoacidité urinaire des plus marquées. Je signale ce fait en passant pour montrer combien l'urologie générale des dermatoses peut nous réserver dans l'avenir des surprises.

Eh bien, dans un des cas où j'ai constaté cette hypoacidité, en concomitance avec l'eczéma impétigineux chronique dont je viens de parler, existait une calvitie séborrhéique à marche rapide. Cette courbe montre une hyperchlorurie et une hypophosphaturie accentuées (fig. 54).

D'après cette série d'exemples, on peut penser que si

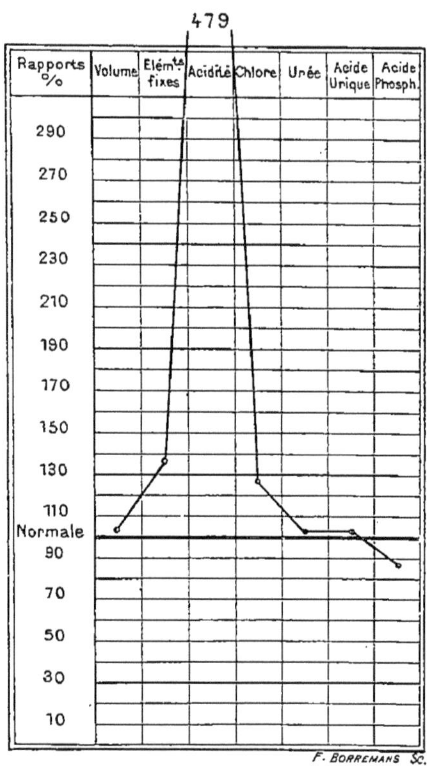

Fig. 55. — Courbe urologique avec hyperacidité excessive.

l'hyperacidité moyenne est un élément habituel de la courbe urinaire des séborrhées du scalp, cet élément pourtant ne fait pas partie essentielle de cette courbe, et qu'elle peut manquer dans des cas où la maladie garde avec toutes ses caractéristiques propres une rapidité d'évolution au moins moyenne.

En regard de ces faits, je placerai celui-ci où l'hyperacidité atteint un degré excessif et où l'hyperchlorurie et l'hypophosphaturie sont au contraire très peu marquées. Il s'agit d'un homme de vingt-neuf ans, dont la calvitie, en évolution à l'heure présente, marche avec une rapidité extrême (fig. 55).

Si l'on cherchait à tirer de ces faits une conclusion provisoire, il faudrait penser que des trois éléments qui constituent la courbe urinaire des chauves, quand deux de ces éléments demeurant très peu accentués, le troisième existe excessivement, il suffit à lui seul à caractériser une évolution rapide de la maladie.

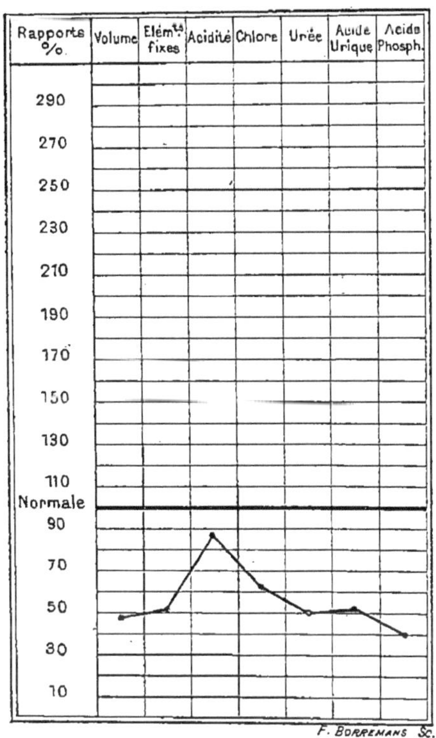

Fig. 56. — Courbe urologique avec pauvreté totale et hyperchlorurie relative.

Mais ce sont là choses qui demanderaient de très amples confirmations pour être établies.

De l'hyperchlorurie, je n'ai pas beaucoup à dire. Elle est quasi constante. Je ne l'ai vu manquer que dans un cas (fig. 56) où tous les éléments se trouvant en excessive infériorité il demeurait une hyperchlorurie *relative* très manifeste. Et l'on peut se demander devant un cas si exceptionnel, si l'analyse pratiquée quelques jours après n'eût pas donné, comme je l'ai vu en d'autres cas, des résultats très différents.

Je serais disposé, dans l'état général dont la calvitie s'accompagne, à attribuer à cette constance de l'hyperchlorurie plus qu'une valeur médiocre. Ce n'est pas la première fois que l'hyperchlorurie est signalée dans les dépilations. Elle a été rencontrée et plus marquée dans les pelades graves, par L. Jacquet. Ce sera encore un fait à approfondir. Même si l'on suppose ce rapport véridique, sa cause nous échapperait d'ailleurs entièrement.

L'hypophosphaturie est encore un des éléments qu'on peut dire constants dans la calvitie. Je n'explique rien d'ailleurs. Je constate. Et c'est dans les diverses analyses que j'ai fait faire, l'élément qui m'a paru le plus constant. On sait les très remarquables travaux de Joulie sur l'importance de la *phosphatie* ou état phosphatique urinaire dans un très grand nombre d'états morbides et particulièrement dans les dermatoses communes. Bien qu'ayant demandé à M. Joulie lui-même d'examiner au point de vue urologique un grand nombre de malades, je ne m'étendrai pas ici sur sa méthode d'analyse et ses résultats comparés à ceux que donne l'urologie ancienne. Ce n'est pas ici le lieu de discuter une méthode générale.

De ses analyses comme de celles que m'ont fournies par les méthodes anciennes un grand nombre de chimistes, Lépinois, Mialhe, Vicario, Gautrelet, etc., il ressort que l'hypophosphaturie dans la séborrhée du scalp est une constante.

Deux cas seulement ont échappé à cette loi. Un cas dans lequel un jeune homme en voie de calvitie aiguë, après un surmenage intellectuel intense, allait commencer, trois mois après, une neurasthénie grave à idées fixes demi-délirantes (fig. 57). Un cas (également chez un jeune homme) dont la phtisie commença d'évoluer nettement six mois après son analyse et devait exister dès lors.

Si j'en excepte ces deux cas où la coexistence d'une affection différente peut et doit avoir modifié la teneur en phosphate de l'urine soumise à l'examen, tous les autres cas présentaient une hypophosphaturie marquée presque toujours de degré à peu près semblable, l'urine contenant de 60 à 70 pour 100 des phosphates normaux.

La neurasthénie, je l'ai dit plus haut, est souvent liée à la calvitie, et, dans la plupart des cas, au contraire du précédent,

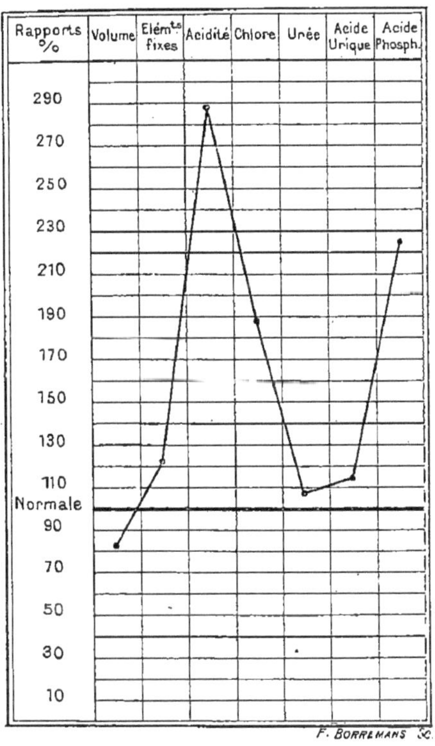

Fig. 57. — Courbe urologique anormale dans la calvitie (avant neurasthénie).

accuse encore davantage l'hypophosphaturie normale dans la calvitie. Dans de tels cas, j'ai vu les phosphates émis en vingt-quatre heures ne pas être le quart de la normale (fig. 58).

Dans la calvitie simple et sans complications une telle insuffisance phosphaturique ne s'observe pas.

Les analyses précédentes semblent affirmer que quand une calvitie en évolution accompagne un état urologique où les phosphates sont diminués de plus de moitié, cette hypophosphaturie a une cause particulière indépendante de l'état urologique *anormo-normal* des chauves.

De tous les faits dont le résumé précède sommes-nous autorisés, pour le moment, à tirer des conclusions nettes? Ce n'est pas du tout mon sentiment. Et je dois expliquer pour-

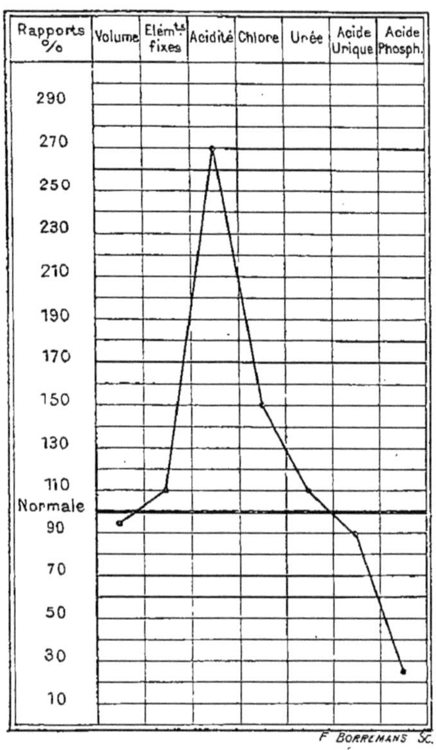

Fig. 58. — Courbe urologique normale de calvitie et neurasthénie associées.

quoi cette étude urologique me paraît importante et insuffisante à la fois.

1° En science, il faut se garder de prendre pour un édifice les matériaux qui doivent être utilisés plus tard pour le construire. Les documents que j'apporte sont dans ce cas. Ils sont vraiment trop peu nombreux pour que la courbe urologique normale de la calvitie puisse être considérée comme d'ores et déjà établie.

2° En second lieu, trop d'affections diverses d'ordre général peuvent s'observer chez un chauve pour que l'on soit sûr, en étudiant la courbe urologique des chauves, d'étudier celle de la calvitie et non pas celle de tel ou tel état concomitant et larvé.

3° En outre, pour juger de la valeur d'une courbe urologique générale dans un état morbide déterminé, il faudrait pouvoir la comparer à la courbe de tous les états morbides voisins.

Si nous connaissions d'une façon sûre la courbe urinaire moyenne des eczémas, celle du prurigo, du psoriasis, on conçoit combien l'importance de chacune serait grandie par sa comparaison avec les autres. On commencerait ainsi à instruire ce grand procès de l'urologie des dermatoses, problème sur la valeur duquel j'ai déjà insisté ailleurs, et qui nous donnerait sur l'étiologie et le mécanisme général des dermatoses un grand nombre de notions qui nous manquent.

4° Même en tenant compte de ce fait que l'urologie générale des dermatoses nous est pour ainsi dire inconnue, les courbes qui symbolisent l'état général des chauves auraient encore, à elles seules, une grande valeur si nous savions mieux ce que signifient les chiffres qu'elles accusent.

L'acidité urinaire nous reste un problème. Même en admettant avec toute la chimie ancienne que la solution décimale de soude et le papier de tournesol ou la phénolphtaléine en sont des réactifs de valeur absolue et que la solution de sucrate de chaux, proposée par Joulie, n'a pas la valeur que son auteur lui concède, et ce seul point, d'ailleurs, changerait absolument notre façon de comprendre les mêmes phénomènes, puisque l'urine humaine serait alors le plus souvent hypo-acide, même en admettant, dis-je, les anciennes mensurations de l'acidité urinaire, les chiffres trouvés ne nous donnent aucune certitude touchant la cause de l'acidité d'une urine acide.

N'y a-t-il pas plusieurs acidités dans la même urine? Celle que donnent les acides libres ne devrait-elle pas être évaluée séparément à celle que fournissent les acides amidés? Ceux-ci ne témoignent-ils pas d'un processus de désassimilation différent de celui des acides libres?

Et même, en laissant de côté tous ces problèmes qu'on ne peut résoudre qu'à coup d'hypothèses, est-ce que la neutralisation de ces acides, par un traitement interne alcalin, correspond à une thérapeutique apparente ou à une thérapeutique réelle?

A-t-on traité et guéri un patient à urines hyperacides quand on a rendu artificiellement ses urines normales, par des prises abondantes de bicarbonate de soude, ou de carbonate de chaux? Ce qu'on a fait dans ce cas, est-ce tout à fait autre chose que de neutraliser ces urines une fois émises et dans le verre à expériences?

En tous cas, ce qui est certain, c'est que l'alimentation carnée produit toujours l'acidité de l'urine même chez des herbivores à urines normalement alcalines. Quoi d'étonnant dès lors que l'hyperacidité soit la formule urinaire des villes si, comme c'est le cas, on a basé la normale sur l'urine hypoacide des végétariens paysans. Et, comme la viande contient beaucoup moins de phosphore que les féculents, il serait possible d'interpréter toute la courbe donnée pour caractéristique des maladies par ralentissement de nutrition, comme la simple expression de l'alimentation carnée. Ce serait la courbe urinaire du citadin, opposée à celle du paysan, prise comme normale, d'une façon peut-être aussi artificielle que si l'on avait pris la nôtre.

Tout ceci peut sembler paradoxal et pourtant ne peut pas ne pas contenir au moins une part de vérité.

Si nous passons aux chlorures, aux phosphates, les mêmes questions peuvent se poser. Le chlorure exprime-t-il seulement le degré de salure des aliments ingérés ou est-il produit par une désassimilation autochtone? Et l'hypophosphaturie si commune dans les maladies cutanées que veut-elle dire? Est-ce qu'une urine hypophosphatique est telle parce qu'il y a rétention de l'acide phosphorique dans l'organisme, ou bien est-elle la conséquence d'une hyperphosphaturie antérieure? Vient-elle d'une ingestion d'aliments insuffisamment phosphorés ou d'une désassimilation insuffisante, ou, au contraire, d'une excessive désassimilation passée? De ces opinions pourtant la thérapeutique doit s'ensuivre. Et dans l'un ou l'autre cas elle sera inverse. Et si l'on traite par l'acide phosphorique un malade qui en contient trop et ne peut pas l'éliminer, cela reviendrait à traiter un diabétique par l'alimentation sucrée, pour remplacer le sucre qu'il rejette....

Voilà pourquoi il ne faut voir dans les courbes urologiques qui précèdent que des jalons dont l'avenir profitera mais qu'il devra sans doute remplacer.

Lorsqu'on aura établi d'une façon sûre la courbe normale d'une maladie, il sera plus aisé de contrôler, par des analyses successives, les résultats d'une thérapeutique interne et d'arriver, par tâtonnement, à se rendre compte de sa valeur.

Jusque-là il ne faut pas se hâter de conclure. L'urologie, pour le moment, est fallacieuse, parce que les résultats obtenus sont différents, suivant les réactifs employés, et parce que l'interprétation de ces résultats garde encore une trop grande part d'hypothèse.

Résumons tout ce qui précède en quelques mots.

Parmi toutes les causes invoquées dans la production de la calvitie, il y a une foule de causes vulgairement invoquées, dont la plupart sont dépourvues de toute valeur. Il y a d'autre part des causes générales dont quelques-unes ont une incontestable importance.

La calvitie est avant tout une maladie de l'âge sexuel et du sexe mâle. Elle semble en outre survenir surtout dans les conditions générales de mauvaise hygiène que réalise à son maximum la stabulation urbaine et les professions à travail cérébral exclusif.

L'urologie témoigne que les échanges urinaires des séborrhéiques sont ceux que réalisent précisément les conditions d'hygiène que nous venons de mentionner. A ce titre ces facteurs étiologiques ont, dans la genèse de la calvitie, le rôle certain de causes prédisposantes. Pourtant, et même après leur étude, rien ne peut faire comprendre le mécanisme par lequel elles conduisent à la dépilation séborrhéique.

Ce que les causes générales de la calvitie ne nous montrent pas, peut-être l'examen local nous le fera-t-il comprendre.

Nous venons d'étudier longuement l'*Étiologie générale* de la calvitie.

Il nous reste à considérer quelles sont les *causes morbides locales* qui peuvent en être rendues responsables, et au milieu de quel ensemble symptomatique régional pouvant avoir part en sa genèse on voit la calvitie prendre naissance. Je partagerai cette étude en deux parties fort distinctes :

Dans l'une, j'exposerai comment le complexus séborrhéique a été compris au cuir chevelu, dans le cours du dernier siècle : les erreurs étiologiques et symptomatiques accréditées à son sujet.

Dans la deuxième, j'envisagerai la calvitie comme maladie locale et parasitaire, et je démontrerai sa flore *microbienne constante*.

III

LA QUESTION DE LA SÉBORRHÉE AU XIXe SIÈCLE

Trois formes dermatologiques distinctes :

1° L'acné polymorphe;

2° L'acné sébacée fluente (séborrhée);

3° Les pityriasis (secs et gras, diffus ou figurés), trois formes morbides ayant entre elles les points de contact cliniques les plus certains, sont demeurées mélangées et leurs rapports confus dans la conscience dermatologique, sans que personne ait su démêler d'une façon vraie, nette et précise, quels étaient leurs points de contact, sans que personne ait pu trouver et prouver ce qu'il y a de commun entre elles et ce qu'il y a de différent. Cette lacune, d'ailleurs, ne pouvait être comblée qu'après la compréhension pleine et entière du mécanisme local de chacune d'elles, c'est-à-dire que l'histoire en était impossible à faire avant l'avènement des méthodes expérimentales.

Je vais essayer de mettre au point ce qu'on en doit penser aujourd'hui (¹).

I. Acné polymorphe. — Dans l'histoire générale des acnés, un fait qu'il faut bien retenir si l'on veut comprendre l'évolution des idées sur ce point, *c'est que la dermatologie a connu l'acné polymorphe et ses formes multiples avant de connaître la séborrhée qui les précède toutes et toujours.*

Pour tous les auteurs, l'acné a donc été d'abord l'*acné polymorphe*. Il n'est pas difficile de voir dans les ouvrages contemporains que presque tous nos auteurs ont reçu de leurs aînés cette conception et l'ont conservée sans aucune modification.

Or, l'acné *polymorphe* respecte le cuir chevelu et s'arrête à ses frontières.

Dès lors que l'acné avait pour prototype l'acné polymorphe, on ne pouvait plus comprendre les maladies grasses du cuir chevelu puisqu'elles ne s'y rencontrent pas sous le type d'acné polymorphe.

II. Acné sébacée. Flux sébacé. — A la vérité, Biett et Rayer, en France, avaient parfaitement vu et décrit à côté de l'acné polymorphe, mais non pas hiérarchiquement. avant elle la séborrhée que nous étudions. Le premier l'avait désignée sous le nom d'acné sébacée, le second sous le nom de flux sébacé. Mais leur description clinique était restée parfaite sans que ces auteurs eussent compris la valeur doctrinale vraie de l'entité morbide qu'ils avaient décrite. Ni l'un ni l'autre n'avait compris que l'acné sébacée, le flux sébacé, était à la fois la lésion initiale et la souche mère de toutes les acnés et le substratum indispensable à leur évolution multiforme.

Fuchs de Göttingen, en un ouvrage trop peu connu de nous Français, avait approché de beaucoup plus près encore la vérité (1840).

D'abord c'est lui qui créa le mot *séborrhée* et qui lui donna

(¹) Consulter la note (¹) de la page 46.

la signification étymologique sous laquelle je l'ai repris.

Pour lui, la séborrhée avait la même définition clinique que je lui ai donnée plus tard, et il en connaissait deux formes : la forme fluente qu'il appelait *séborragie*, et la forme *kystique*, le comédon.

Et avec une lucidité d'observation vraiment admirable, il décrit le comédon comme la lésion primaire et originelle de toutes les variétés d'acné polymorphe.

Malheureusement pour lui, la séborragie existe aussi bien chez le nouveau-né (la calotte du nourrisson), que chez l'adulte (séborrhée fluente du visage). Et alors qu'il décrit comme flux sébacé vrai une maladie du nouveau-né qui n'a rien de commun avec la séborrhée, il méconnaît l'origine séborrhéique de la calvitie dont il ne parle pas.

Plus tard encore (1860), Erasmus Wilson, en Angleterre, retrouvera la séborrhée de Fuchs et la décrira sous le nom de *stéatorrhée*; il en limitera l'évolution à l'âge sexuel et en séparera les maladies *séborrhéiformes* de la première enfance, mais lui non plus n'y rattachera pas la calvitie séborrhéique.

Pourtant, Rayer, Fuchs et Wilson, incontestablement, sont ceux qui ont le plus approché la vérité.

Pour établir l'unité de la séborrhée en tous sièges, la prescience clinique et l'observation ne leur ont pas fait défaut. La définition du mot acné par l'acné *polymorphe* ne les a pas arrêtés comme tant d'autres, avant et après eux, car Rayer décrit son flux sébacé aux sourcils et mentionne même la dépilation qu'elle provoque.

Seulement, pour établir une synthèse absolue des séborrhées de tous sièges, il manquait à tous et forcément le critère anatomique et bactérien que leur époque ne pouvait fournir.

Entre tous, Fuchs présente le plus d'intérêt, il semble avoir deviné et pressenti l'origine externe de la maladie; car, après avoir résumé l'étiologie générale de la maladie, il ajoute que sa cause *externe* demeure inconnue.

Ainsi, tous ces précurseurs qui avaient pressenti et annoncé la vérité, n'ont-ils pas pu en « dégager le dogme » d'une façon suffisamment claire pour que cette vérité fût acceptée de tous et consentie dans la suite par la dermatologie internationale. Après eux, et nos ouvrages contemporains eux-mêmes en font foi, l'acné en général redevint l'acné polymorphe et l'acné sébacée une variété parmi les autres!

Beaucoup plus tard (1892), Unna (de Hambourg), en recherchant la forme commune initiale dont procèdent les variétés diverses de l'acné polymorphe, reconnut que toutes avaient pour origine un comédon préformé. Pour l'observateur attentif, cette vérité d'observation est certaine. Samuel Plumbe, il y a près de cent ans, Fuchs et bien d'autres l'avaient dit. Logiquement donc, Unna fit du *comédon* la lésion primitive et élémentaire de l'*acné*. Et comme il avait reconnu dans le comédon l'existence primitive constante et pure du microbacille, il donna à ce bacille le nom de microbe de l'*acné*.

Ce nom, malheureusement, était beaucoup trop étroit. Et tel est sur nous le pouvoir des mots, que celui-là devait conduire Unna aux plus graves erreurs en ce sujet. Car, pour Unna, l'acné ainsi définie restait toujours l'acné polymorphe « qui n'existe pas au cuir chevelu ». En fondant l'entité *acné polymorphe* sur le comédon, Unna oubliait l'acné sébacée de Biett, le flux sébacé de Rayer, la séborrhée de Fuchs, la stéatorrhée de Wilson. Lorsqu'il la retrouvera plus tard, il méconnaîtra complètement son origine sébacée, son identité bactérienne avec l'acné qu'il avait décrite, il verra même ce type morbide sans vouloir le reconnaître, il en fera une *dyshidrose*, c'est-à-dire un flux sudoral produit par les glandes sudoripares, obscurcissant ainsi de fond en comble la question que ses recherches sur le comédon auraient dû éclairer d'un seul coup.

III. Les maladies exfoliatives ou pityriasiques. — En dehors de la séborrhée, il existe toute une classe de maladies cutanées dont la caractéristique est l'exfoliation de l'épiderme corné sous forme plus ou moins finement lamelleuse. Le type en est le pityriasis simple du cuir chevelu (pellicules).

Les maladies pityriasiques peuvent coexister avec le flux

séborrhéique, et cette coexistence fréquente des deux processus sur le même cuir chevelu au cours de la calvitie est l'une des causes qui ont contribué à rendre la pathogénie de cette affection si obscure. Cette concomitance des deux processus, séborrhéique (flux sébacé) et exfoliatif (pityriasis), peut se rencontrer en tous sièges. Nous en avons déjà étudié des exemples avec les pityriasis figurés sur-séborrhéiques du corps (voir p. 99).

Mais le substratum séborrhéique, le flux sébacé n'est aucunement, pour les maladies exfoliatives, une condition nécessaire de naissance et de développement.

Et quand ces processus exfoliatifs viennent se superposer à une séborrhée préalable, ils s'en trouvent seulement modifiés dans leur localisation, leur forme et leur figuration.

En l'état actuel des opinions, il est impossible, dans un ouvrage qui traite de la séborrhée, de passer complètement sous silence la question des maladies exfoliatives. On va le voir tout à l'heure.

Leur étude nécessaire présente de grosses difficultés d'ordre historique et terminologique, parce que, suivant les auteurs, les mêmes mots, non seulement n'ont pas pour tous le même sens, mais peuvent avoir un sens *inverse*.

Dans ces conditions, l'évolution historique des idées au sujet des maladies exfoliatives est nécessaire à connaître, et je dois la résumer. Car tout en cette question demeure incompréhensible à ceux à qui l'histoire dermatologique du dernier siècle n'est pas familière, parce que le désordre des conceptions et des idées se trouve doublé par l'anarchie des définitions.

Séborrhée sèche de Hebra. — La confusion qui demeure dans toute la dermatologie au sujet des pityriasis est née de la découverte d'un fait physiologique vrai.

De tous temps les états pelliculaires avaient été distingués des états séborrhéiques de la peau, lorsque Kölliker et Wirchow décrivirent, pour la première fois, le mécanisme de la sécrétion du sébum.

Ils montrèrent que les glandes sébacées ne sont qu'une

invagination épidermique, et que la sécrétion des glandes sébacées n'est que le produit de leur fonte épithéliale. La glande sébacée est un bourgeon épidermique dont l'épithélium différencié tombe en deliquium huileux pour fournir la graisse normale de la peau, déversée à sa surface par l'orifice pilo-sébacé.

C'est sur ce fait anatomo-physiologique que Hebra basa toute sa classification des *séborrhées*.

Pour lui, l'exagération de la fonction sébacée donnait lieu à la séborrhée grasse (*seborrhæa oleosa*, ancienne acné fluente de Biett et Rayer, stéatorrhée de Wilson), *tandis que la diminution du pouvoir sécréteur de la glande donnait lieu à l'excrétion de pellicules sèches* (anciens pityriasis) qu'il appelait dès lors, avec une apparente logique, séborrhée sèche : *seborrhæa sicca*.

Malheureusement, l'hypothèse sur laquelle reposaient et cette classification et cette terminologie ne correspondait à aucune réalité. Personne ne prouva cette hypothèse, puisqu'elle est fausse, à savoir que les pellicules vulgaires viennent du fond des glandes sébacées; mais on pensait en tous cas ne pas se tromper beaucoup en l'affirmant, car, puisque l'épithélium de l'épiderme et l'épithélium des glandes sébacées étaient issus de même souche (et voilà le vice de ce raisonnement), on supposait leurs processus morbides liés aux mêmes causes et indifférenciables l'un de l'autre. C'était une même évolution morbide *glandulaire* qui produisait dans un cas des squames sèches, comme dans l'autre des squames grasses ou des graisses pures.

A la suite de Hebra, l'école allemande tout entière et l'école française en partie adoptèrent et firent passer dans la pratique le mot de séborrhée sèche ou squameuse pour désigner les pityriasis. Et l'habitude en est demeurée.

Or ce mot de séborrhée sèche issu de cette synthèse erronée, si l'on considère le mot lui-même, est une contradiction dans les termes et, si l'on considère le mécanisme pathologique qu'il veut traduire, consacre une erreur.

Cette erreur ne serait pas demeurée si longtemps dans le sujet, si elle n'avait pas reçu de la clinique l'apparence d'une confirmation. Et le fait clinique qui semblait légitimer cette terminologie bizarre, c'est la fréquence des pityriasis secs ou gras à la surface des régions séborrhéiques.

Un phénomène surtout est venu appuyer la synthèse de Hebra, parce qu'il avait été observé d'une façon superficielle et incomplète.

La séborrhée fluente, partout où nous l'avons étudiée, et il en est de même au cuir chevelu, est une affection diffuse ; les contours de la région qu'elle infecte sont imprécis. D'une région cutanée séborrhéique à une région qui ne l'est pas, on passe par une transition insensible. Or on pouvait faire, en apparence, la même remarque au cuir chevelu, ou à la barbe, en ce qui concernait les pityriasis. Les pellicules, quand elles y existent, s'observent sur des surfaces sans contours. De là une sorte de parenté de mœurs qui, sans qu'on s'en soit explicitement rendu compte, a joué un grand rôle dans l'assimilation du pityriasis aux séborrhées vraies.

Malheureusement pour la théorie et contrairement à ce qu'on peut lire partout, les pityriasis, quels qu'ils soient, où qu'ils siègent, ne sont pas diffus d'emblée, ils ne le sont jamais. Invariablement tous commencent par une tache écailleuse circulaire et de contours figurés, au cuir chevelu comme à la barbe, comme sur tout le corps. Et quand ils deviennent en apparence diffus et quand leurs contours limités disparaissent, c'est qu'ils existent à l'état chronique, que leurs cercles initiaux se sont fusionnés, de même que chez les malheureux affectés de psoriasis invétérés, les taches rondes de psoriasis arrivées à coalescence en viennent à former d'immenses placards diffus, dont la figuration primitive a disparu complètement.

La diffusion apparente du pityriasis au cuir chevelu a été si bien l'une des causes prépondérantes de l'assimilation du pityriasis à la séborrhée, que quand ces pityriasis conservaient leur forme figurée primitive, indéfiniment, au cours de leur évolution, même chronique (dos, poitrine), Hebra ne les connaissait plus que sous le nom d'*eczéma marginatum* ; pour lui, ils n'appartenaient plus aux séborrhées.

Or, il s'agit du même processus qui fait dans chaque région

la même squame. Les pityriasis, partout et toujours, sont figurés et marginés, sauf quand, à force de renouveler sur le même terrain des éléments d'âge différent et de dimension différente, arrivés tous à coalescence, ils constituent une surface diffusément pityriasique comparable aux surfaces psoriasiques immenses que la clinique a depuis longtemps appris à connaître.

Ainsi l'erreur de Hebra était complète et double. Il rattacha les pityriasis diffus des régions pilaires à la séborrhée, dont ils ne font pas partie. Et il les considéra comme essentiellement différents des pityriasis circinés et marginés des régions glabres, alors qu'ils sont essentiellement de même forme et de même nature.

Aujourd'hui la conception de Hebra ne soutient pas l'examen. Le fait physiologique qui lui a donné naissance est véridique, mais il ne légitime pas le moins du monde les conséquences pathologiques que Hebra en avait tirées. On ne peut se baser sur la parité d'origine embryologique de deux tissus ou de deux organes pour affirmer que leur pathologie sera similaire ou homologue.

Si de telles conclusions étaient légitimes, toute la pathologie de l'œil, bourgeon épidermique, comme la glande sébacée, devrait s'identifier à la pathologie cutanée. Cet exemple suffit à faire comprendre le danger de pareilles conceptions.

Beaucoup d'auteurs, en Angleterre surtout, ne voulurent pas admettre la théorie de Hebra concernant la séborrhée sèche. Mais c'était de l'étude anatomique des lésions des pityriasis que l'on devait attendre une solution du problème.

Eczéma séborrhéique de Unna. — Après Pincus, Piffard et Van Harlingen, Unna montra que les squames du pityriasis procédaient non pas de la glande sébacée, mais de l'épiderme de la peau vague, par exfoliation, comme toute la dermatologie l'avait cru d'ailleurs avant Hebra.

La séborrhée sèche cessait donc d'être une séborrhée; c'était une épidermite exfoliative de surface. Et cette exfoliation est sèche quand l'épiderme caduc a presque achevé sa kératinisation normale (pityriasis sec). Et cette exfoliation est onctueuse et grasse quand les cellules épidermiques ont subi, avant l'exfoliation, une dégénérescence stéatiforme (pityriasis gras).

Unna non seulement reconstituait donc l'unité des pityriasis, non seulement il reconnaissait l'unité des pityriasis diffus du cuir chevelu et des pityriasis marginés et circinés (*eczéma marginatum de Hebra*), mais il les enlevait du cadre des séborrhées.

C'est alors qu'il inventa, pour représenter cette synthèse, un mot nouveau. Pour lui, comme pour Hebra, le mot *eczéma* n'avait pas de signification anatomique précise. Unna ne définissait pas l'eczéma par la vésicule, à la façon de l'école anglaise ; ce nom pouvait, selon lui, être donné à une épidermite quelconque. Ainsi naquit l'*Eczéma séborrhéique*.

Il représentait un progrès, puisque l'unité des pityriasis était faite par lui, et puisque la squame du pityriasis était démontrée provenir de la surface épidermique et non des glandes sébacées. Beaucoup d'erreurs pourtant devaient suivre ce progrès-là.

La synthèse de Unna, qui réunissait tous les pityriasis de toutes formes sous la même étiquette commune, serrait de trop près la vérité pour ne pas faire fortune.

Ce qui amène la désagrégation des idées en ce moment même sur l' « Eczéma séborrhéique », c'est seulement le vice terminologique de son étiquette.

1° Aujourd'hui où la définition de l'Eczéma par la vésicule amicrobienne et primitive tend de plus en plus à rallier l'opinion dermatologique internationale, le mot d'*eczéma* séborrhéique consacrerait une erreur doctrinale dont on ne veut plus ;

2° D'autre part, la séborrhée univoque et mono-microbienne, dont j'ai fourni la synthèse, ne peut pas ne pas rallier peu à peu l'opinion parce qu'elle est adéquate aux faits cliniques de tous les jours ;

3° Dans l'eczéma *séborrhéique* de Unna, l'apparence grasse des squames pityriasiques provient d'un vice de kératinisation et non d'un flux de graisse.

Dès lors, le qualificatif *séborrhéique* appliqué à un processus desquamatif est faux et ambigu.

On comprend donc que, malgré les transformations apportées à la terminologie de Unna par plusieurs, par Brocq et Audry particulièrement, aucune de ces transformations ne puisse, dans l'avenir, demeurer viable.

La synthèse des maladies exfoliatives est possible, elle est même nécessaire, mais elle doit se faire *en dehors de la séborrhée*. Ces épidermites grasses desquamatives ne sont ni des séborrhées (Hebra), ni des eczémas séborrhéiques (Unna), ni des séborrhéites (Brocq), ni des séborrhéides (Audry); ce sont des parakératoses ou des dyskératoses *séborrhéiformes*. Elles n'ont, *au plus*, avec le flux séborrhéique qui constitue la séborrhée vraie, que des rapports de contiguïté quand elles existent sur le même malade en une même région. Et, dans ce cas, ces dyskératoses sont sur-séborrhéiques, mais ne sont pas séborrhéiques par elles-mêmes; elles peuvent toujours exister sur un tégument sec qui ne présentera jamais de flux sébacé.

IV. L'hyperhidrose huileuse. — Quoi qu'il en soit des discussions présentes sur ce sujet, poursuivons l'étude historique de la séborrhée du cuir chevelu.

M. Unna avait ruiné la moitié de la conception de Hebra sur les séborrhées en montrant que les séborrhées sèches n'étaient qu'un catarrhe épidermique amenant une exfoliation de surface.

D'autre part, il avait démontré ou cru démontrer que l'acné vraie d'autrefois, c'est-à-dire l'acné polymorphe, avait pour origine première le comédon et *son* microbe.

Il lui restait à définir la séborrhée huileuse de Hebra, l'acné sébacée fluente de Rayer et de Biett.

Par une erreur difficile à comprendre, il dénia aux glandes *sébacées* tout rôle dans cette maladie et en reporta le siège dans les glandes *sudoripares*. La *seborrhæa oleosa* de Hebra fut pour lui une hyperhidrose huileuse.

« L'eczéma séborrhéique » qui l'accompagne souvent au cuir chevelu ayant pour caractéristique le développement excessif de la couche cornée (hyperkératose), en même temps que son exfoliation, cette hyperkératose formant souvent une sorte de bouchon au niveau du follicule pilaire, Unna pensa que ce bouchon arrêtait forcément toute excrétion sébacée, et que, par une sorte de rôle compensateur, les glandes sudoripares sécrétaient une sueur huileuse.

Peut-être, inconsciemment, céda-t-il au désir de bâtir, en face de son eczéma séborrhéique, et avec les derniers débris de la séborrhée de Hebra, un édifice doctrinal symétrique; toujours est-il que, de même qu'il avait détruit la *séborrhée sèche* légendaire pour en faire son eczéma séborrhéique, il détruisit la *séborrhée huileuse* de Hebra, dont il fit une hyperhidrose.

Comment le maître de Hambourg, si soigneux observateur, a-t-il pu poser ainsi une affirmation que l'examen clinique attentif suffit à détruire et, qu'en tous cas, l'examen histologique et microbien ruine de la façon la plus absolue et la plus définitive? C'est vraiment un problème. Car il suffit de l'examen clinique pour montrer que la séborrhée huileuse s'accompagne de dilatation des pores sébacés, pour montrer que c'est par ces pores que la graisse est incessamment déversée sur la peau : c'est un phénomène visible à l'œil nu! Il suffit de l'examen histologique pour montrer que les glandes sudoripares ne contiennent, au plus, que d'infimes particules graisseuses, difficiles à déceler tant elles sont rares et d'ailleurs normales (Aubert, de Lyon), tandis que les glandes sébacées et leur canal sont hypertrophiés et regorgent de sébum.

Enfin, l'examen microbien montre le même microbe occupant le canal de la glande sébacée dans la séborrhée huileuse de toutes localisations....

L'esprit ainsi occupé de ces trois points, qui renferment autant de vérités que d'erreurs, mais qu'il croyait avoir établis, à savoir : 1° que l'acné a pour lésion *primitive* le comédon microbien; 2° que la séborrhée est une hyperhidrose; 3° que les maladies pelliculaires sont des épidermites desquamatives et non des sécrétions altérées des glandes, M. Unna devait aboutir à méconnaître complètement l'histoire générale de la séborrhée microbacillaire qu'il aurait dû établir le premier.

I. Faisant du comédon la lésion primitive de l'acné et faisant de la séborrhée une hyperhidrose, Unna ne pouvait plus penser à chercher dans cette soi-disant hyperhidrose le soi-disant microbe de l'acné polymorphe, ni voir que ce soi-disant microbe de l'acné caractérisait une infection beaucoup plus vaste, beaucoup plus générale et plus importante : la séborrhée huileuse de tous sièges.

II. Faisant du microbacille l'agent spécifique de l'acné, de l'acné qui n'existe pas au cuir chevelu autrement que sous la forme de séborrhée huileuse ; croyant que cette séborrhée huileuse était une hyperhidrose, M. Unna put retrouver au cuir chevelu, dans des séborrhées authentiques, le microbacille à la surface de la peau et jusque dans son siège folliculaire même ; il constata sa *ressemblance* avec le microbe de l'acné, sans songer un instant que ce pût être le même, et cela bien qu'en tous sièges sa présence s'annonçât invariablement par le même flux séborrhéique.

III. Nos pityriasis anciens, l'eczéma séborrhéique de Unna, avec la conception qu'il en avait, ne pouvaient pas ne pas contribuer à obscurcir pour lui la question, tant que celle de la *séborrhée microbacillaire pure* n'était pas résolue ; ils la lui masquaient. Ainsi M. Unna a vu et représenté les lésions de la séborrhée la plus authentique au-dessous de celles de son « eczéma séborrhéique », en considérant cette lésion comme pure, alors que la figure même qu'il en donne atteste son hybridité [1].

V. Conclusions. — Voilà le chaos dont il fallait sortir, et, pour en sortir, il fallait :

1° Montrer que la séborrhée est bien une séborrhée (glandes sébacées) et non pas une hyperhidrose (glandes sudoripares) ;

2° Montrer en tous sièges l'identité du processus sébor-

[1] P.-G. Unna, *Histologischer Atlas zur Pathologie der Haut*, Heft 2, Tafel IX, fig 32

rhéique et la constance du microbacille qui en est l'expression microbienne;

3° Retrouver au-dessous de toute acné la lésion élémentaire de la séborrhée huileuse microbacillaire, dont l'acné comédon, aussi bien que l'acné polymorphe, n'est qu'un dérivé, qu'un accessoire;

4° Montrer que la séborrhée du cuir chevelu, qui fait les chauves, est bien comme la séborrhée de tous sièges, caractérisée en tant que microbe par la présence du microbacille comme en tant que symptôme par le flux sébacé.

C'est ma part dans ce sujet. Et c'est ce que j'ai établi (1).

Avant cette époque, ni moi ni personne n'avait eu l'idée que la calvitie pût être une maladie microbienne. Je l'ai compris en le voyant, et non pas en le cherchant, car je ne le cherchais pas. Et toute l'éducation médicale que j'avais reçue m'avait docilement fait accepter cette idée que la calvitie était un des témoignages de l'arthritisme ou au moins d'une altération de la nutrition générale.

Pourtant, depuis très longtemps, la calvitie vulgaire s'appelait, dans le langage dermatologique : alopécie séborrhéique. Mais avec l'incertitude des définitions du mot séborrhée, l'idée que représentait le mot : *alopécie séborrhéique*, était singulièrement confuse; on le comprendra après ce qui précède.

Depuis Hebra, le mot *séborrhée* caractérisait un état *pelliculaire*, l'alopécie séborrhéique vraie se trouvait donc confondue avec l'alopécie pityroïde. Et Unna ayant fait de la séborrhée huileuse du scalp une hyperhidrose, la calvitie vraie cessait, avec la séborrhée, d'être séborrhéique.

Au milieu de cette confusion, qui pouvait penser que la calvitie et l'acné sébacée de Biett et Rayer étaient une même maladie, une maladie de symptômes identiques en ses localisations diverses?

Les contradictions qui ont accueilli cette synthèse démontreront plus tard que personne ne l'avait compris. Et M. Unna, celui qui, avec les faits qu'il avait vus le premier, aurait dû

(1) Sabouraud, La séborrhée grasse. *Ann. de l'Inst. Pasteur*, février 1897. — Du même, Sur la cause, la nature et le mécanisme de la calvitie vulgaire. *Ann. de dermat.*, mars 1897.

apporter cette synthèse avant moi, ne l'admet pas encore aujourd'hui. Je ne sais si la séborrhée du scalp est toujours pour lui une hyperhidrose, mais il émet encore des doutes sur l'identification du « fin bacille » des séborrhées du scalp et de son microbe de l'acné.

Il est vrai que, pour l'identifier, il lui a toujours manqué la technique décisive de la culture pastorienne. C'est par elle que j'ai pu établir mes conclusions. Et peut-être l'idée même de l'identité du microbacille en tous les sièges de la séborrhée ne m'aurait-elle pas effleuré si la culture ne me l'avait démontrée avant même que la pensée ne m'en fût venue.

IV

LA CAUSE MICROBIENNE DE LA CALVITIE

Même parmi les médecins, il est encore des âmes simples qui veulent *a priori* que toute maladie soit de cause univoque.

Il existe évidemment des maladies de haute spécificité devant qui tous les hommes sont à peu près égaux. Tout homme non syphilitique, inoculé, le sera.

Pourtant presque toutes les maladies ont, à côté des causes déterminantes qui font à chacune ses symptômes propres et caractéristiques, des causes prédisposantes ou occasionnelles qui faciliteront à la maladie sa naissance. Chacun ne sait-il pas que les épidémies les plus brutales et les plus apparemment aveugles s'attaquent surtout aux vieillards, aux malingres, aux alcooliques, aux épuisés?

A plus forte raison des maladies microbiennes d'évolution lente et très peu malignes, trouveront-elles facilement dans les conditions du terrain sur lequel elles évoluent des causes locales ou générales d'augment, ou d'arrêt, et des facteurs même *passifs* qui feront l'infection inévitable ou l'empêcheront absolument.

Dire qu'une telle affection est microbienne n'est pas nier le moins du monde l'importance des causes locales ou profondes, chimiques ou physiologiques favorables à sa genèse.

Je n'ai jamais vu de calvitie grave évoluer sur un sujet dont la courbe urologique fût normale. Mais je n'ai jamais vu non plus une calvitie qui ne fût pas microbienne, et qui ne présentât le même microbe, un seul microbe, toujours présent dans le follicule dont le poil tombe.

Dire que le microbe est le seul coupable, serait trancher trop simplement une question complexe. Dire que le tempérament, la diathèse ou tout autre facteur intrinsèque est seul en cause serait faire une erreur symétrique à la première, plus manifeste en tout cas ou tout au moins plus vérifiable.

La calvitie vraie est séborrhéique. C'est un fait reconnu par tous les classiques depuis longtemps. Trouver le microbe de la séborrhée sur le cuir chevelu de tous les chauves revient à prouver bactériologiquement l'identité de la séborrhée huileuse en tous les sièges qu'elle peut occuper.

Depuis que j'ai pour la première fois montré l'unité et la constance de la flore microbienne de la calvitie (février 1897), je me suis souvent étonné que la découverte constante et si facile du microbacille dans l'alopécie séborrhéique n'ait pas fait plus tôt identifier la séborrhée huileuse du cuir chevelu à la séborrhée du visage et à l'acné comédon.

Entre les diverses causes morbides, le microbe a du moins cette supériorité absolue qu'il se voit, qu'il se cultive, qu'*il se démontre*. Et celui-ci, en toutes les lésions où il se rencontre, existe par myriades infinies....

1. — EXAMEN MICROBIEN EXTEMPORANÉ DE LA CALVITIE

Supposons un cuir chevelu qui perde ses cheveux au vertex, comment pratiquer l'examen microbien extemporané de sa surface et quels résultats cet examen fournira-t-il?

Avec une lame de verre porte-objet, propre et flambée, il est aisé de pratiquer le raclage de la peau malade et de prélever ainsi sur le cuir chevelu soit une boue grasse d'apparence homogène, soit des squames grasses, soit des squames sèches, le tout mélangé à des cheveux longs ou courts.

Cette matière quelle qu'elle soit, il est aisé de l'étendre par frottis à la surface d'une lame de verre.

On fixe ce frottis sur la lame par un lavage double à l'éther qui a de plus ce résultat de dissoudre et d'enlever toute la graisse qui l'imbibe et d'en permettre la coloration.

Une coloration simple au bleu polychrome, à la thionine, au bleu de toluidine, on peut presque dire avec un colorant basique quelconque, sera parfaite. Après un lavage à l'eau

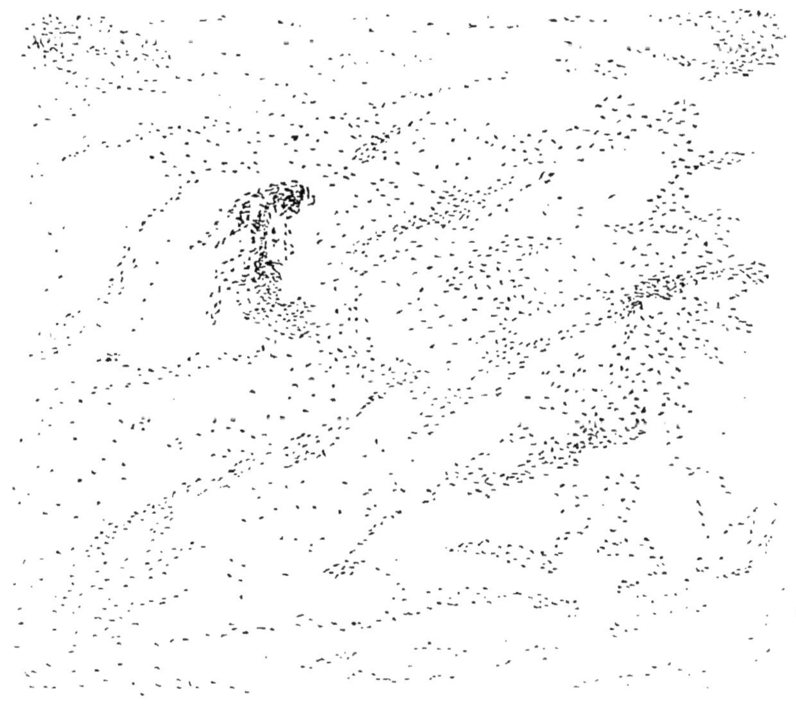

FIG. 59. — Tableau microscopique fourni par l'examen extemporané du produit de raclage du cuir chevelu dans la séborrhée microbacillaire pure du vertex (calvitie). (Obj. immersion 1/5, Zeiss, ocul. compens. 1/6.)

destiné à enlever la matière colorante en excès, la préparation séchée sera prête pour l'examen. Et l'examen pratiqué à l'objectif à immersion montrera l'un ou l'autre des trois tableaux suivants :

1° Ou bien sur un fond nuageux et teinté montrant à peine quelques cellules épidermiques dissociées, on verra par paquets innombrables, et par myriades d'unités séparées, le fin bacille de la séborrhée avec ses caractères normaux plus haut décrits et maintenant bien connus de nous.

Dans ce cas et malgré l'examen le plus attentif, l'œil ne découvrira parmi les exemplaires du microbacille aucun microbe hétérogène quelconque (fig. 59).

L'examen microscopique montrera donc dans ce cas une infection microbacillaire pure.

2° Ou bien, l'exsudat plus squameux aura été plus difficile à étendre et à dissocier sur la lame porte-objet, l'examen histologique montrera une quantité considérable de cellules épidermiques dissociées, plus ou moins agglomérées en écailles ou séparées, et la flore sera plus complexe (fig. 60).

On retrouvera toujours en quantité considérable le microbacille caractéristique de la séborrhée, mais à côté de lui deux types microbiens nouveaux et étrangers : le bacille spore de Malassez (bacille-bouteille de Unna), et un microbe du type des staphylocoques en amas ou par unités.

Voici donc deux nouveaux types microbiens mélangés au précédent, à celui qui dans la séborrhée est unique, solitaire, et fondamental.

C'est qu'il s'agit d'un cas mixte et hybride, d'un mélange de séborrhée pure (microbacille) et de pityriasis (bacille-bouteille, cocci).

3° Enfin dans d'autres cas, le tableau sera différent des deux précédents. Les squames encore plus difficiles à dissocier et à coller sur la lame porte-objet, examinées montreront les cellules épidermiques cornées innombrables.

L'examen microbien ne nous montrera plus du tout de microbacilles, mais seulement les cocci déjà vus dans le tableau précédent et aussi les bacilles-bouteille (fig. 61).

Il n'y a plus *séborrhée*, il y a pityriasis simple : ce n'est plus de la séborrhée, c'est de l'« eczéma séborrhéique de Unna ».

L'examen microscopique dans la calvitie ne doit pas porter sur le cheveu qui tombe; cet examen, très souvent fait et invoqué par les auteurs comme utile, ne montre en tous les cas qu'un cheveu atrophié et mort dont les lésions ne prouvent rien, dont les lésions montrent qu'il est mort par atrophie, mais sans qu'on puisse d'ailleurs savoir pourquoi cette atrophie est survenue.

L'examen microscopique doit porter sur les produits de raclage de la peau, raclage pratiqué au peigne fin ou mieux avec le bord mousse d'une lame de verre.

Et cet examen ainsi pratiqué peut suffire pour différencier une calvitie vraie (séborrhée grasse pure), d'un cas mixte de séborrhée et de pityriasis sur-séborrhéique, ou enfin d'un cas de pityriasis simple, accompagné d'alopécie pityroïde.

Et cet examen est simple, à la portée du médecin ayant le moins du monde la pratique des examens microscopiques, plus facile certainement que l'examen microscopique d'un

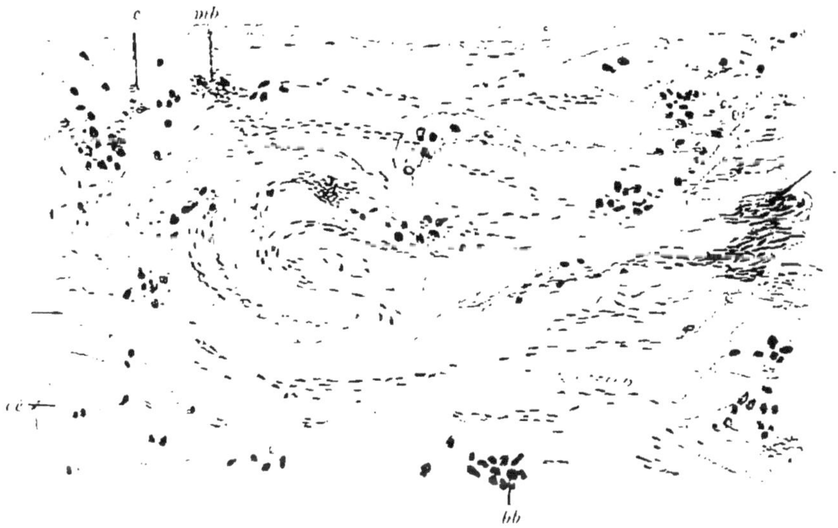

Fig. 60. — Tableau microscopique fourni par l'examen extemporané du produit de raclage d'un cuir chevelu lorsqu'il présente à la fois de la séborrhée vraie et du pityriasis. (Eczéma séborrhéique de Unna.) (Même grossissement que la figure précédente.)

cé, cellules épidermiques. — *c*, cocci. — *mb*, microbacille. — *bb*, bacille-bouteille.

cheveu teigneux que nous considérons tous comme entré dans la pratique médicale quotidienne.

Et non seulement l'examen microscopique du produit de raclage du cuir chevelu suffira pour donner le diagnostic différentiel entre trois affections des plus communes, mais ce même examen fournira les bases les plus sérieuses pour un pronostic avisé et une thérapeutique intelligente. Car dans le premier cas (séborrhée microbacillaire pure), on peut préjuger un traitement long, ennuyeux, difficile, de résultats médiocres et incertains. Dans le second cas, on pourra prédire un succès thérapeutique, sinon définitif du moins très promptement visible et sérieux. Enfin dans le dernier cas, on pourra prédire que le patient ne deviendra pas chauve, que le traitement, même s'il doit être ennuyeux, sera relativement court, et donnera des résultats excellents. Enfin, si dans ce dernier cas le diagnostic ne permet pas de préjuger en rien

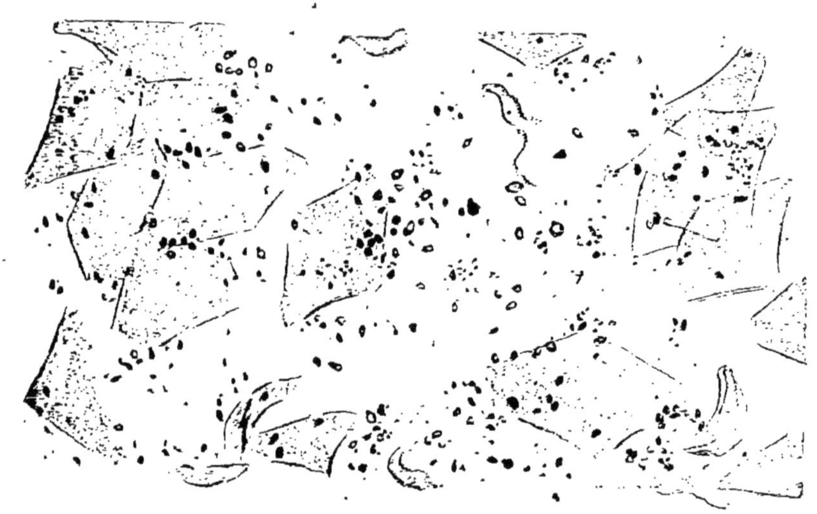

Fig. 61. — Tableau microscopique fourni par l'examen extemporané du produit de raclage d'un cuir chevelu atteint de *pityriasis capitis* sans séborrhée microbacillaire.

Amas de cellules épidermiques desquamées. Dans le champ de la préparation les bacilles-bouteille et les cocci sont innombrables. (Même grossissement que la figure précédente.)

des récidives possibles à l'avenir, au moins pourra-t-on affirmer qu'avec des soins hygiéniques peu ennuyeux, la chevelure sera préservée de toute chute irrémédiable.

En vérité, quand même la présence du microbacille aurait pour unique valeur de permettre un pronostic précis par l'examen microscopique d'un cas donné d'alopécie, on pourrait considérer les discussions sur sa valeur causale comme diminuées d'intérêt.

Mais ne voit-on pas, quand une telle pratique est vérifiée par un nombre quotidiennement considérable d'examens et de diagnostics et pronostics portés par le microscope, qu'il est impossible par le fait même de ne pas concéder au microbacille une valeur causale importante ; ne voit-on pas qu'il serait ridicule de prétendre qu'il est le témoin constant de la calvitie, sans avoir part aucune en sa genèse. S'il est toujours présent dans la calvitie séborrhéique, c'est probablement que sa présence y est nécessaire. Il a ses raisons de s'y rencontrer. Autrement pourquoi s'y rencontrerait-il toujours?

Il est évidemment facile de dire : La séborrhée préexiste, le microbacille survient lorsque la séborrhée est établie, parce qu'il vit seulement dans le sébum.

Il faut dans ce cas demander à voir une seule séborrhée sans microbacille. Depuis quatre ans que je la cherche je ne l'ai pas rencontrée.

Quand même il en serait ainsi d'ailleurs, le microbacille garderait encore une valeur de diagnostic et de pronostic qu'il est inutile de souligner. Car soit qu'on l'admette simple témoin ou cause effective de la calvitie, ce qu'il y a de certain, c'est qu'il y existe, et que partout où il habite une région pilaire le poil tombe. Pratiquement cela suffit.

Pourtant je veux encore rappeler à ce sujet, que pour tous les microbes pathogènes la même thèse a été soutenue. Nous devrions connaître, en dermatologie, l'histoire des champignons des teignes, et les dénégations qui ont suivi leur découverte pendant plus de vingt années.

Aucune guerre plus acharnée ne fut conduite contre aucune autre idée scientifique. Il a fallu que les élèves se fassent une opinion malgré leurs maîtres. Jusqu'en 1873, Cazenave s'est inscrit en faux contre cette découverte qui date de 1843.

Et comme toujours, les détracteurs sont ceux qui refusent non pas seulement leur adhésion, mais leur examen. Il est inutile de s'attarder dans ces cas à des polémiques sans fin. Un fait vrai vit toujours plus que ses derniers négateurs. On l'a vu pour Cazenave à propos des teignes. Le même fait se reproduira. Il est consolant.

Résumons l'utilité que l'examen microscopique peut avoir dans les maladies dépilantes diffuses, les plus vulgaires du vertex.

La pratique constante de quatre années, depuis ma découverte du microbacille dans la calvitie, me montre que cet examen peut donner en quelques minutes un diagnostic différentiel entre une séborrhée pure (calvitie) et un pityriasis dépilant ou une séborrhée métissée de pityriasis.

A coup sûr l'examen microscopique dont je parle est bien loin de fournir tous les renseignements que l'examen à l'œil nu peut donner d'emblée au médecin.

Mais il peut confirmer d'une façon certaine un diagnostic hésitant et même permettre un pronostic sérieux, car l'avenir d'un « eczéma séborrhéique » n'est pas celui d'une calvitie.

Ce procédé, comme tous les procédés scientifiques simples, peut être mis en œuvre même par un médecin qui ne serait pas familier de la dermatologie et lui permettre de baser un diagnostic et un pronostic que son examen à l'œil nu ne lui aurait pas su donner faute d'études spéciales.

Dans ces conditions, même si le rôle causal du microbacille dans la calvitie restait entièrement à démontrer, on pourrait ne considérer les réserves à faire sur ce point que comme théoriques.

Qu'on se permette théoriquement toutes les négations qu'on voudra, pourvu que l'on pratique journellement et que l'on contrôle les expériences dont l'exposé vient d'être fait.

Malheureusement celui qui pratique ces examens n'est jamais celui qui doute.

2. — ÉTUDE EXPÉRIMENTALE DE LA CALVITIE, MALADIE MICROBIENNE

La culture du microbacille dans la calvitie, comme dans la séborrhée du corps, s'obtient par les mêmes techniques. Elle demande seulement un peu plus de soin pour être obtenue.

Jamais une culture ne doit être tentée en partant d'un cas dont l'examen microscopique n'a pas été fait au préalable. L'examen microscopique de l'exsudat huileux ou squameux et gras donne à l'œil l'impression du nombre relatif des microbes d'infection secondaire proportionnellement à celui du microbacille.

Il est évident, après ce que nous savons déjà, que l'ensemencement ne doit pas partir de la squame, qui ne peut contenir de microbacilles qu'accidentellement, mais bien du cylindre séborrhéique lui-même. Un savonnage débarrassera d'abord le cuir chevelu des squames les plus grosses. On fera sourdre ensuite, entre deux ongles, quelques cylindres séborrhéiques fins, dont l'ensemencement sera pratiqué par la technique que la séborrhée grasse du visage nous a fait connaître.

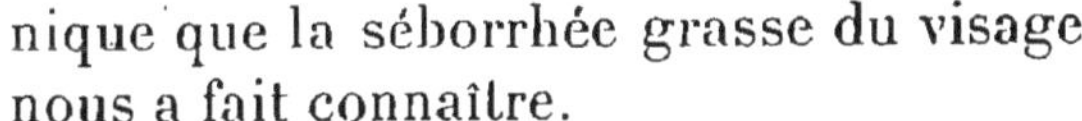

Fig. 62. — Culture du microbacille de la séborrhée en strie sur gélose acide. — Cette figure montre bien la saillie que fait la culture sur le milieu. Elle ne peut donner l'idée de sa couleur propre qui est d'un brun rougeâtre caractéristique.

Lorsqu'il s'agit d'une séborrhée grasse pure et huileuse, le produit de raclage à la lame de verre peut être pris comme matière d'ensemencement. Mais la semence est toujours impure, la manœuvre même du raclage l'ayant souillée des microbes accidentels de surface. Dans tous les cas, l'ensemencement des cylindres séborrhéiques prélevés un par un est plus minutieux, mais très préférable.

Se rappeler d'ailleurs que les cultures bien faites, avec insertion de la matière d'ensemencement dans le milieu de culture, même quand la culture est impure d'abord, redonneront en trente jours une culture pure après la mort des cocci d'infection seconde, comme je l'ai dit ailleurs (voir p. 55).

Pour l'étude des résultats d'inoculation expérimentale, il faut savoir préparer des cultures en milieu liquide fournissant vite une masse microbienne abondante. Voici comment j'ai pu obtenir ce résultat.

Dans un matras de 500 grammes, on prépare 500 centimètres cubes d'un bouillon ainsi composé :

Eau distillée.	500 grammes.
Peptone granulée Chassaing	5 —
Acide acétique cristallisable	II gouttes.
Sulfate de soude	1gr,50
Chlorure de sodium.	5 grammes.

qui est bouilli, filtré, puis stérilisé. On y ajoute à la pipette Miquel, et avec une asepsie absolue, deux jaunes d'œuf frais.

Dans ce milieu, on obtient, par des réensemencements successifs de six en six jours, de matras en matras, une culture dont la rapidité de développement est extrême. Et l'on peut avoir pour tout ensemencement une source indéfiniment renouvelée. J'ai pu préparer ainsi jusqu'à 15 litres de cultures de microbacilles, pour les essais d'inoculation sous-cutanée aux gros animaux.

Malheureusement, je crois encore impossible l'inoculation directe en surface sur la peau de quelque animal que ce soit. Je ne l'ai pu reproduire sur aucun. Jusqu'à preuve contraire, je ne crois pas qu'on puisse acclimater sur un animal de laboratoire le microbacille humain.

Ce résultat n'a rien qui surprenne. Les microbes cuticoles de chaque espèce animale sont spéciaux. La flore habituelle de la peau du cobaye, celle de la peau du lapin, du chien sont tout à fait distinctes. Cette flore est dictée, évidemment, par la nature chimique des sécrétions de chaque espèce. Chaque microbe de la peau a des besoins très exacts et pour lui irréductibles. Transplanté sur un terrain dont la nature est très différente de son terrain propre, il meurt sans se reproduire.

Si l'on songe que les terrains d'élection du microbacille sont des plus particuliers, que chez l'enfant ce microbe ne trouve pas le moyen de pulluler comme chez l'adulte, que le cuir chevelu même de la femme ne lui permet presque jamais de croître et multiplier, alors que seul celui de certains hommes lui donne en abondance les matériaux de choix nécessaires à sa pullulation, il serait vraiment extraordinaire qu'un animal se prêtât à l'inoculation expérimentale, et qu'on pût reproduire artificiellement sur lui le cylindre séborrhéique et le comédon. Après des essais sans nombre, il fallut donc y renoncer.

Il restait à tenter l'expérimentation par d'autres moyens.

Le cocon microbacillaire n'agit pas directement sur la papille pilaire puisque, même à son plus complet développement, il en demeure toujours fort éloigné. On pouvait donc se demander par quel mécanisme il produisait la mort de la papille. Peut-être le microbacille sécrétait-il une toxine diffusible, capable de tuer la papille pilaire. Puisqu'il n'agissait pas directement, peut-être agissait-il sur la papille par sa sécrétion à distance. S'il en était ainsi, l'injection *sous-cutanée* d'une masse microbacillaire contenant cette toxine devait provoquer des dépilations.

Cette hypothèse pouvait, par comparaison, se justifier. Certaines toxines, à la vérité très hautement pathogènes, ont un pouvoir électif pour la substance nerveuse, d'autres un pouvoir d'action sur *certains* leucocytes. Rien ne pouvait prouver à l'avance que cette hypothèse fût dénuée de vérité, tant que le mécanisme d'élection de certaines toxines pour certains éléments anatomiques ne sera pas mieux compris.

Les expériences que j'instituai à ce propos n'avaient pas seulement pour but d'éclairer le mécanisme de la dépilation séborrhéique, elles avaient un but pratique qui me les fit poursuivre longuement. Si l'on avait pu trouver une toxine nocive à la papille pilaire d'une région donnée, on aurait eu un excellent mode de traitement de certaines dermatoses des plus rebelles.

Supposons une toxine nuisible aux seules papilles pilaires dans un rayon de quelques centimètres autour d'un point d'injection, une injection pratiquée au milieu d'une plaque de teigne tondante en eût amené la dépilation spontanée et, par suite, la guérison. Car l'épilation, si elle pouvait être totale, guérirait la teigne tondante, comme on la voit guérir le favus. Et si l'épilation ne guérit pas la teigne tondante, c'est parce qu'elle casse le cheveu malade dans la peau et laisse toujours dans la profondeur un tronçon de cheveu malade dont l'infection parasitaire se perpétue.

Si l'on frappait momentanément de mort les papilles pilaires de la région, la chute du poil teigneux surviendrait par le même mécanisme que la chute du poil séborrhéique. L'expérience du favus nous montre que le cheveu de la teigne tondante expulsé en entier, le cheveu qui lui succéderait repousserait sain. Voilà l'idée qui guidait mes recherches d'une toxine mortifiant la papille pilaire.

Tout d'abord, cette idée parut hautement justifiée par les faits.

Une série de lapins inoculés par voie sous-cutanée d'une quantité notable de bouillon à l'œuf, culture de quinze jours, présentèrent, trois semaines après, les uns une dépilation diffuse énorme de tout le dos, les autres des aires énormes de dépilation *absolue*, dont la surface totale équivalait environ à 3 décimètres carrés.

Un mouton inoculé sous la peau perdait son poil dans toute la région où le liquide d'inoculation avait été porté, sur des aires de 4-6 centimètres d'une rondeur parfaite.

Enfin le cheval inoculé de 250 centimètres cubes du même bouillon à l'œuf présenta, au neuvième jour, une dépilation diffuse considérable, mais sans plaques alopéciques au niveau des piqûres.

Donc, tout d'abord, les expériences sur ce point semblèrent confirmer la réalité de l'hypothèse émise plus haut. Les cultures du microbacille injectées sous la peau semblaient contenir une toxine dépilante.

Plusieurs faits contradictoires vinrent pourtant sinon démentir, du moins infirmer cette conclusion.

Quand les injections amenaient une dépilation locale, comme chez le mouton par exemple, l'examen local montrait un peu de rougeur et de chaleur, par conséquent un processus inflammatoire léger qui pouvait suffire à provoquer la chute de la laine sans intervention d'une toxine dépilante. Bien que chez le mouton, au dire de vétérinaires compétents, aucun processus morbide du même genre ne soit connu, ce processus était trop semblable à celui des alopécies humaines localisées au-dessus d'un foyer inflammatoire, pour qu'on puisse en escompter la valeur au profit d'une toxine spécifique.

D'autre part, chez le lapin, quand on se servait de cultures en bouillon, la masse liquide inoculée qui, dans certains cas, avait dû être augmentée jusqu'à 30 et 40 centimètres cubes, avait évidemment nui à la santé générale de l'animal inoculé. L'inoculation avait amené chez certains lapins inoculés un amaigrissement de plusieurs semaines pouvant s'accompagner, comme toute hecticité, de chute de poil diffuse.

Quand on se servait, au contraire, de cultures évaporées dans le vide à basses températures, on inoculait une matière boueuse causant sous la peau, comme un corps étranger quelconque, une réaction inflammatoire légère. Or les processus inflammatoires sous-cutanés peuvent causer de l'alopécie, je viens de le dire.

Enfin la répétition des expériences pendant une année entière me montra chez quelques animaux témoins, inoculés avec des bouillons à l'œuf stériles, des alopécies moins bien définies à coup sûr et moins caractéristiques que celles que je rappelais plus haut, mais pourtant indéniables.

Un fait surtout me fit abandonner ces recherches. Les aires alopéciques que la culture microbacillaire donne au lapin, on peut dire à coup sûr, ne se reproduisent pas ordinairement au point d'inoculation, mais à longue distance, sur un point quelconque du corps.

Même si la toxine alopécique existait, elle n'était pas maniable; on ne pouvait s'en servir pour produire, en un point voulu, une alopécie humaine, car elle se serait produite aussi bien en un point autre où l'alopécie n'aurait pas eu d'objet, puisqu'elle aurait fait tomber des poils sains et non pas des poils teigneux.

L'absence d'un but pratique me fit abandonner ces expériences trois ans après mes premières recherches sur le sujet; j'avais donné vingt fois l'apparence d'une démonstration à l'hypothèse d'une toxine alopéciante, mais sans avoir pu en démontrer « d'une façon claire, simple et précise (Pasteur) » la réalité absolue.

Je ne crois pas que personne ait, dès lors, repris la série de ces expériences difficiles et qui n'ont pas emporté la conviction de tous.

De toutes façons, si dans les cultures microbacillaires il existe une toxine ayant un pouvoir alopécique, cette toxine est évidemment très faible. Tous les moyens que j'ai tentés pour renforcer cette virulence : cultures anaérobies, cultures intra-péritonéales en sacs (lapins, cobayes), ne m'ont fourni aucun renforcement appréciable de virulence. La question demeure pendante.

Il importe cependant de résumer ce que ces expériences prouvent et ne prouvent pas. La véritable reproduction du mécanisme alopécique de la séborrhée est impossible chez l'animal parce que la pullulation de ce bacille humain sur la peau d'un animal vivant ne peut pas être obtenue.

Ce bacille, comme celui de la lèpre, comme celui du chancre mou, etc..., comme d'autres sans doute, ne se reproduit pas en dehors du milieu humain.

Les inoculations *sous-cutanées* auraient pu prouver quelque chose en ce sujet si elles avaient été suivies d'alopécies locales, régulières, proportionnelles aux quantités de liquide microbien injectées.

Telles qu'elles ont été faites, elles n'ont pas fourni ce résultat d'une manière incontestable. Elles ne peuvent pas prouver que le microbacille possède une toxine alopéciante.

Mais d'abord elles ne prouvent pas que cette toxine n'existe pas. Car l'expérience, se plaçant forcément en dehors de toutes les conditions dans lesquelles se produit l'alopécie séborrhéique, peut rencontrer telle ou telle cause d'insuccès très différente de l'absence de la toxine à démontrer.

Mettons que ces expériences soient nulles, elles ne prouvent pas du moins la non-valeur du microbacille dans l'alopécie. Elles prouvent que ses produits inoculés *sous la peau* ne produisent pas des alopécies régulières, locales, précises, et c'est tout.

En vérité le mécanisme de la dépilation séborrhéique me semble aujourd'hui beaucoup plus simple qu'autrefois.

Depuis lors, en effet, j'ai suivi et examiné le mécanisme de la dépilation qui suit l'eczéma séborrhéique de Unna. Il est identique, l'un et l'autre procèdent des mêmes causes et ne diffèrent que par le degré différent de permanence de leurs causes. Dans les deux cas la mort du poil semble consécutive à l'obstruction pure et simple du follicule. Je m'explique. *Le diverticule épidermique qu'est le follicule pilo-sébacé peut être dans son entier considéré comme une glande à double fonction. Une moitié de cette glande crée du sébum, une autre moitié le poil, par deux fonctions épidermiques différenciées, et le poil, comme le sébum, est proprement un résultat de sécrétion et de sécrétion épithéliale. Le sébum résulte d'une production cellulaire comme le poil.*

Toute obstruction du canal pilo-sébacé, canal commun d'excrétion de ces deux glandes, retentira sur l'organe de sécrétion, sur le fond de la glande sébacée comme sur la papille pilaire.

La papille tombera et se renouvellera incessamment, comme la glande sébacée s'hypertrophiera incessamment.

Que le bouchon qui ferme le canal pilaire soit corné et superficiel (eczéma séborrhéique), ou plus profond, sébacé, corné et microbien (séborrhée), la même altération papillaire lui succédera et les deux maladies n'auront au point de vue de la dépilation qu'une seule dissemblance qui proviendra de leur siège anatomique différent. Comme les pityriasis sont superficiels, facilement pénétrables aux agents médicamenteux, et curables, l'alopécie qui les accompagne sera curable comme eux. Au contraire les cocons séborrhéiques sont en très grande majorité impénétrables aux agents médicamenteux. Cette infection est impossible à stériliser. La cause de l'alopécie demeurant, la dépilation persistera, se renouvellera et deviendra à la longue définitive.

Un argument vient encore appuyer la réalité de ce mécanisme. Si la toxine alopécique existait, un cocon microbacillaire dans un follicule devrait aussi bien faire tomber, par la diffusion de sa toxine, les poils des follicules voisins que le poil du follicule même qu'il occupe.

Or ce fait, que d'abord j'ai cru vrai, m'est démontré erroné. Le cheveu voisin d'un follicule infecté ne tombe pas. Celui-là seul tombe, qui habite le follicule infecté. Il semble que ce fait s'oppose à l'existence d'une toxine alopéciante.

Au contraire, dans l'hypothèse opposée, le poil ne tombe qu'à cause des troubles papillaires résultant d'une occlusion du follicule. Dans ces conditions, le poil du follicule voisin, s'il n'est pas infecté lui-même, n'a aucune raison de subir une atrophie analogue. C'est ce que l'examen anatomique sérié de lésions séborrhéiques montre. A côté de follicules séborrhéiques on retrouve des follicules non infectés, intacts, contenant un cheveu de tous points normal (fig. 74, *fs*).

Quoi qu'il en soit de ces causes et de ce mécanisme, il demeure certain : 1° que le microbacille existe dans toute calvitie; 2° qu'il y existe dans tous les orifices pilaires dont les cheveux tombent.

Hors ces deux points qui sont établis, le reste des faits peut être livré à la discussion. Mais la consécution de ces deux faits est établie et absolue.

Je ne puis pas ne pas rappeler ici encore la démonstration qu'apporte à ces faits l'*acné chlorique.*

Sous l'influence des vapeurs de chlore inhalées, l'infection microbacillaire se multiplie à la surface du corps humain. Après s'être développée en ses lieux d'élection, elle les dépasse, elle s'étend à la presque totalité du corps.

Ainsi l'acné chlorique au cuir chevelu, après avoir diffusément couvert le vertex, envahit en même temps les tempes et les régions pariétales.

En cette acné chlorique nous rencontrons les cylindres séborrhéiques et les comédons placés au hasard un peu partout.

Cela est anormal, dira-t-on. Évidemment. Dans un tel cas, l'acné sous l'influence de l'intoxication chlorique dépasse partout les limites de son domaine ordinaire.

Mais ce qui nous importe ici, c'est surtout l'alopécie qui en résulte. Voilà la démonstration absolue du pouvoir alopécique du cocon microbacillaire.

Sur les régions pariétales et temporales, normalement respectées par l'infection et par conséquent toujours indemnes de calvitie, dans l'acné chlorique, nous trouverons des surfaces énormes criblées de cocons séborrhéiques et de comédons... et *chauves proportionnellement.*

Chaque orifice occupé par un cylindre sera veuf de son cheveu, comme dans la calvitie vulgaire. Ainsi la chevelure d'un sujet atteint d'acné chlorique, de même qu'elle montrera des comédons hors de leur siège ordinaire, montrera une calvitie atypique.

En considérant ces faits je ne puis m'empêcher de penser que les expériences que j'ai instituées avant de connaître l'existence de l'acné chlorique devront être reprises avec elle.

Quel que soit le mécanisme intime de l'acné chlorique, il est certain que l'inhalation de vapeurs de chlore naissant favorise l'infection séborrhéique de la surface cutanée.

Peut-être soit sur l'homme, soit sur les animaux faudra-t-il se servir des inhalations chloriques pour tenter les inoculations séborrhéiques expérimentales. J'ai l'intime conviction que c'est par l'acné chlorique expérimentalement étudiée que l'on donnera les dernières preuves du rôle causal du microbacille dans la séborrhée et qu'on pourra déterminer le mécanisme de son action.

V

ANATOMIE PATHOLOGIQUE DE LA CALVITIE

1. — MÉCANISME DE L'INFECTION SÉBORRHÉIQUE

Il est infiniment remarquable de voir dans toute la série des êtres microscopiques les moyens souvent très complexes, par lesquels leur reproduction et leur perpétuité se trouvent assurées. Pour ceux qui aiment la recherche des causes finales, c'est là une source de réflexions.

Par un hasard de contact que la cohabitation et le baiser rendent aisé, le microbacille passe d'un individu sur un autre. Il trouve ou ne trouve pas un terrain propice. S'il le rencontre, il se multiplie dans la sueur et le sébum effusé à la surface de la peau; il se multiplie jusqu'à atteindre l'orifice d'un follicule où ses générations pourront vivre.

Ses progrès se font lentement car il n'a pas de mouvements propres. Ses unités se produisent à la file l'une de l'autre, il n'a pas d'autres moyens de locomotion.

Ainsi une unité se trouve arriver à l'orifice pilaire. Peut-être même le microbe déposé à la surface de la peau n'y peut-il pas croître et faut-il que le hasard — un hasard sur dix mille autres — porte son germe au point même où il peut grandir, à l'orifice pilo-sébacé.

A partir de ce point nous le suivons. Nous pouvons surprendre encore intacts, au point même où ils ont vécu et se sont multipliés, les rubans mycéliens, faits de bactéries placées bout à bout et tapissant la surface d'un poil dans l'orifice folliculaire.

Dès lors le développement de l'infection est assuré, son degré de développement ne sera limité que par l'état plus ou moins réfractaire de la peau sur laquelle elle se trouve fixée. Indéfiniment les unités microbiennes se multiplieront; à mesure qu'elles augmenteront de nombre, leur pouvoir de multiplication s'accroîtra géométriquement. La colonie séborrhéique sera constituée.

L'épiderme folliculaire réagit. Il produit une première lame cornée d'exfoliation qui va enrober la colonie et l'entourer d'une tunique résistante. Derrière elle, une autre naîtra, puis une autre, et voilà les enveloppes du filament séborrhéique formées.

La glande sébacée réagit à son tour. Voilà le flux séborrhéique jusque-là imperceptible aux yeux qui va devenir visible et progressivement plus abondant.

Il semble qu'il va nettoyer le follicule pilo-sébacé de tout son contenu microbien. Mais la colonie microbienne est adulte. Elle comprend des myriades d'individus. A mesure qu'elle est expulsée en surface, elle se reforme par la profondeur.

Et le flux séborrhéique va disperser à la surface de la peau d'innombrables unités microbiennes. Au hasard de l'effusion, des grattages ou des simples contacts, les unités essaimées du follicule infecté vont ensemencer d'autres follicules voisins ou distants. Et plus le flux séborrhéique sera copieux, plus sûre sera l'infection de proche en proche. Ainsi, en quelques mois, l'infection s'est constituée sur toutes les surfaces que les conditions anatomiques, physiologiques locales et les conditions physiologiques générales de l'individu lui laissent prendre. A partir de ce moment, l'infection constituée se perpétuera sur le terrain qu'elle a conquis, gagnant plus lentement le terrain du voisinage moins propice à son développement ou mieux défendu.

Et l'espèce microbienne est assurée de se perpétuer pendant des années sur le même individu et par ses contacts nécessaires d'être transportée sur d'autres [1].

[1] Cette loi de perpétuité des espèces, qui se manifeste pour les microbes comme pour tous êtres vivants, est aisément compréhensible pour les bac-

L'infection microbacillaire une fois constituée dans le follicule s'accompagne invariablement de trois symptômes qui sont : le flux séborrhéique, la chute du poil dont le follicule est infecté et l'hypersécrétion des glandes sudoripares de son voisinage.

Nous devons examiner successivement le mécanisme pathogénétique de ces trois phénomènes, ou du moins ce que nous savons à ce sujet.

2. — MÉCANISME DU FLUX SÉBORRHÉIQUE

Le flux séborrhéique est le phénomène morbide qui suit le plus immédiatement au cuir chevelu comme partout l'infection microbacillaire. Nulle part il n'est plus marqué que dans les calvities graves.

Ce que nous savons de certain à son sujet, ce sont les phénomènes histologiques qui l'accompagnent ; son mécanisme même peut encore prêter à la discussion.

Est-ce la toxine microbienne elle-même qui par l'empoisonnement de la glande produit sa suractivité et son hypertrophie? Le fait est douteux.

Il semble plus probable que l'infection microbienne agit plus simplement et mécaniquement par la seule obstruction plus ou moins complète du canal pilo-sébacé, ou par irritation de voisinage, à la façon d'un corps étranger.

téries des surfaces cutanées, dont tous les contacts assurent le réensemencement. Mais cette loi devient saisissante quand on connaît les modes exclusifs de transmission de certains microbes hautement pathogènes, qui ne peuvent vivre que dans des organes internes normalement inattaquables par l'extérieur. J'en donnerai pour exemple le virus rabique. Il n'existe ni dans le sang, ni dans les ganglions, ni dans la chair musculaire, ni dans aucun organe splanchnique des enragés, sauf dans les centres nerveux, les nerfs, les glandes salivaires et le pancréas. Il en résulte que pour se reproduire, le virus rabique introduit par morsure ou érosion ne peut se développer qu'au long des cordons nerveux allant de la morsure à la moelle ou au cerveau, et que *si* sa pullulation intra-cérébrale ne donnait pas à l'animal des hallucinations terrifiantes et du délire de persécution, *si* de ce fait l'animal rabique n'était pas conduit à mordre, *si* en même temps sa salive n'était pas la seule partie de son corps où le virus se rencontrât vivant hors des centres nerveux, *si* l'une seulement de ces trois conditions se trouvait ne pas exister, non seulement la perpétuité du virus rabique ne serait pas assurée, mais il est assuré qu'il ne se fût jamais reproduit.

× Ce qui est certain, c'est l'hypertrophie glandulaire progressive et à la longue colossale qui suit régulièrement l'infection chronique microbacillaire.

Toutes les figures que nous donnons de l'infection séborrhéique pourraient être prises comme exemple. Nous n'y insisterons pas.

L'hypertrophie de la glande sébacée n'est pas une hypertrophie passive, par refoulement de ses produits de sécrétion. C'est une hypertrophie active. La glande peut être décuplée de volume, mais elle présente ses digitations remplies de cellules sébacées normales, ayant tous leurs attributs propres. Aucune de ces cellules ne donne l'idée d'une dégénérescence. Non seulement chaque lobe de la glande sébacée est augmenté de volume, mais il semble que ses digitations soient augmentées de nombre. Ce fait ne peut même pas faire de doute quand on examine ces glandes dans la peau du scalp d'un chauve. Chacune a certainement fait de toutes pièces des digitations neuves (fig. 69).

Toute la glande est enveloppée d'une écorce conjonctive qui semble s'être épaissie et densifiée par refoulement, ce que le développement de la glande sébacée rend compréhensible. Et cette ceinture conjonctive montre un plus grand nombre de cellules fixes et de cellules migratrices qu'à l'état normal.

Je me suis étonné, je l'avoue, de ne jamais trouver, au-dessous des filaments séborrhéiques clos qui obturent le canal pilo-sébacé, une accumulation de sébum.

Je m'étonne encore, étant donnée l'opinion classique qui fait de la glande sébacée une glande holocrine dont le produit serait un deliquium cellulaire, de ne pas trouver au-dessous du comédon les déchets visibles de cette fonte cellulaire, des débris membraneux de cellules ou des débris de leurs noyaux. On n'en rencontre nulle trace.

Est-ce que le sébum ne proviendrait pas, comme on l'a cru, d'une fonte cellulaire *totale*, mais d'une fonte au contraire partielle, chaque cellule expulsant son contenu huileux sans mourir et se reformant sur place? Je ne hasarde cette opinion qu'avec réserve, car elle heurte une doctrine consacrée; pourtant à bien examiner tant de préparations qui ne montrent jamais le moindre cadavre cellulaire dans le canal pilo-sébacé, l'idée que j'exprimais ne peut pas ne pas sembler légitime.

Peut-être au contraire la mort des cellules sébacées ne se produit-elle pas, simplement parce que le canal excréteur de la glande demeure bouché. Et dans ce cas les cellules sébacées, demeurant vivantes sur place, seraient la cause passive de l'hypertrophie totale de la glande.

Je laisse le problème non résolu.

3. — MÉCANISME DU FLUX SUDORAL. HYPERHIDROSE

L'hyperhidrose à la surface des régions séborrhéiques est un phénomène constant, sauf au visage où je ne l'ai pas vue de façon certaine. Même au visage pourtant, quand on exprime la peau d'une région séborrhéique, on peut y faire sourdre des gouttelettes de sueur, mais je n'y ai pas observé d'hyperhidrose *spontanée*, *visible*, proportionnelle à l'intensité du flux sébacé. Cette hyperhidrose, constante dans l'infection séborrhéique du cuir chevelu, est moins aisément explicable encore de façon certaine que le flux sébacé lui-même.

Anatomiquement, dans la séborrhée chronique du scalp, on trouve les glandes sudoripares un peu plus volumineuses que dans les coupes de cuir chevelu normal. Le calibre de leurs circonvolutions est un peu large, un peu béant. Je n'y ai pas trouvé par la réaction osmique ces granulations de graisse que M. Unna y avait cru voir.

Le glomérule sudoripare est dans la calvitie entouré d'un grand nombre de cellules migratrices, dont la plupart sont du type des mononucléaires, et des mastzellen d'Erlich à protoplasma granuleux basophile et à noyau pâle bilobé.

Comment cette hypertrophie et cette hypersécrétion sudoripares surviennent-elles dans la séborrhée?

Je n'y vois que le témoignage de l'état de réaction inflammatoire légère ou mieux irritative, dont tous les éléments de la peau témoignent également.

Dans la séborrhée, on trouve les capillaires dermiques entourés d'un manchon de cellules conjonctives et migratrices

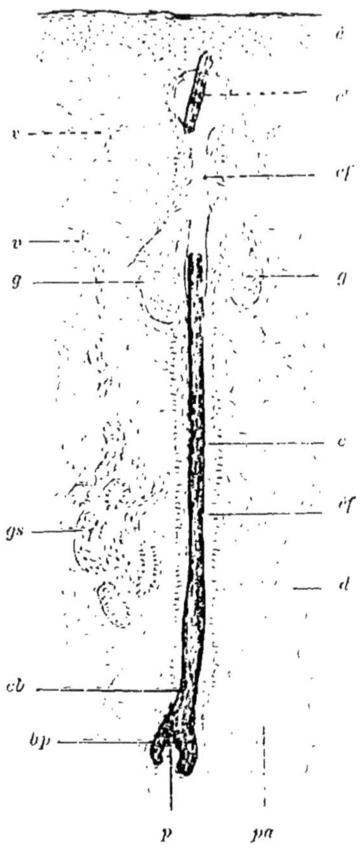

Fig. 65. — Follicule pilaire normal du cuir chevelu. (Grossissement de 60 diamètres.)

e, épiderme. — *v*, vaisseaux. — *g*, glande sébacée. — *gs*, glande sudoripare. Remarquer sa situation au long d'un follicule pilaire auquel elle est adossée. — *c*, cheveu. — *c'*, fragment supérieur du cheveu séparé du corps du cheveu par suite de sa direction incurvée. — *cf*, cavité du follicule. — *ef*, épiderme folliculaire. — *d*, derme. — *pa*, pannicule adipeux sous-cutané. — *p*, papille pilaire. — *bp*, bulbe pilaire. — *cb*, collet du bulbe.

mince mais très net. Ce fait à lui seul indique que toute la peau réagit dans son ensemble : les glandes sudoripares réagissent de même, non pas plus.

J'ajouterai une remarque à ce sujet.

Les glandes sudoripares sont décrites comme des glandes libres de toute attache avec aucun autre organe quelconque de la peau. Elles sont disséminées de-ci, de-là, et presque au hasard, ayant leur canal d'excrétion propre. Elles ne semblent aucunement annexées au follicule pilo-sébacé.

Pourtant, quand on examine un cuir chevelu atrophique où les follicules pilaires ont en grande partie disparu et se trouvent remplacés par le simple étui connectif qui leur servait de squelette externe, on remarque que les glandes sudoripares se trouvent presque invariablement adossées à ces piliers connectifs.

Alors leurs accointances avec le follicule pilaire deviennent très frappantes. Leur glomérule toujours profond et souvent presque hypodermique se trouve accolé à l'étui conjonctif externe folliculaire, et en partie incrusté en lui. De même le canal excréteur de la glande sudoripare, qui suit un chemin vertical, longe le follicule dans toute sa hauteur et vient s'ouvrir très près de lui (fig. 65, 66, 68, etc.).

Sur une série de coupes examinées à ce point de vue, il est aisé de voir que plus des deux tiers, presque les trois quarts des glandes sudoripares sont ainsi accolées à des follicules et en partie comprises en leur charpente fibreuse. Rien d'étonnant dès lors qu'elles participent plus que le reste du derme à une réaction dont tout le derme montre la trace, mais qui se trouve plus marquée dans l'appareil pilo-sébacé, siège de l'infection microbienne.

4. — MÉCANISME DE LA CHUTE DU POIL

Le troisième phénomène caractéristique de la séborrhée en tous sièges est la mort du poil qui habitait le follicule infecté, ou pour parler plus exactement la mue pilaire [1] répétée de ce follicule. C'est lui que je vais envisager maintenant.

[1] *Le mot* est de L. Jacquet, il est très exact et je l'adopte très volontiers.

La mort et la chute du poil sont des phénomènes fréquents, normaux même et périodiques chez plusieurs espèces animales, normaux chez l'enfant après la naissance.

Anormalement, ces phénomènes peuvent se renouveler après un grand nombre d'intoxications, d'infections générales, d'infections superficielles et de maladies cutanées.

Le phénomène de la chute du poil est le même en tous ces cas, il s'effectue toujours de la même façon, par une série d'actes réguliers, qui ne font partie absolue, pas plus de la séborrhée que de la pelade, ou de l'infection typhoïde ou syphilitique. En tous ces cas, c'est le même acte toujours,

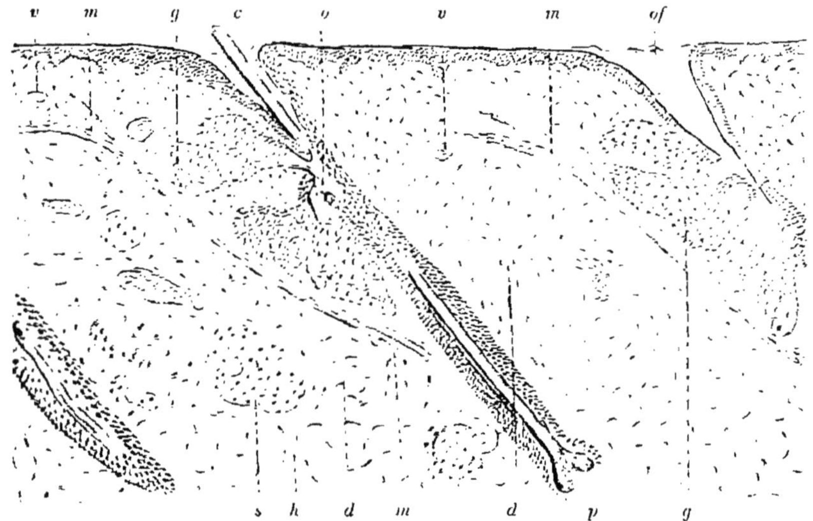

Fig. 64. — Cuir chevelu normal. Coupe verticale. (Grossissement de 40 diamètres.)

of, orifice pilaire. — *c*, cheveu. — *v*, vaisseau gorgé de sang. — *o*, orifice des glandes sébacées dans le follicule. — *g*, glande sébacée. — *m*, muscle érecteur du cheveu. — *s*, glande sudoripare. — *h*, hypoderme. — *d*, derme. — *p*, papille pilaire.

dont la cause première varie, mais dont le mode ne varie pas.

Comme nous le rencontrons ici pour la première fois, nous devons le décrire suffisamment pour que le lecteur en puisse suivre sans lacune les phases diverses. Nous le devons d'autant plus que la séborrhée fournit les exemples anatomiques les plus parfaits de l'alopécie par atrophie papillaire, et que l'alopécie séborrhéique microbacillaire est le type le plus complet qu'on puisse présenter de toute la série des alopécies *simples* d'origine externe ou interne.

Pour que l'ensemble des phénomènes dont l'exposé va suivre soit intelligible, ce qu'il faut d'abord comprendre, c'est que l'organe qui, placé au fond du follicule, fabrique le poil et qui est *la papille pilaire*, est par lui-même reviviscent, et que l'avulsion du poil ou la mort du poil entraînent l'interruption des fonctions de la papille, mais non pas sa mort.

Le fond du follicule pilaire n'est pas constitué comme un cul-de-sac, mais comme un cul-de-bouteille. Il présente en effet un ovoïde *saillant dans sa cavité*, constitué par du tissu conjonctif, des vaisseaux et des nerfs. Et c'est à sa surface une rangée de cellules *épidermiques* qui recouvre la papille, dont la fonction différenciée produit le poil au lieu de produire de l'épiderme, ou comme la glande sébacée, du sébum. Qu'une cause suspende la fonction papillaire, on verra la saillie de la papille s'effacer graduellement et disparaître. Ainsi le fond du follicule change sa forme première et revient à la forme d'un cul-de-sac. Le poil a perdu à la fois son point d'attache et de formation.

Lorsque le cheveu était vivant, il se terminait par une demi-capsule creuse coiffant la papille et adhérant à elle : poil à bulbe creux (vivant) (fig. 77). Maintenant son extrémité adhérente s'est allongée, elle a pris la forme d'une racine pivotante, d'un navet qui serait couvert d'écailles (ce sont les cellules corticales, dernières faites). Et ces écailles s'engrènent avec les cellules épidermiques indifférentes des parois folliculaires [1].

Ainsi détaché le poil ne tombe pas de suite, il tient encore par sa profondeur d'insertion, et son ascension dans le follicule, jusqu'à son expulsion au dehors, prendra encore quelques semaines; mais dès lors cette expulsion est fatale et ne pourra pas ne pas survenir.

On trouve ainsi des poils à demi expulsés, ne tenant plus au follicule que par leur adhérence latérale. Arrive bientôt un

(1) Comparer figure 78 l'aspect de la racine du cheveu vivant *chn* à celle des trois cheveux morts placés à côté de lui. Même à ce très faible grossissement la différence entre eux est saisissante.

frottement ou une traction minime qui achève de les détacher et les enlève.

Mais pendant ce temps qu'est devenu le follicule? A mesure que le poil détaché qui l'occupe encore monte vers l'orifice

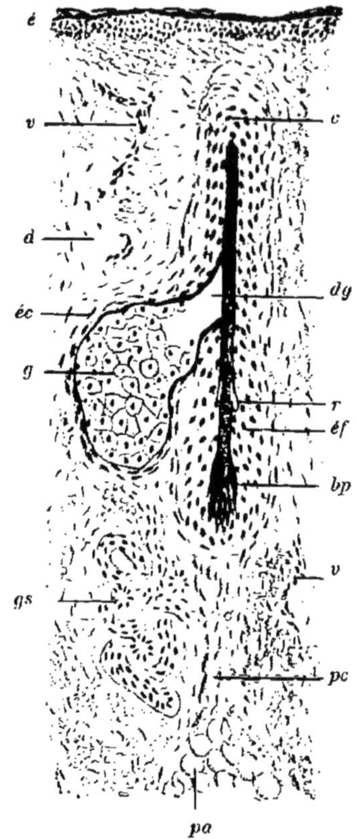

Fig. 65. — Atrophie folliculaire dans la séborrhée du cuir chevelu. (Grossissement de 50 diamètres.)

é. épiderme de surface. — *v*, vaisseau dermique. — *d*, derme. — *g*, glande sébacée. — *gs*, glande sudoripare encastrée dans la charpente conjonctive du follicule. — *éf*, épiderme du follicule. Ce follicule obliquement coupé en haut et dont la partie supérieure n'existe pas dans cette coupe, contient un poil à bulbe plein *bp* en voie d'expulsion. Son expulsion est marquée par le retroussis épidermique *r*. Remarquer en *éc* l'écorce conjonctive épaissie du follicule en *pc*, formant un pilier conjonctif qui était l'étui du follicule lorsque celui-ci descendait jusqu'au pannicule adipeux *pa*. — c, section oblique de l'épiderme folliculaire. — *dg*, déversoir de la glande sébacée dans le follicule.

pilaire, la paroi épidermique du follicule se resserre pour combler le puits folliculaire inutile, les cellules arrivent ou à peu près à coalescence, c'est-à-dire que le tube cylindrique creux bordé de cellules épithéliales est devenu un cordon plein, de diamètre plus restreint.

Souvent ce bourgeon épithélial subit même une régression et une atrophie considérables en hauteur. A mesure que le poil mort qu'il contient est évacué, son enveloppe épidermique folliculaire semble se rétracter, remonter et disparaître avec lui (fig. 65).

Alors au-dessous du follicule persiste une sorte de cordon fibreux vertical (fig. 65, *pc*). Voici comment il survient :

Chaque follicule est revêtu dans toute sa hauteur d'une mince couche de tissu conjonctif un peu densifié, dont les faisceaux ont une direction grossièrement verticale et qui lui constituent un squelette externe.

Lorsque le canal épithélial folliculaire privé du poil qu'il contenait diminue de hauteur et remonte vers la surface, la place qu'il occupait avant cette métamorphose régressive reste marquée par un cordon conjonctif plein constitué par l'accolement des fibres verticales qui doublaient l'épiderme folliculaire. Ce faisceau subit lui-même une légère rétraction ascendante déprimant la face profonde du derme. Et dans le cône creux ainsi formé le pannicule adipeux sous-cutané s'engage (fig. 65, *pc*). Mais le phénomène ne s'arrête pas là, bientôt on voit naître, au-dessous du follicule ancien terminé en cul-de-sac, un bourgeon épithélial plein, oblique sur l'ancien follicule et renflé à son extrémité profonde. C'est ce bourgeon qui va, en s'allongeant vers la profondeur, refaire le follicule nouveau et le poil neuf.

Bientôt l'extrémité inférieure de ce bourgeon se différencie, les cellules qui le formaient se partagent d'une part en une demi-sphère inférieure qui sera la papille nouvelle et font d'autre part au-dessus d'elle une capsule hémisphérique qui la coiffe, formée par la rangée de cellules mères qui vont fabriquer le poil nouveau. Ces deux points séparés par une zone mince (fig. 66, *bé*).

Bientôt la demi-sphère inférieure aura repris tous les attributs d'une papille vraie, et la capsule qui la coiffe va s'allonger indéfiniment et devenir un poil neuf, en lame de sabre courbe, occupant l'axe du bourgeon épithélial qui sera le follicule nouveau. C'est ce que les deux figures ci-contre (fig. 66 et 67) montrent de façon assez claire pour me dispenser de plus longs détails.

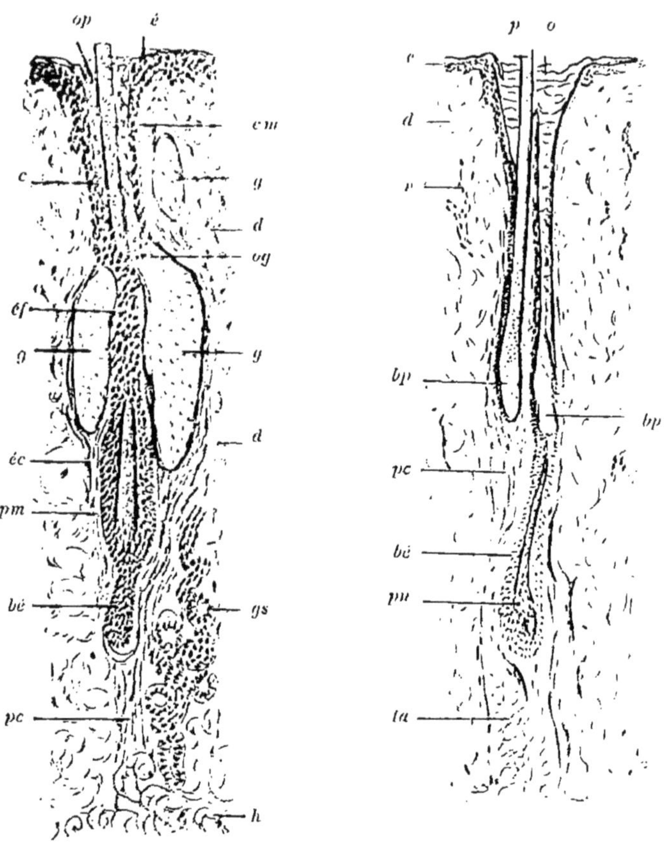

Fig. 66. — Mécanisme de remplacement du cheveu dans la séborrhée du cuir chevelu. (Grossissement de 60 diamètres.)

cm, cheveu mort. — *op*, orifice pilaire. — *é*, épiderme. — *d*, derme. — *c*, canal pilosébacé. — *g*, glande sébacée. — *og*, orifice de cette glande dans le follicule. — *éf*, épiderme folliculaire. — *éc*, écorce conjonctive du follicule. — *pm*, bulbe plein du cheveu mort. — *bé*, bourgeon épidermique qui fera un nouveau cheveu. — *pc*, pilier conjonctif occupant la place du follicule ancien et au travers duquel le bourgeon épidermique *bé* va s'insinuer en s'allongeant. — *h*, hypoderme. — *gs*, glande sudoripare encastrée dans l'étui conjonctif du follicule.

Fig. 67. — Remplacement d'un cheveu mort par un cheveu nouveau dans la calvitie. (Grossissement de 40 diamètres.)

o, orifice pilaire dans lequel viennent déboucher deux follicules. — *p*, cheveu mort. — *é*, épiderme. — *d*, derme. — *v*, vaisseaux dermiques. — *bp*, bulbe plein. — *bé*, bourgeon épidermique de rénovation du cheveu contenant déjà un cheveu neuf *pn*. Ce bourgeon s'insinue à travers le pilier conjonctif *pc* marquant la place du follicule ancien. — *ta*, travée verticale de pannicule adipeux souscutané dans pilier de tissu conjonctif *pc*.

Rien n'est plus démonstratif sur tous ces points que les coupes histologiques pratiquées à ce moment sur un cuir chevelu en rénovation pilaire.

Souvent le poil mort est à peine à demi évacué, il occupe encore la moitié du follicule ancien, qu'on voit déjà, au-dessous de lui, le bourgeon épithélial nouveau occupé par un poil neuf (fig. 67).

Bientôt le poil mort tombera et le poil nouveau émergera peu après du même orifice pilaire. La mort du poil, son expulsion, et la rénovation du poil nouveau se seront effectuées par le même mécanisme que le remplacement de la dent de première dentition par la dent seconde.

Ce qui sépare surtout ces deux phénomènes, c'est que la rénovation du poil paraît pouvoir se faire un nombre de fois presque illimité.

L'opinion du vulgaire qui croit la renaissance du poil impossible est basée sur des faits vrais et sur d'autres erronés.

1° La calvitie vraie une fois faite est cliniquement définitive. Le poil qui tombe ne se renouvelle donc pas toujours.

2° Le poil qui tombe emporte à sa base son renflement terminal. Or ce renflement, dans la langue usuelle comme dans la langue médicale, est appelé bulbe, et le mot de bulbe évoque l'idée d'un centre de formation. Dire que le poil tombe avec son bulbe semble dire avec l'organe qui le formait, ce qui implique une mort totale.

Cette idée est fausse puisque le bulbe n'est pas l'organe qui fait le cheveu, puisque le bulbe, c'est seulement la partie dernière-née du cheveu, au-dessus de la papille qui seule a le pouvoir de le former.

Or si la papille meurt vraiment et totalement dans un certain nombre de maladies, ce n'est pas le cas ordinaire, et ce n'est pas le cas dans la calvitie comme nous le verrons mieux tout à l'heure.

Ainsi, l'organe qui fait le cheveu, la papille pilaire est sujette à des disparitions apparentes totales suivies de renaissances. Et ce phénomène très complexe paraît quasi normal puisque d'abord il survient spontanément après la naissance, et puisqu'il se reproduit toujours identique à lui-même sous l'influence des causes les plus diverses : traumatisme ou érysipèle local, fièvre typhoïde, puerpéralité, syphilis, pelade ou calvitie séborrhéique.

En lui-même ce n'est pas un processus spécifique de la séborrhée, mais un processus fréquent et banal : ce qui est particulier dans les troubles papillaires de la calvitie, c'est leur évolution.

5. — DES MUES PILAIRES SUCCESSIVES DE LA CALVITIE SÉBORRHÉIQUE

Dans la calvitie, la papille d'un follicule séborrhéique subit le processus régressif que nous venons de décrire, non pas une fois, mais dix fois, cent fois. Elle ne cesse pas de recommencer, à des échéances plus ou moins proches les unes des autres, la même série de phénomènes de rénovation et de disparition.

C'est là le seul fait — évolutif — caractéristique de l'alopécie séborrhéique.

Alors même que l'infection séborrhéique d'un même follicule est stable, permanente, comme dans un follicule occupé par un kyste-comédon, la papille morte se régénère au-dessous de lui. Elle refait un poil qui meurt de nouveau, par atrophie papillaire. La papille se reforme encore une fois, deux fois, trois fois, donnant naissance à de nouveaux poils qui meurent encore. Et rien ne peut nous donner une idée certaine du nombre d'évolutions qu'une même papille pilaire peut subir.

Pourtant, lorsqu'on trouve dans le même follicule pilaire, transformé en carquois, quinze ou vingt follets isolés, terminés chacun à leur base par un bulbe plein, force est bien de comprendre qu'ils ont été formés par la même papille, et que cette papille est morte, autant de fois qu'il existe dans le follicule de cadavres de poils à bulbe plein.

Toutefois, il y a des degrés dans le pouvoir de rénovation de la papille pilaire. Suivant le cas, elle peut former deux poils ou cheveux, très différents l'un de l'autre, des poils *adultes* ou des poils *follets*.

Certaines régions du corps ne portent jamais que des poils follets (régions dites glabres), d'autres des poils adultes qui ne dépassent jamais une certaine longueur (sourcils, aisselles, pubis), d'autres des poils adultes de croissance indéfinie (barbe), d'autres enfin des cheveux, à la vérité plus différents des autres poils, comme aspect, à l'œil nu qu'à l'examen microscopique.

Or une papille, qui de par son siège au cuir chevelu devrait former un cheveu adulte, peut ne plus donner lieu qu'à un poil follet. Elle a donc subi un trouble régressif, et ce trouble peut être et demeurer permanent.

Entre le poil adulte et le poil follet deux différences de structure existent qui sont caractéristiques. Le follet est dépourvu de cellules médullaires différenciées, et ses cellules corticales sont dépourvues de pigment.

Dans le cheveu ou poil adulte, examiné sur une coupe verticale, on trouve depuis son axe jusqu'à sa paroi trois zones :

1° Une double rangée axiale de cellules *médullaires.*

2° Une couche épaisse de cellules dites à tort *corticales.*

3° Une écorce vraie ou *cuticule* (1).

Dans le cheveu adulte et le follet, cette cuticule reste la même.

Mais les cellules corticales qui forment la masse du cheveu ne présentent plus leurs grains de pigment normaux.

Et la double rangée de cellules médullaires disparaît.

Il y a donc, au microscope et à l'œil nu, une différence considérable entre le poil adulte et le poil follet.

Et quand une papille qui devrait fabriquer un poil adulte fabrique un follet, cela témoigne d'un état régressif ramenant la papille d'une région normalement chevelue à n'être plus que ce qu'elle est dans les régions invisiblement velues et dites vulgairement glabres.

Donc entre son état normal et sa disparition totale il y a pour la papille des régions pilaires un état intermédiaire, celui où l'organe jadis formateur d'un cheveu adulte n'est plus capable de créer qu'un poil de duvet.

(1) Ces détails anatomiques peuvent être étudiés sur la figure 76.

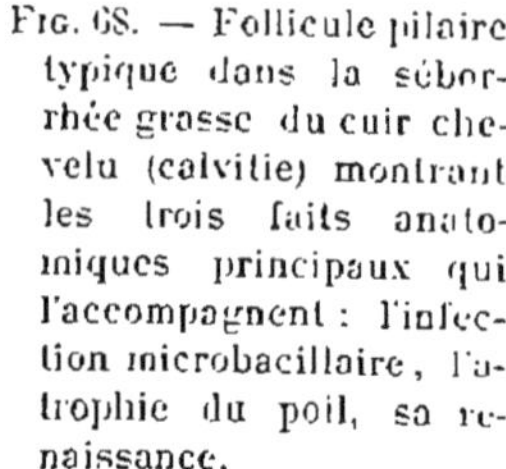

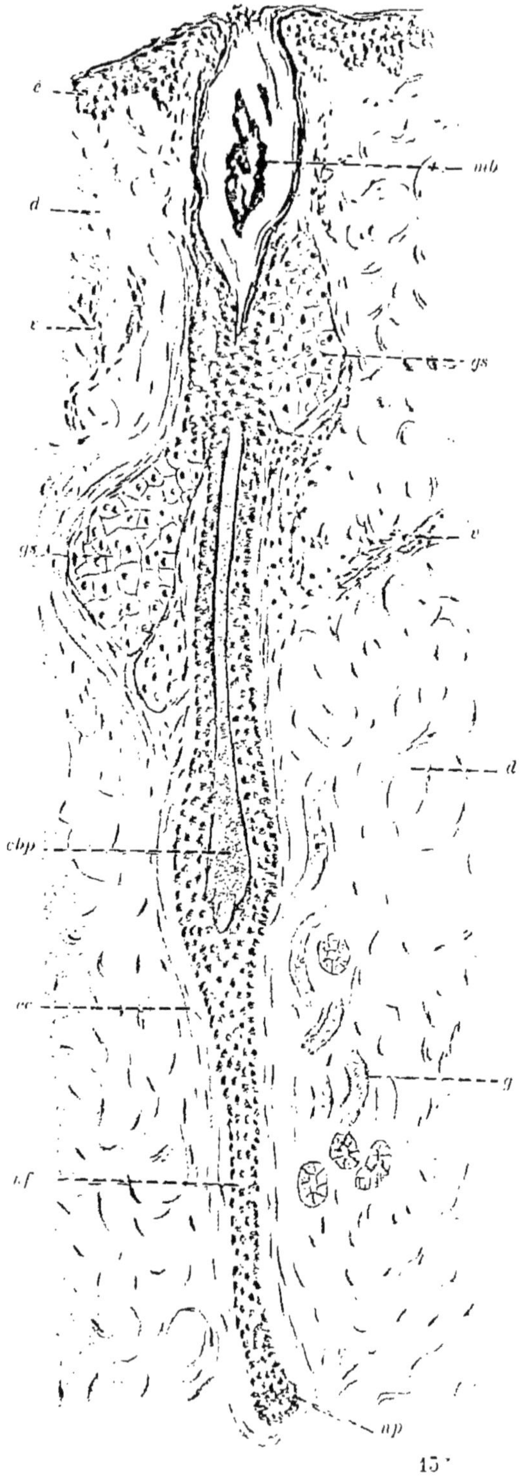

Fig. 68. — Follicule pilaire typique dans la séborrhée grasse du cuir chevelu (calvitie) montrant les trois faits anatomiques principaux qui l'accompagnent : l'infection microbacillaire, l'atrophie du poil, sa renaissance.

mb, colonie microbacillaire au sommet du follicule.
é, épiderme.
d, derme.
v, vaisseau dermique.
gs, glande sébacée.
cbp, cheveu à bulbe plein, c'est-à-dire mort.
éc. étui conjonctif enrobant la totalité du follicule et de ses annexes.
g glande sudoripare au long du follicule.
nf, rénovation du follicule au-dessous du cheveu mort.
np, papille nouvelle qui va faire un nouveau cheveu.

(Grossissement de 80 diamètres.)

Or, si un kyste séborrhéique siège et demeure dans un follicule de région velue, la papille de ce follicule ne fera plus qu'un follet.

Quand au lieu d'un kyste séborrhéique établi il s'agit d'un filament séborrhéique simple, le degré d'atrophie de la papille est variable.

Souvent l'expulsion du cheveu mort entraîne l'expulsion du cylindre séborrhéique en totalité, alors, l'infection ayant cessé, le cheveu tombé peut renaître à l'état de cheveu. Et il semble que cette rénovation d'un poil adulte puisse s'opérer un certain nombre de fois.

Mais, dans d'autres cas, le cheveu qui tombe est remplacé par un follet qui ne deviendra pas un cheveu adulte.

Et dans toutes les séborrhées du vertex on peut voir à peu près uniformément les mues successives des papilles pilaires être régressives peu à peu. En renaissant la papille ne reprend pas l'intégralité de ses fonctions. Chaque fois qu'elle renaît, elle reforme un cheveu un peu amoindri, et finalement un poil de duvet à la place d'un cheveu adulte.

Au point de vue anatomique une telle papille n'est pas morte. Mais au point de vue fonctionnel, une telle papille ne vaut guère plus que si elle n'était pas, car un duvet presque invisible n'a plus rien de commun avec un cheveu long.

Du reste ces troubles sans cesse renaissants de la papille pilaire ne vont pas sans des troubles concomitants de tout l'appareil pilo-sébacé et de son voisinage.

Le follicule dont la papille est arrivée à cet état extrême de régression présente de nombreuses preuves de son infériorité.

Sa forme sinueuse et bizarre révèle le processus atrophique total dont les sécrétions pilaires de la papille témoignent plus manifestement. Ces follicules sont diminués dans leur longueur, atrophiques, recroquevillés, entourés de glandes sébacées devenues colossales et dont le développement semble les étouffer. D'autres parmi ces follicules semblent se laisser facilement distendre par des déchets cellulaires, par des cadavres de poils ; même inhabités certains restent béants et distendus.

Peu à peu aussi la sclérose conjonctive apparaît de plus en plus nette autour des follicules atrophiés.

Des follicules jadis proches mais encore distants les uns des autres arrivent maintenant à confondre en un même infundibulum commun leurs orifices jadis séparés. Et les follets lanugineux qui les occupent ne peuvent plus se voir qu'à la loupe.

Sur des coupes de cuirs jadis chevelus parvenus à ce dernier stade, on ne voit quasi plus que des glandes sébacées. Elles occupent la majeure partie du derme. On trouve entre elles à peine quelques îlots conjonctifs de derme demeurés sains,

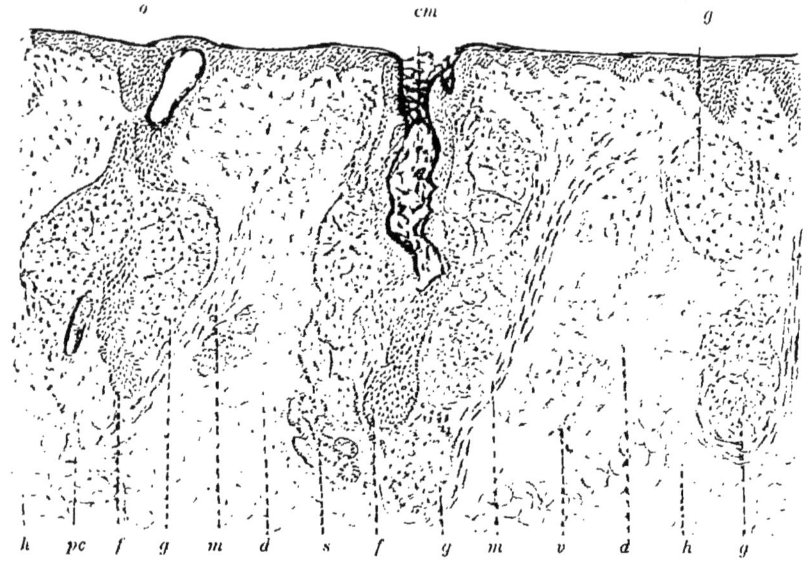

FIG. 69. — Coupe topographique d'un cuir chevelu infecté chroniquement de séborrhée microbacillaire (calvitie définitive, constituée). (Grossissement de 35 diamètres.)

cm, colonie microbacillaire encore en place dans un follicule *f* atrophié et recroquevillé. — *o*, orifice pilaire obliquement coupé et vide. — *h*, hypoderme. — *pc*, pilier conjonctif marquant la place ancienne du follicule atrophié. — *g*, glande sébacée. — *m*, muscle érecteur du poil. — *d*, derme. — *s*, glande sudoripare. — *v*, vaisseaux dermiques.

et cachés entre leurs culs-de-sac les follicules rudimentaires contenant ou non leurs derniers follets à bulbe plein.

A cette période, la calvitie constituée présente des lésions énormes qui du premier jour où la mue pilaire anormale a commencé n'ont pas cessé d'être progressives.

Dans la calvitie les phénomènes qu'on observe sont donc banals en eux-mêmes et identiques à ce que sont toutes les mues pilaires, de quelque cause qu'elles relèvent. Deux choses pourtant y sont spéciales, la constance de l'infection microbacillaire qui en tout siège où elle demeure, produit dans chaque follicule qu'elle a envahi une série indéfinie de mues pilaires répétées.

Et en outre la dégénérescence progressive de la papille dont la fonction s'atténue progressivement à chaque mue qu'elle subit

Là surtout est la chose caractéristique. Jusqu'à la calvitie

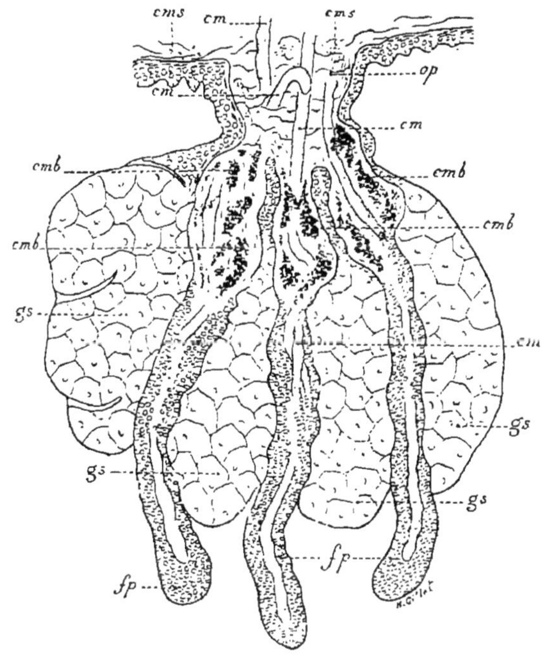

FIG. 70. — *Altération des follicules pilaires dans la calvitie constituée* (1/2 schéma).

cm, cheveu mort. — *cmb*, colonie microbacillaire. — *gs*, glande sébacée — *cms*, colonies microbiennes superficielles (cocci, bacille-bouteille d'infection seconde). — *op*, orifice pilaire commun à trois follicules réunis par sclérose conjonctive de voisinage.

constituée, absolue, totale, complète, les papilles pilaires ne meurent pas. S'il en disparaît totalement, le nombre de celles qui persistent reste à très peu près aussi considérable que sur un cuir chevelu normal. Mais néanmoins leur atrophie progressive amène leur fonction à un degré d'amoindrissement tel que leur disparition absolue passerait désormais inaperçue.

Il est curieux pourtant de voir qu'une atrophie identique et peut-être microscopiquement plus complète de tout le follicule et de sa papille existe en certaines pelades graves d'évolution lente.

En ces pelades l'atrophie est si complète que des groupes de follicules peuvent n'être plus représentés que par des moignons folliculaires, des bourgeons épidermiques infimes que l'on préjugerait incapables de rénover jamais un cheveu adulte.

Et pourtant nous savons tous que ces pelades qui nous présentent un pareil degré d'atrophie pilaire, dans les cas mêmes qui nous ont fourni ces constatations, peuvent se terminer par la résurrection folliculaire intégrale et la rénovation totale des cheveux.

Il y a là un phénomène que l'histologiste ne peut pas ne pas rappeler. L'identité d'atrophie pilaire, papillaire et folliculaire dans les pelades graves est au moins égale à celle que le microscope constate dans la calvitie la plus complète.

Et non seulement il y a identité dans le degré d'atrophie, mais encore dans la forme même d'atrophie, car il peut être microscopiquement impossible de déterminer sur une coupe histologique, si l'on examine un tissu de pelade ou de calvitie.

Eh bien, l'une de ces maladies régresse et guérit. Pourquoi l'autre ne guérit-elle pas? Pourtant, nous venons de le voir, non seulement, il n'y a pas d'impossibilité absolue à la restitution de la papille pilaire, et de sa fonction, dans la calvitie, mais la guérison des pelades graves nous prouve que cette restitution intégrale dans des lésions de forme identique est possible et même fréquente.

Si donc on peut affirmer que nous ne savons pas guérir la calvitie et rendre aux chauves leurs cheveux, il est cependant certain que le problème en soi ne se présente pas scientifiquement comme insoluble, mais seulement comme non résolu à l'heure présente.

6. — DISPARITION PARTIELLE DU MICROBACILLE DANS LA CALVITIE FAITE DU VIEILLARD

Arrivée au point extrême qui constitue la calvitie absolue du vertex, la séborrhée n'a point tout à fait achevé son évolution. Il est curieux d'en poursuivre l'étude sur des cas de calvitie très ancienne chez des vieillards. Son étude réserve encore quelques surprises.

Tant que l'infection séborrhéique a couvert le sommet du crâne et successivement envahi les follicules pour y demeurer à l'état chronique, les lésions d'hypertrophie sébacée, d'atrophie papillaire et folliculaire n'ont pas cessé de s'accentuer, amenant à la longue une atrophie demi-scléreuse de toute la charpente dermique de la peau.

Mais soit que, dans l'âge avancé, les conditions d'ordre général qui permettent l'établissement et l'extension de l'infection, particulièrement l'activité génitale, se soient modifiées et aient retenti sur la maladie, soit encore qu'à force de vivre en un follicule l'infection séborrhéique ait déformé le follicule et ses annexes au point de ne plus pouvoir s'y perpétuer, ce qu'il y a de certain c'est que l'abondanee de l'infection constituée décroît peu à peu, et peut arriver à très peu près à disparaître.

Dans l'extrême vieillesse on peut ainsi trouver à côté des follicules le moins atrophiés, dans lesquels l'infection séborrhéique demeure, d'autres follicules encore plus atrophiés et devenus rudimentaires, d'où l'infection microbacillaire a tout à fait disparu.

Il n'est pas non plus absolument rare de voir à ce moment le crâne nu, lisse, poli et luisant depuis trente ans et plus, se recouvrir de duvet visible, et l'examen microscopique montrer dans des groupes folliculaires atrophiés une ou deux papilles qui ont refait un cheveu encore atrophique mais vivant.

C'est là un fait rare à coup sûr mais non pas tant qu'on le pourrait croire. Il justifie trop les conceptions que l'on peut se faire aujourd'hui sur la pathogénie de la séborrhée pour que je ne le souligne pas en passant.

VI

SYMPTOMATIQUE DE LA CALVITIE

I. — DÉBUTS DE LA CALVITIE

La calvitie n'est pas une maladie aiguë à début brusque, c'est une maladie chronique à début sournois et insidieux. Ordinairement elle est précédée de symptômes prémonitoires, variables suivant le cas, mais dont le type peut être systématisé en catégories peu nombreuses.

I. ***Extension au cuir chevelu de la séborrhée du visage.*** — Le premier mode de début de la calvitie est aisé à prévoir, c'est l'extension au cuir chevelu de la séborrhée du visage. Le malade a présenté et présente encore un flux sébacé intense, quelquefois localisé, du nez, des pommettes, de l'espace intersourcilier, plus souvent du front.

D'année en année l'infection séborrhéique poursuit une marche ascensionnelle. Elle envahit le cuir chevelu par les tempes et la dépilation commence.

Il semblerait d'abord que cette marche dût être constante, et que toujours une séborrhée grasse évidente du visage dût précéder la calvitie.

Mais dans l'évolution de l'infection séborrhéique il faut distinguer soigneusement celle des centres d'infection et d'autre part l'extension ultérieure que chacun de ces centres peut prendre.

Ainsi la séborrhée du creux presternal ne naît pas d'une extension de la séborrhée du visage, c'est un autre centre initial d'infection. Nous avons compté une dizaine de centres semblables sur le parcours de la ligne axiale, aucun d'eux ne se produit par extension d'un autre. Ils naissent chacun à sa place. De même en est-il pour le centre séborrhéique du vertex, qui n'a aucunement besoin pour naître de se produire par extension progressive d'un centre voisin, de la séborrhée du front par exemple.

Mais chaque centre une fois produit s'arrondit et se diffuse en tache d'huile. Et c'est ce qui se produit autour des centres séborrhéiques du vertex comme autour de tous les autres centres séborrhéiques du corps et du visage.

Quant aux causes qui permettent, retardent, accélèrent ou empêchent la détermination élective de la séborrhée en tel et tel point de la ligne axiale du corps, nous ne les connaissons pas. Nous avons vu la séborrhée fluente du visage être plus fréquente chez la femme qui n'a pour ainsi dire jamais à connaître la calvitie.

Nous voyons électivement sur chaque sujet séborrhéique telle ou telle localisation élective prendre une importance prépondérante.

Aucun visage séborrhéique n'est plus infecté et plus uniformément que les visages à la fois séborrhéiques et congestifs dont nous avons plus haut retracé l'histoire morbide.

Pourtant il est bien rare de voir les patients atteints de séborrhée congestive hypertrophique devenir chauves.

C'est une règle au contraire de voir ces têtes à visage bourgeonnant conserver leurs cheveux presque dans leur intégrité première.

Comment interpréter ces faits? Il ne peut évidemment, dans une maladie microbienne, être question de phénomènes de suppléance. Le cuir chevelu n'est pas préservé parce que le visage est plus atteint.

Je crois que dans ces phénomènes il faut faire large part à l'élément vasculaire et vaso-moteur. Il se peut que l'infection s'établisse plus aisément dans les follicules d'une région dont le système nervo-tonique est défectueux, d'où l'infection séborrhéique à son comble dans la peau des acnéiques bourgeonnants.

Or nous avons tous les jours sous les yeux des exemples de ces localisations congestives régionales au visage. On peut admettre que des éléments de cet ordre entrent en jeu pour laisser envahir ou au contraire pour défendre le cuir chevelu, dans les infections tégumentaires et dans la calvitie séborrhéique par exemple.

Quoi qu'il en soit, on peut voir la séborrhée fluente du cuir chevelu s'établir et se diffuser sur un patient dont le visage n'est pas sensiblement plus séborrhéique que celui d'un autre, d'un autre dont les cheveux resteront solides.

On peut voir de même la calvitie s'établir sur le cuir chevelu d'un homme qui ne présentera au visage que des régions séborrhéiques limitées; une séborrhée du nez, du front, ou des tempes, ou des pommettes.

Le plus souvent cependant, au début de presque toutes les calvities le front du jeune homme devient progressivement plus huileux, et l'expression de sa peau en fait sourdre les filaments gras caractéristiques.

Mais, je le répète, la chose n'est pas nécessaire et par exemple la jeune fille peut présenter un front aussi nettement séborrhéique que celui des chauves, et pourtant chez elle la séborrhée ne s'étendra pas du front au vertex.

Malgré ces réserves, cette extension de la séborrhée en tache d'huile depuis le centre du visage jusqu'au vertex est fréquente, et souvent très aisément vérifiable à la période prodromique de la calvitie.

II. ***Transformation objective « in situ » du pityriasis simplex en séborrhée huileuse du vertex.*** — Un autre mode de début de la calvitie aussi fréquent que le précédent est tout autre.

L'enfant à partir de douze à quinze ans a montré un pityriasis simplex (des pellicules) de plus en plus accusé. Pendant des années, il ne pouvait porter un vêtement depuis deux heures sans que le col de son habit fût couvert de squames sèches. Pendant tout ce temps d'ailleurs ses cheveux demeuraient tout à fait solides. A partir de seize ans environ, ces squames ont semblé disparaître, et en tout cas leur chute abondante et spontanée a cessé.

Elles n'ont pas disparu pourtant, mais elles ont beaucoup changé dans leurs caractères objectifs.

C'était d'abord de petites écailles minimes, minces et brillantes, micacées, tout à fait sèches, et qui tombaient en pluie fine. En déterminant leur chute par friction du cuir chevelu à la main, et en les recueillant sur un papier noir, on pouvait constater leur extrême ténuité; beaucoup étaient fines comme de la poussière.

Plus tard le même cuir chevelu montrera des squames moins blanches, moins fines, moins sèches, moins caduques.

Le cuir chevelu est recouvert d'une couche de squames jaunes, épaisses, grasses et adhérentes.

L'ongle décolle aisément cette couche du cuir chevelu sous-jacent, et, comme ces squames sont traversées par les cheveux, l'arrachement les dissocie et les émiette. L'écrasement de ces squames entre les doigts donne une sensation de mollesse onctueuse très spéciale. Un degré de plus et le raclage du cuir chevelu avec un ongle remplira le dessous de l'ongle d'une boue pâteuse, de consistance demi-fluide dont la squame, la pellicule, semble avoir disparu.

Au peigne fin il est aisé d'enlever toute cette couche de matière épidermique grasse; au-dessous d'elle on trouve l'épiderme un peu rose, mais à peu près d'apparence saine. Le peigne enlèvera avec cette masse de déchets épidermiques une très grande quantité de cheveux morts.

Ainsi un pityriasis sec et primitivement non alopécique s'est transformé sur place en un pityriasis gras et alopécique. Celui-ci va subir une transformation nouvelle.

Il couvre le sommet de la tête et les régions pariétales sur une surface très notablement plus grande que la calvitie plus tard. Bientôt sur le vertex il va devenir de moins en moins squameux, de moins en moins épais et de plus en plus fluide. Il conservera ses caractères nettement pityriasiques *en dehors des limites de la calvitie*, mais sur l'espace que la calvitie occupera plus tard il les perd et cède la place à l'exsudat liquide et huileux de la séborrhée de tous sièges.

Ainsi commence la séborrhée huileuse du scalp dans la moitié des cas. A ne se placer qu'au point de vue objectif c'est, semble-t-il, la transformation progressive du *pityriasis simplex* en séborrhée.

En fait, nous le savons, cette transformation n'est qu'apparente. Le pityriasis sec devient gras, par un mécanisme que nous étudierons plus tard avec les pityriasis eux-mêmes. L'exfoliation de lamelles kératinisées (pityriasis sec) est suivie d'exfoliation de lamelles épidermiques dont la kératinisation est tout à fait incomplète, et qui ont subi une dégénérescence stéatiforme particulière (pityriasis gras).

Mais lorsque le pityriasis gras semble devenir de la séborrhée huileuse, ce n'est plus là une transformation c'est une supplantation.

Au-dessous de la desquamation grasse que fournit l'*épiderme de la surface*, l'infection *folliculaire* séborrhéique a crû et s'est propagée. Longtemps les deux maladies coexistent, on trouve au-dessous de l' « eczéma séborrhéique » la lésion propre de la séborrhée.

Finalement ce complexus s'éclaircit, le pityriasis cesse de se reproduire et l'infection séborrhéique reste seule maîtresse du terrain conquis. Et, tandis que sur la région du vertex, la peau semble seulement barbouillée d'huile, tout autour d'elle la peau des régions temporo-occipitales conserve son pityriasis gras avec ses croûtelles onctueuses.

C'est là un complexus si fréquent en clinique que si l'on compte ensemble ses formes les plus manifestes, et aussi les plus légères, les moins accusées, on peut dire qu'il se retrouve au début du plus grand nombre des cas de calvitie vraie. Sa fréquence a fait décrire ce complexus hybride comme le tableau de la calvitie elle-même. C'est ce que l'autobiographie placée en tête de notre étude nous retraçait en termes si nets.

Et, comme à lui seul le pityriasis gras « l'eczéma séborrhéique de Unna » est alopécique, l'alopécie pityrode précède l'alopécie séborrhéique vraie et se confond avec elle, jusqu'à ce que l'alopécie de la séborrhée pure lui succède définitivement.

III. ***Autres modes de début de la calvitie***. — Enfin la calvitie peut présenter quoique plus rarement des modes de début très différents. Je l'ai vue commencer d'emblée par l'établissement rapide du flux séborrhéique, constitué en quelques mois, sans avertissement préalable. Ce mode est rare.

Le plus souvent même dans ces cas, le patient toujours très jeune — il a dix-sept à vingt ans — a présenté d'abord des crises alopéciques estivales, annuelles depuis deux ou trois ans.

Si le médecin les lui rappelle, il s'en souvient. L'infection séborrhéique est donc dans ce cas moins récente qu'elle ne le paraît. Ce sont là ces calvities qui débutent quand le malade est encore au collège, ce seront les plus graves. Ce sont aussi les plus rares. Elles peuvent de leur commencement à leur fin évoluer sans qu'on puisse relever sur elles une trace de pityriasis quelconque.

Enfin une alopécie de cause générale peut se perpétuer du fait de l'infection séborrhéique survenue presque au même instant sur elle. On peut voir ainsi une calvitie souder son début à une alopécie syphilitique, typhoïde ou scarlatine. Le fait est rare.

II. — SYMPTOMATIQUE PROPRE DE LA CALVITIE

SES TROIS SYMPTÔMES

Laissons désormais de côté les modes différents du début de la séborrhée fluente du vertex, négligeons de même les symptômes accessoires qui peuvent, par accident, se superposer à ses symptômes propres. Envisageons seulement ces symptômes propres en eux-mêmes.

Les symptômes capitaux de la calvitie sont au nombre de trois, et la calvitie séborrhéique les présente tous trois constamment.

1° Le premier est la *séborrhée* proprement dite, le flux de graisse qui a donné son nom à la maladie;

2° Le second est l'*éphidrose* ou hyperhidrose, c'est-à-dire l'hypersécrétion sudorale.

3° Le troisième est l'*alopécie*.

Nous les examinerons successivement.

1. ***Le phénomène séborrhée au cuir chevelu.*** — A l'examen premier d'un cuir chevelu en état de séborrhée grasse, il est impossible de se rendre compte d'où vient la graisse qui le recouvre. Elle semble artificiellement déposée sur la peau avec un pinceau, ou bien exsudée par toute la surface de la peau

comme au travers d'un papier filtre. Mais, si l'on fait pratiquer un savonnage parfait du tégument et que l'on supprime ainsi la couche de graisse diffusément épandue, si l'on racle ensuite lentement le cuir chevelu (fig. 71) avec la tranche polie d'une lame de verre, en déprimant fortement la peau par le raclage (fig. 72), on verra sourdre au-devant de la lame de verre, de tous les pores sébacés, un mince filament gras vermiculaire.

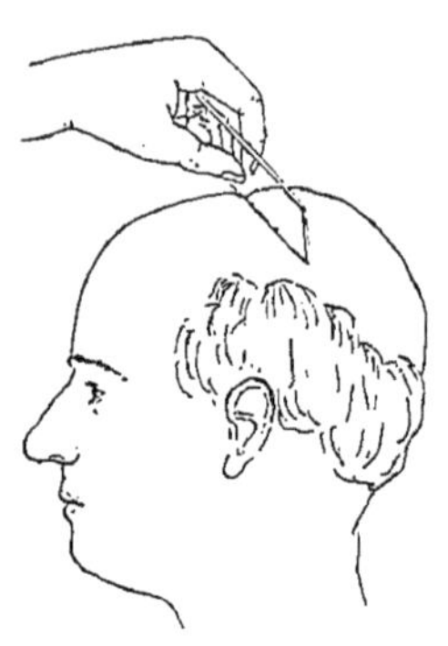

Fig. 71.

Regardez alors quels sont les points de la peau dont ils sortent; ce sont les orifices pilo-sébacés. Cette simple expérience montre qu'il ne s'agit pas d'une *hyperhidrose grasse*, comme on l'a voulu dire (Unna), c'est-à-dire d'un flux huileux *anormalement produit par les glandes sudoripares*, mais bien d'une *séborrhée sébacéo-pilaire, exagération morbide d'une fonction normale*.

Ainsi cette seule expérience clinique rétablit l'identité symptomatique entre la séborrhée du vertex et celle du visage, entre la séborrhée pré-acnéique du visage et la séborrhée pré-alopécique du vertex.

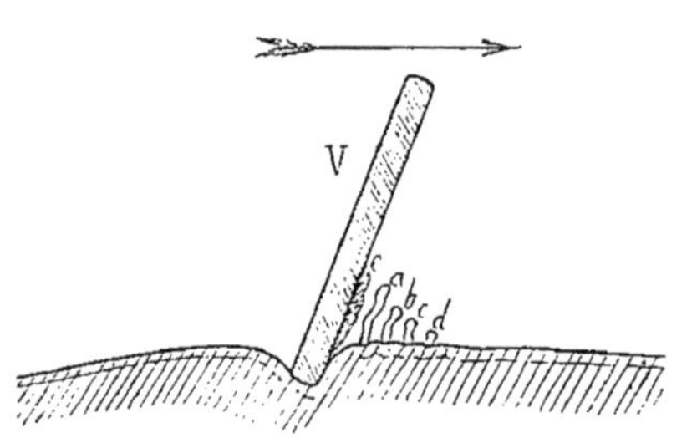

Fig. 72. — Schéma représentant le raclage à la lame de verre d'un cuir chevelu séborrhéique.

En *V* la lame de verre vue par la tranche. La direction de sa marche est indiquée par la flèche qui la surmonte. — *a*, *b*, *c*, *d*, Filaments séborrhéiques exprimés hors de la peau par le raclage, qui les accumule en *c*.

Une deuxième expérience confirmera la première :

Faites appliquer chaque soir sur le cuir chevelu malade une pommade pyrogallique au dixième, au vingtième ou au quarantième, suivant le degré du flux séborrhéique et la tolérance propre du tégument. Après quelques jours, examinez votre malade. Vous verrez la peau légèrement brunie en totalité, mais elle sera surtout criblée de points noirs. Un dépôt de pyrogallate de soude se sera produit sous l'influence des savonnages et fixé à chaque orifice pilaire distendu.

Ainsi, vous aurez artificiellement donné à la séborrhée huileuse l'aspect si remarquable de l'acné ponctuée. Et. si vous exprimez entre deux doigts ou avec un extracteur de comédon un point quelconque de la peau, vous ferez surgir de chaque pore pilo-sébacé le filament vermiforme, caractéristique de la séborrhée en tous ses sièges (¹).

Continuons cette démonstration, car il nous faut en ceci plus de certitude que n'en peut donner un simple phénomène objectif à l'œil nu. Prenez, avec une aiguille, un des cylindres gras que l'expression entre deux ongles a fait surgir de la peau, pratiquez-en l'examen microscopique (²), comme nous l'avons fait pour les cylindres séborrhéiques du visage et les comédons; vous retrouverez le même microbe avec sa même

(¹) Je ferai remarquer à ce sujet un point de détail très minime mais dont l'importance dans le sujet est considérable.

Quand on pratique cette expression du cuir chevelu séborrhéique en un point quelconque, entre deux ongles, les ongles soulèvent et détachent autour de l'orifice pilo-sébacé infecté une mince lamelle cornée, presque imperceptible, onctueuse, sans consistance; c'est l'existence de cette collerette épidermique minuscule autour des orifices folliculaires séborrhéiques qui a fait définir par M. Unna le phénomène séborrhéique comme *hyperkératosique* essentiellement.

En fait, nous le savons, la pullulation du microbacille, en même temps qu'elle s'accompagne du flux sébacé, amène dans le canal folliculaire une irritation légère, cause de l'exfoliation épidermique répétée qui fera au cocon microbacillaire ses enveloppes.

A l'orifice folliculaire, cette exfoliation épidermique dépasse très peu, mais un peu, l'orifice et, par conséquent, l'orifice se trouve entouré d'une collerette épidermique cornée minuscule, à peu près invisible, sauf au microscope, et qu'un examen objectif à l'œil nu, quand il est très attentif, peut seul remarquer.

Mais, je pense, il est inutile de faire remarquer que ce processus péri-orificiel n'a rien de commun en fait avec l'exfoliation épidermique de la peau vague, lamellaire, sèche ou grasse qui constitue essentiellement les pityriasis. Il suffit d'un examen microscopique d'une coupe de séborrhée et d'une coupe de pityriasis pour distinguer ces deux phénomènes l'un de l'autre.

Dans le pityriasis l'hyperkératose et l'exfoliation de la *peau plane* est l'essentiel. Dans la séborrhée l'exfoliation rudimentaire autour du filament séborrhéique est un processus *péri-orificiel* limité, *consécutif à l'exfoliation de l'intérieur du follicule*, et qu'on peut dire presque invisible. Rapprocher ces deux phénomènes l'un de l'autre, c'est forcer évidemment leur rapport très lointain.

Si l'association de ces deux maladies sur un même tégument n'était pas chose si fréquente, jamais personne ne se fût avisé de confondre les deux phénomènes que nous sommes obligés de distinguer ici si soigneusement.

(²) Écraser un filament vermiforme entre deux lames porte-objet. Laver à l'éther, deux fois. Laisser sécher. Colorer avec quelques gouttes de thionine phéniquée au 1/200. Laver à l'alcool. Sécher. Monter au baume

absolue pureté, ses mêmes caractères de morphologie, de coloration, etc. (fig. 75).

Ce n'est pas tout; une infime parcelle du cuir chevelu, enlevée au malade par biopsie, confirmera cette identité des lésions séborrhéiques de tout siège. Voici comment se présente le cocon séborrhéique au cuir chevelu (fig. 75).

Il est au sommet du follicule, à la même place, dans la même forme, avec la même structure histologique et contenant le même microbe que sur n'importe quel point de la peau

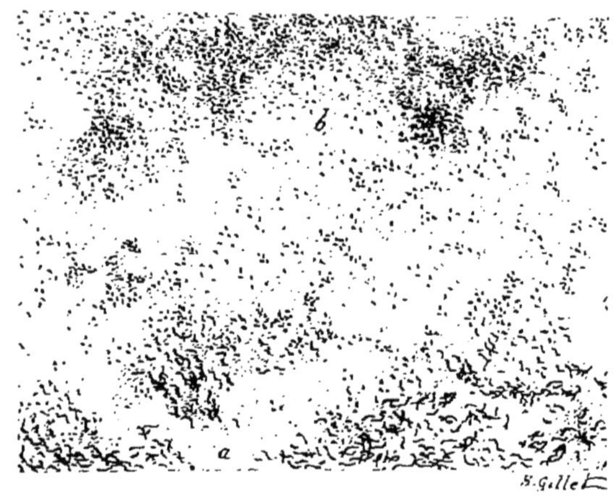

Fig. 75. — Préparation extemporanée du microbacille dans la séborrhée du cuir chevelu. — Écrasement d'un filament séborrhéique; coloration au bleu potassique de Lœffler. (Ocul. 3. Obj. immers. Leitz. 1/12.)

glabre séborrhéique. Il n'y a de différent ici que la profondeur du follicule, puisqu'il contient un cheveu à la place que, dans la peau glabre, occupait un poil de duvet.

La culture enfin nous apportera une dernière certitude complémentaire. Elle redonne dans les mêmes conditions de temps, de température, de milieu, les mêmes colonies, de même forme, de même couleur que la séborrhée de n'importe quelle partie du corps (fig. 74). L'examen microscopique les démontre constituées par les mêmes bacilles.

Ainsi nous est révélée et démontrée la parfaite identité de la séborrhée du scalp, qui fait la calvitie, et de la séborrhée des régions glabres.

Le phénomène du flux séborrhéique peut être plus ou

moins marqué. Il est ordinairement proportionnel à la rapidité de l'alopécie, sa conséquence. En certains cas, il est d'une intensité surprenante. Le sommet de la tête, examiné de près, semble baigné d'huile; de loin, il est brillant et verni. Les malades sont forcés de nettoyer ou de remplacer incessamment leurs brosses, leurs peignes, le cuir intérieur de leurs chapeaux. S'ils portent la main à leur tête, l'empreinte de leurs doigts sur un papier le rendra translucide. Comme leur chevelure, leurs oreillers semblent enduits de pommade et prennent, en quelques jours, l'odeur spéciale aux graisses rances.

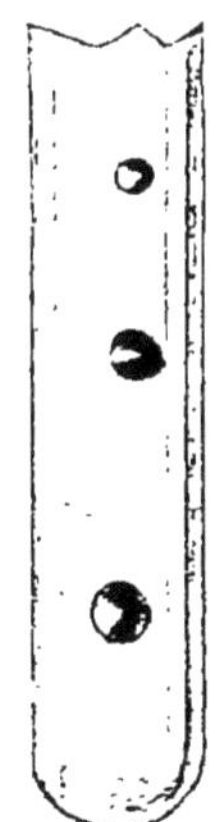

Fig. 74. — Culture du microbacille séborrhéique extrait d'un cuir chevelu atteint de calvitie vraie : âge : cinq semaines.

Dans ces cas, le phénomène séborrhéique qui accompagne la calvitie est si évident, que la *maladie locale n'est pas niable*. Dans des calvities lentes, une observation médicale incomplète peut supposer sain un cuir chevelu dont les

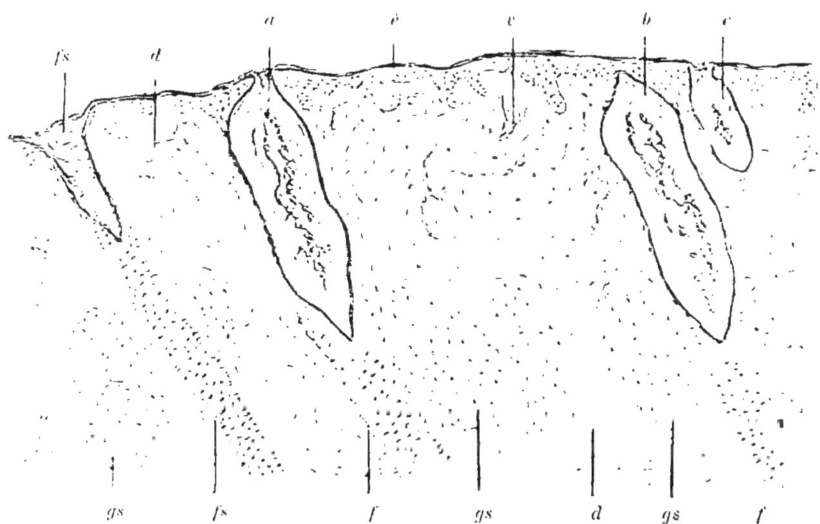

Fig. 75. — Coupe verticale du cuir chevelu en état de séborrhée microbacillaire.

e, épiderme. — *d*, derme. — *e*, vaisseaux dermiques. — *fs*, follicule sain. — *abc*, follicules contenant chacun une colonie microbacillaire. — *gs*, glande sébacée. — *f*, follicule au-dessous de la colonie microbienne. — *fs*, follicule demeuré sain.

lésions sont très peu visibles, mais dans les calvities à marche rapide, la lésion locale est trop visible pour pouvoir être discutée.

Les malades qui en sont atteints sont condamnés à des savonnages quotidiens ou biquotidiens, qui ne suffisent pas à rendre à leur tête un aspect normal, car le phénomène de l'exsudation grasse se reproduit incessamment.

C'est là la séborrhée *fluente*, celle des calvities les plus précoces et les plus graves dans lesquelles on voit chaque jour les cheveux tomber par centaines.

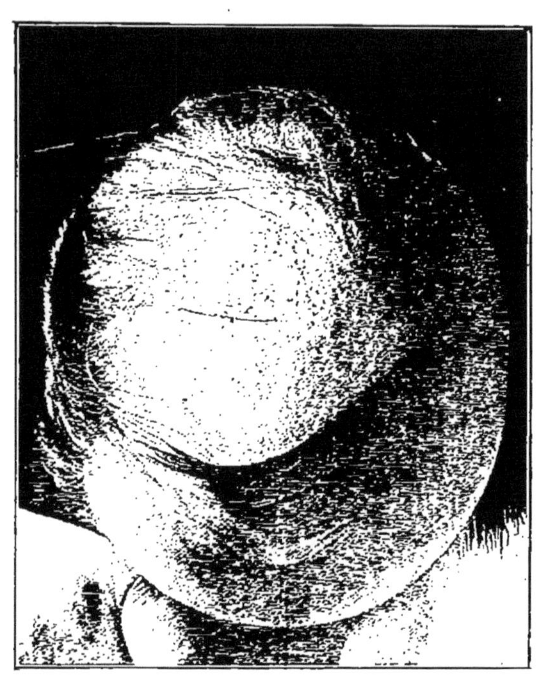

Fig. 76. — Calvitie vulgaire. — Nombreux comédons disséminés épars sur la surface que l'infection séborrhéique a dépilée.

En lui-même, le phénomène séborrhéique est constant dans toute calvitie, c'est le phénomène premier et capital qui la précède et l'accompagne invariablement. Mais, suivant le cas, la lésion élémentaire sera, ou bien très évidente, ou bien plus difficilement perceptible.

On observe des cuirs chevelus de chauve où la peau relâchée montre des orifices sébacéo-pilaires énormes occupés chacun par un filament séborrhéique de grosseur proportionnelle (fig. 76). A ce point de vue, la figure ci-jointe présente le plus haut intérêt.

Dans d'autres cas, au contraire, le cuir chevelu séborrhéique garde un grain très serré. Les filaments séborrhéiques y demeurent quasi invisibles. Il faut l'expression de la peau entre deux ongles pour mettre en évidence l'existence de la lésion séborrhéique élémentaire, le cylindre gras vermiforme. Et, dans ces cas, le flux huileux est beaucoup moindre que dans les cas précédents. De même la dépilation. Ce sont des calvities lentes.

Enfin, d'autres fois, le phénomène synchrone de l'hyperhidrose peut être si développé, qu'il en arrive à masquer le phénomène séborrhéique.

La moindre expression de la peau de certains chauves fait sourdre une gouttelette de sueur limpide. Or nous savons que les orifices des glandes sudoripares sont, le plus souvent, situés au pourtour de l'orifice pilo-sébacé, le seul visible à l'œil nu. Dans ces conditions, la gouttelette de sueur va se collecter dans l'orifice pilo-sébacé lui-même, avant l'issue du filament séborrhéique vermiforme. C'est là un fait d'observation fine et minutieuse, mais très aisé à reproduire.

Quoi qu'il en soit, toute calvitie vraie, toute alopécie évoluant au vertex vers la forme de la calvitie hippocratique est séborrhéique. Elle présente d'abord diffusément, et peu à peu en chaque follicule pilaire de la région, la lésion séborrhéique élémentaire que la séborrhée de la peau glabre nous a fait connaître d'abord et qui se reproduit au cuir chevelu avec tous ses caractères extérieurs, anatomiques et microbiens, et avec sa conséquence absolue et constante : la mort du cheveu habitant le follicule envahi. Mais, avant d'étudier, dans la calvitie, le phénomène même de la dépilation, je veux étudier d'abord le deuxième phénomène fonctionnel local caractéristique de la calvitie séborrhéique, c'est l'hyperhidrose.

2. *De l'hyperhidrose dans la calvitie.* — Tous les malades et beaucoup de médecins déclarent traditionnellement que la calvitie provient des crises sudorales qui l'accompagnent. C'est là encore une de ces opinions basées sur ce que nous avons plus haut qualifié de « comparaisons horticoles ». La plupart des plantes placées dans un sol détrempé périssent par la fermentation et la pourriture de leurs racines. A l'opinion qui

donne pour cause à la calvitie la sudation excessive des chauves, on chercherait vainement un autre fondement que celui-là. Il est ridicule.

Nous n'avons même pas mentionné cette opinion en traitant des causes de la calvitie; son moindre défaut est d'avancer sans preuve une chose improbable. Son pire défaut est de ne rien expliquer.

Si l'éphidrose est cause de la calvitie, quelle est la cause de l'éphidrose? Je prévois que ce sera encore l'arthritisme!

Notre malade en son autobiographie était bien plus sage quand il disait :

« La sécrétion grasse s'accuse davantage sous l'action de la chaleur, d'une tension cérébrale ou d'une fatigue nerveuse: *La transpiration est* AUSSI *très active au moindre exercice du corps et tombe du front en larges gouttes* ». Cet exposé simple des faits a sur tout autre cet avantage de ne rien préjuger des causes inconnues.

Presque en tous sièges, le phénomène séborrhéique et le phénomène hyperhidrosique se conjuguent; nous avons vu dans les pityriasis sur-séborrhéiques la même connexion exister entre l'hypersécrétion des deux glandes cutanées à ce point que M. le Dr Besnier l'avait représentée par le mot unique d'*hyperstéatidrose.*

Examinons comment cette connexion peut être expliquée.

Il est naturel d'abord qu'un phénomène morbide comme la séborrhée, le flux sébacé, qui n'est que l'exagération d'un phénomène physiologique et normal, soit rendu plus sensible encore par une tension vasculaire générale momentanée comme celle que produit l'exagération de la température ambiante en été, ou une gymnastique violente. Ainsi une séborrhée ou une hyperhidrose à peine sensible chez l'homme au repos seront-elles plus accusées au cours d'un exercice forcé. Jusqu'ici rien que de normal.

Ce qui est inattendu dans l'hyperhidrose séborrhéique, c'est que dans un processus anatomique et microbien, localisé au follicule pilaire, les glandes sudoripares qui sont dites indépendantes du follicule pilo-sébacé participent à ses phénomènes réactionnels.

Faut-il donc, comme le veut M. le Dr Jacquet à propos des alopécies peladiques, considérer l'*hypotonie des tissus* comme la lésion première en date dont l'hyperhidrose et la séborrhée seraient le simple témoignage et n'accorder au microbacille que le rôle secondaire qui consisterait à venir occuper une lésion déjà accomplie?

A mon avis les faits connus déjà se mettent en travers de cette hypothèse.

D'abord l'infection microbacillaire *préexiste toujours* à l'hypertrophie sébacée. Ceci est un fait que mes recherches démontrent constant.

En second lieu, si dans l'expression du cuir chevelu séborrhéique on examine quels sont les points d'issue des gouttelettes de sueur, on peut, par un examen attentif, se rendre compte que l'hyperhidrose n'est pas un phénomène diffus et uniforme, et que les gouttelettes de sueur sont invariablement fournies par les orifices des glandes sudoripares péri-folliculaires, celles-là même que l'anatomie nous a montrées *adossées aux follicules pilo-sébacés*. Or ces glandes, bien que théoriquement distinctes du follicule, se trouvent avoir avec lui une vascularisation et une innervation commune. Rien d'étrange en ces conditions que leurs phénomènes réactionnels s'observent ensemble.

En tous cas et quelle que soit l'explication de ce phénomène, et quelle que soit sa valeur dans le processus que nous étudions, l'*éphidrose* dans la calvitie est comme la séborrhée *une constante*. Tout le monde peut la constater au cours de toute calvitie. Tout le monde a pu voir, même chez des chauves accomplis, dont la calvitie est chose faite, l'invraisemblable sudation *locale* que le moindre travail physique provoque chez eux.

L'*éphidrose* est un phénomène qui marche de pair avec le phénomène *séborrhée*. Tout le système glandulaire de la peau participe au travail pathologique qui fait la calvitie. Les glandes sébacées excrètent plus de graisse qu'à l'état normal, et les glandes sudoripares plus de sueur.

L'*éphidrose*, en beaucoup de cas, est même plus apparente que la *séborrhée*, parce que la sueur, comme de l'eau, ruis-

Ainsi se présente le cheveu sain, à l'examen microscopique.

Le cheveu qui tombe spontanément de la tête du chauve, est normal jusqu'à une distance d'un demi à un centimètre de son extrémité inférieure. A partir de ce point et jusqu'à son extrémité s'accusent des lésions atrophiques de plus en plus

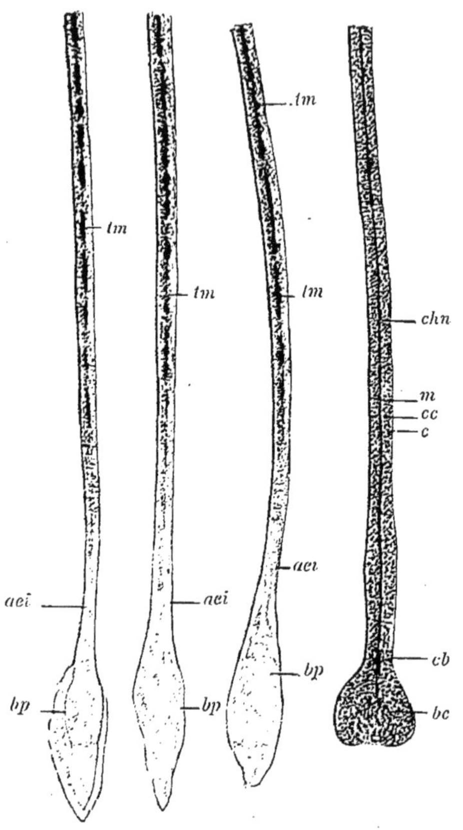

Fig. 78. — Opposition de trois cheveux morts dans la calvitie, à un cheveu normal et vivant. (Grossissement de 60 diamètres.)

1° Cheveu normal *chn*. — *m*, moelle. — *cc*, couche corticale. — *c*, cuticule. — *cb*, point appelé collet du bulbe. — *bc*, bulbe creux dont la cavité est adhérente à la papille pilaire.

2° Cheveux morts. — *tm*, traces de la moelle du cheveu atrophiée et séparée en tronçons. — *aei*, atrophie de l'extrémité inférieure du cheveu qui ne montre plus ni pigment, ni moelle. — *bp*, bulbe plein en forme de navet.

marquées et qui portent sur ses différentes parties constituantes (fig. 78).

La moelle du cheveu, au lieu de figurer un cordon régulier,

devient irrégulière, segmentée. On la voit sur un ou deux millimètres de longueur disparaître et reparaître; plus bas elle disparaît tout à fait et on n'en retrouve plus aucune trace.

En même temps, le cylindre de cellules dites corticales s'amincit, et perd sa couleur. Le cheveu était noir dans sa partie saine, il devient progressivement d'un jaune ambré. Cette altération provient de la disparition progressive du pigment au sein des cellules corticales. Elles finissent par n'en plus présenter du tout.

La cuticule du cheveu demeure à peu près intacte et ne présente pas d'altérations propres qui vaillent la peine d'être mentionnées.

Si l'on résume d'un mot la série des transformations régressives qui précèdent la chute du cheveu dans la calvitie, on peut dire que le cheveu qui était normal, adulte, revient progressivement à l'état de poil follet, à l'état de duvet, et que l'excès même de cette régression l'amène à disparaître.

Le bulbe plein, nous le savons, est produit par la disparition de la papille. Ainsi pouvons-nous dire par l'examen du cheveu mort chez le chauve, que la papille qui le formait est morte progressivement. Tant qu'elle exécutait sa fonction normale elle sécrétait un cheveu parfait. L'altération même de la base du cheveu témoigne de l'altération progressive de la papille. Enfin le bulbe plein raconte sa mort totale.

Telles sont les altérations du cheveu du chauve. Elles sont banales.

Tout poil qui tombe spontanément montre les mêmes altérations. La papille n'a pas beaucoup de maladies propres différentes. Nous verrons plus tard que les cheveux morts dans l'alopécie pityroïde présentent des altérations identiques, de même les poils qui tombent dans les alopécies toxi-infectieuses, je pourrais presque dire qu'il en est encore de même dans la pelade où les mêmes lésions ne diffèrent que par la brusquerie de la mort papillaire et la brièveté du tronçon de cheveu qui en laisse voir tous les stades.

Ainsi donc le cheveu qui tombe d'une tête ne peut pas renseigner sur la cause même de sa chute, sauf dans les cas rares et spéciaux que nous étudierons en traitant des teignes.

C'est donc une erreur de soumettre à l'examen microscopique le cheveu du chauve. Ce n'est pas l'examen du cheveu, mais l'examen microbien de la surface cutanée qui peut fournir des renseignements utiles concernant la maladie dépilante cause de sa chute. C'est ce que nous avons vu plus haut.

III. — MARCHE RÉGIONALE DE LA CALVITIE

La séborrhée du vertex n'attaque pas en même temps toute la surface qu'elle dépilera. Elle a ses points d'attaque et de début, son mode d'augment particulier.

Ce mode de progression est extrêmement systématisé, à ce point qu'il serait aisé de dresser une carte topographique du cuir chevelu et d'y dessiner une série de vingt régions de formes diverses, successivement envahies et dépilées par l'infection, chacune suivant une forme alopécique constante.

Sans doute, il y a des exceptions à cette règle; il est des calvities vraies d'évolution si rapide, que toutes les régions se trouvent envahies à la fois, et leur résistance normale à la séborrhée vaincue, pour toutes avec une égale facilité. Mais ce sont là des cas extrêmes, où la rapidité d'évolution masque les étapes normales de la maladie.

Pour bien distinguer ces étapes régulières, il faut suivre mois par mois l'évolution spontanée d'une calvitie de rapidité moyenne. Et, dans ce cas, toutes les zones de résistance différente à l'évolution séborrhéique s'accuseront distinctement.

I. La calvitie vraie s'annonce d'abord par un recul progressif du front, qui, en général, ne dépasse pas un doigt ou un doigt et demi de large.

II. Aussitôt après ce recul, à peu près uniforme, la dénudation s'accuse en deux points symétriques et latéraux qui séparent le front des deux tempes. Ce sont deux angles fronto-temporaux qui se prolongent de plus en plus vers le vertex en s'effilant (fig. 79). Et ces deux golfes de dénudation laissent entre eux un promontoire frontal qui gardera longtemps ses cheveux solides.

Tel est, ordinairement, le début de la calvitie. C'est d'abord le recul du front, puis la dénudation angulaire temporo-frontale, respectant une large touffe de cheveux au sommet du front.

III. Presque en même temps, quelquefois avant, le plus souvent un peu après, la dépilation séborrhéique s'accuse

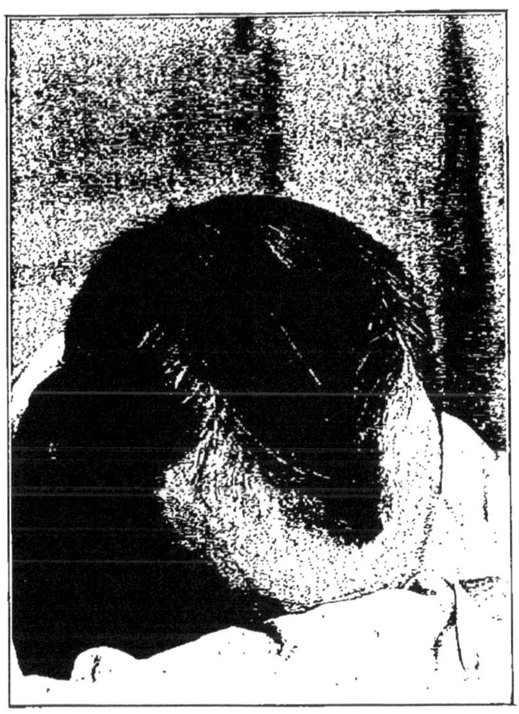

Fig. 79. — Calvitie vulgaire à son début. — Triangles fronto-temporaux dénudés.

autour du sommet de la suture lambdoïde (fig. 80). En ce point apparaît et s'arrondit peu à peu un point alopécique, le plus souvent désigné par les chauves eux-mêmes sous le nom typique de *tonsure*, par comparaison avec la tonsure cléricale.

IV. Très souvent enfin, se dessine dès cette époque, au-dessus et autour des deux oreilles, un triangle courbe d'alopécie diffuse et incomplète, dont notre figure 85 donne une idée très exacte. Chez beaucoup de séborrhéiques héréditaires, cette alopécie sus-auriculaire diffuse et non totale se développe si prématurément, que ce signe peut être considéré comme prémonitoire de la calvitie.

Chez d'autres, au contraire, cette alopécie est tardive; dans l'immense majorité des cas, elle restera toujours très incomplète en ce siège.

En toutes ou presque toutes les calvities vraies, l'alopécie s'établit peu à peu sur la surface entière du vertex, mais elle s'y prononce inégalement; elle est toujours plus con-

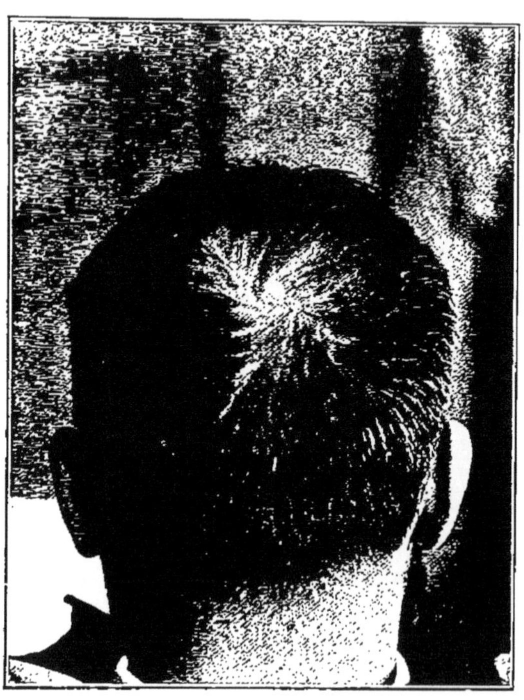

FIG. 80. — Calvitie vulgaire à son début. — La *tonsure*.

stante, plus marquée à la surface des régions, où nous l'avons vue se développer d'abord. Ainsi les deux angles de dépilation fronto-temporale se prononcent de plus en plus; ils s'élargissent, ils deviennent plus profonds; de même la tonsure s'augmente par son pourtour; ainsi les régions alopéciées marchent l'une vers l'autre, chacune s'accroissant par une dépilation diffuse et progressive de ses bords.

V. Il peut arriver, il arrive même d'ordinaire, que les deux angles fronto-temporaux de dépilation, en s'arrondissant peu à peu, tendent à se rejoindre l'un l'autre, derrière l'îlot de cheveux restés solides au sommet du front et que la langue vulgaire appelle « le toupet ». Voici une figure (81) qui donne une idée très exacte de ce processus.

VI. Un peu plus tard, cette alopécie progressive de toute la partie du scalp située au-dessus de l'os frontal sera devenue complète (fig. 82). Au début de la calvitie, au sommet du front, le promontoire, demeuré couvert de cheveux solides,

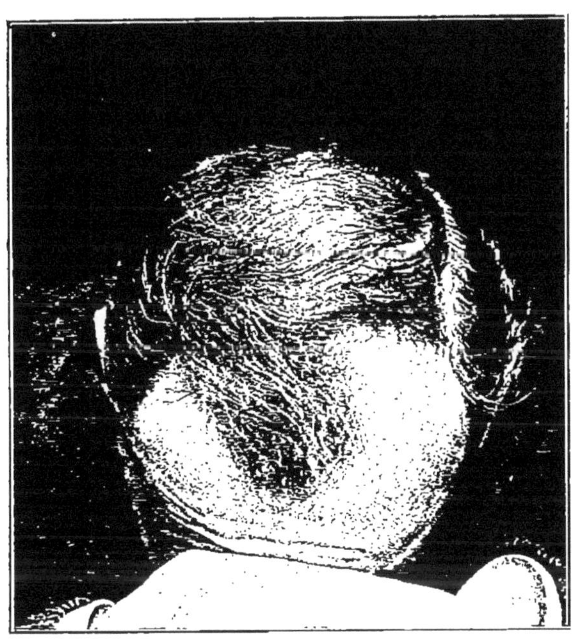

Fig. 81. — Calvitie vulgaire. — Forme moyenne; vertex à demi dépilé. Les triangles fronto-temporaux dénudés tendent à se rejoindre derrière l'îlot frontal dont les cheveux sont en grande partie demeurés solides.

avait une forme angulaire, mais il se soudait par une large base à l'ensemble du cuir chevelu (fig. 79). Plus tard, il affectait la forme d'un îlot losangique (fig. 81), presque isolé. De plus en plus rongé par ses bords, il en arrive à une forme indécise ovalaire. Finalement, il disparaît, réduit à une touffe de quelques cheveux rares, dont quelques-uns s'obstineront à demeurer solides durant toute la vie du patient.

VII. Pendant ce temps, le travail alopécique, qui sépare et

isole le toupet frontal du reste de la chevelure, se continue autour de la tonsure et en avant d'elle, au niveau de la suture des deux pariétaux. Bientôt les cheveux des deux régions pariétales se trouveront séparés par une bande alopécique médiane (fig. 83), incomplète et étroite d'abord, plus large et plus complète chaque année.

Dès lors, la calvitie proprement dite est constituée et complète. Sur toute la surface dénudée, il ne demeure que de très

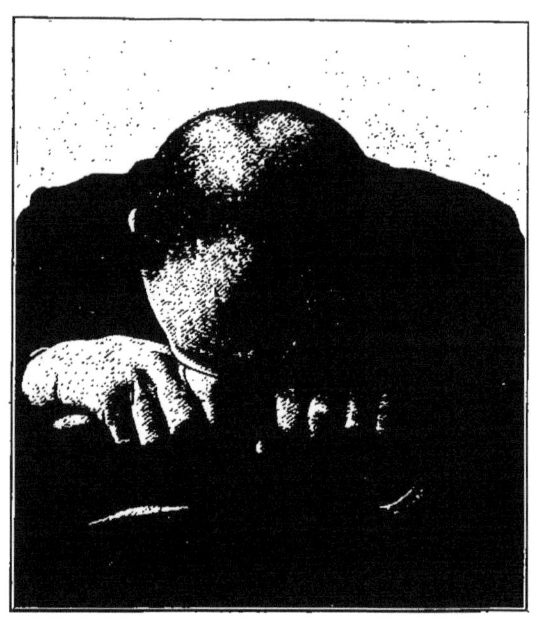

Fig. 82. — Calvitie vulgaire incomplete. — L'îlot frontal garde encore ses cheveux. Tout autour de lui, l'alopécie frontale est complète. Au sommet de la suture lambdoïde très nettement indiquée, la « tonsure » est très marquée. Elle est séparée de l'alopécie frontale par une zone transversale dont les cheveux sont à peu près préservés.

rares cheveux isolés. Sur les bords de la très large dénudation faite, l'alopécie se poursuit diffusément (fig. 83 et 84).

Ainsi, entre les parties tout à fait glabres et les régions du cuir chevelu demeurées saines, existe une bande circulaire d'alopécie incomplète, estompant diffusément les contours de la déglabration constituée. Et sur cette bande périphérique l'alopécie poursuit son œuvre, augmentant chaque année la calvitie aux dépens des régions pariétales et de l'occiput.

VIII. Il est remarquable encore de voir, à cette époque, se renouveler pour les régions pariétales, la résistance à l'alopécie séborrhéique que nous a montrée déjà l'îlot de cheveux solides longtemps respectés au sommet du front.

Si l'on examine le sommet d'une tête où la calvitie du vertex

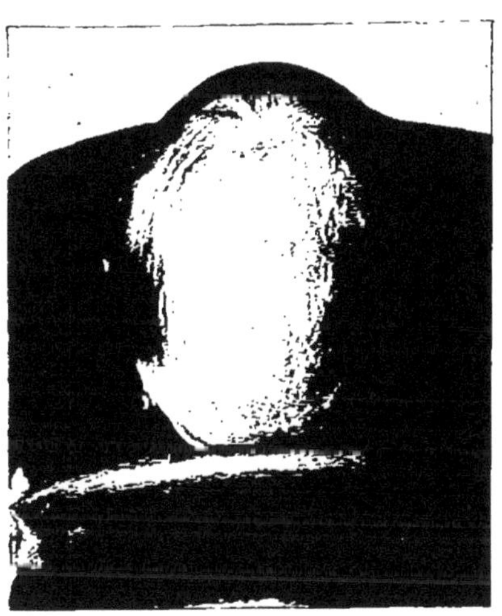

Fig. 83.

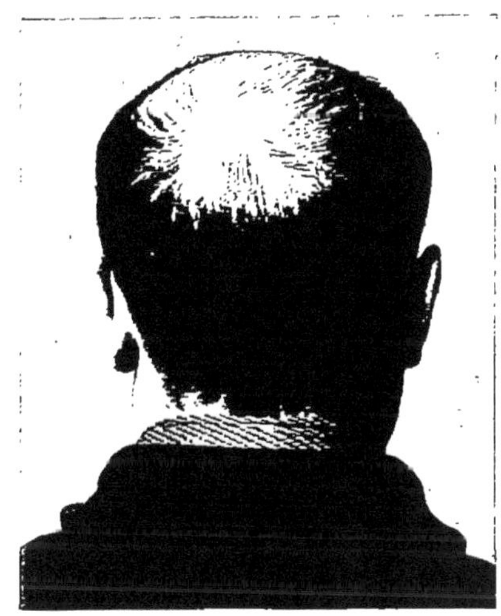

Fig. 84.

Fig. 83 et 84. — Calvitie vulgaire. La « tonsure » et l'alopécie du front se sont rejointes. L'alopécie du vertex est complète et l' « îlot frontal » a disparu.

est déjà complète, on remarquera (fig. 83) que la calvitie est plus large au niveau de la tonsure qu'au niveau des deux pariétaux. Et ce n'est pas là un fait accidentel, il se répète chez tous les chauves. La figure 85 en donne un deuxième exemple au moins aussi manifeste.

IX. A cette période de la calvitie, on peut voir naître et se développer un nouveau centre alopécique, qui peut même s'observer un peu plus précoce. C'est un point occipital situé en bas, en arrière de la tonsure. La dépilation le dessine en forme de croissant concave en haut, et bientôt le réunira à la tonsure elle-même. Et alors le front se trouvera indéfiniment prolongé par une surface glabre jusqu'à deux ou trois doigts de la nuque.

Tel est le point de développement que nous marque si parfaitement la figure 86.

X. De même que nous avons vu un îlot frontal de cheveux solides persister longtemps au milieu d'une surface tout à fait glabre et ne disparaître qu'à la longue et lentement, de même la chevelure du chauve, longtemps conservée sur la surface des deux pariétaux, reculera devant l'élargissement progressif de la calvitie du vertex. Alors toute la coupole crânienne sera dénudée; la limite entre la région dénudée et les régions demeurées chevelues deviendra presque rectiligne (fig. 86). Alors aussi, lors même que ce symptôme aura tardé jusque-là

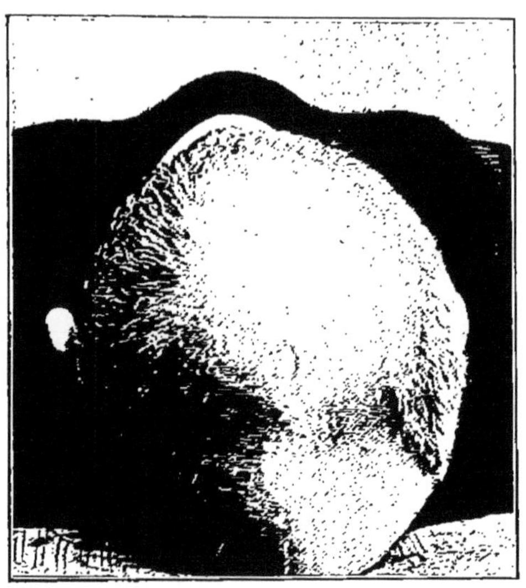

Fig. 85. — Type parfait de la calvitie hippocratique complète.

à se produire, on verra l'alopécie incomplète péri-auriculaire se dessiner nettement.

XI. Au-devant des tempes, à la hauteur d'une ligne horizontale passant par le sourcil, existe normalement chez l'homme un petit triangle saillant chevelu, dont la pointe se dirige vers le sourcil. Souvent, jusqu'à la calvitie constituée, cette petite région spéciale est restée chevelue. Graduellement elle se dépile et ce qui reste de cheveux sur la région pariétale s'arrête verticalement et tout droit, presque à l'aplomb de l'attache de l'oreille.

XII. Dans la calvitie hippocratique parfaite, lorsqu'elle

est pleinement constituée, la nuque elle-même subit une dépilation diffuse incomplète, progressive, de marche ascensionnelle, qui vient par en bas diminuer la largeur de la couronne de cheveux qui demeure au chauve et se réunir à l'alopécie, également diffuse et incomplète, que nous avons signalée déjà au-dessus des oreilles.

XIII. Enfin, dans les types les plus accomplis et les plus

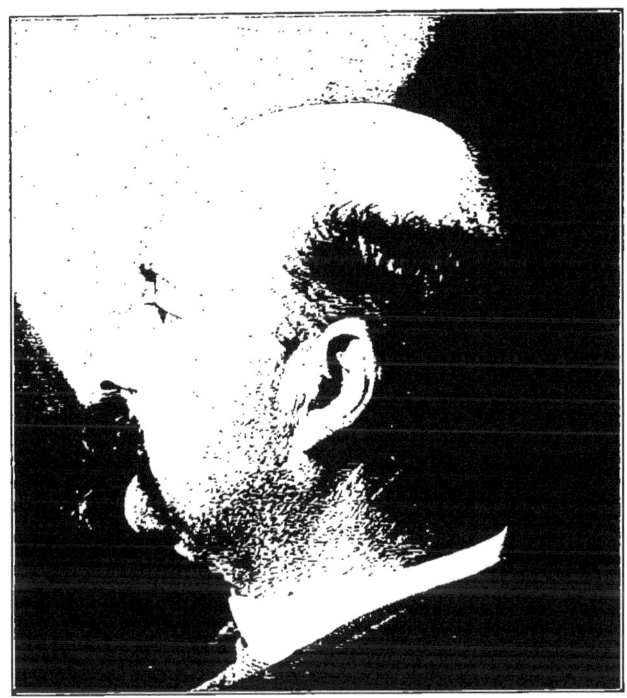

Fig. 86. — Calvitie hippocratique de type parfait (profil). — Remarquer au-dessus de l'oreille l'alopécie diffuse qui dessine autour d'elle un triangle courbe à petite base antérieure.

parfaits de la calvitie, on peut voir la couronne de cheveux qui sertit le cuir chevelu s'amincir encore. Elle n'est plus composée que de cheveux grêles, gris ou blancs, frisottants, lanugineux, atrophiques. Si réduits de nombre qu'ils soient, ils tombent encore! Ils peuvent disparaître et le crâne entier demeurer tout nu avec le poli de l'ivoire.

IV. — ÉVOLUTION

La séborrhée du scalp qui détermine la calvitie est, dans l'ensemble des cas qu'un dermatologiste en observe, une maladie d'une extraordinaire unicité.

La constance absolue de son siège est déjà remarquable, malgré les apparentes variétés de son début. Il est infiniment remarquable de voir cette dépilation dessiner, sur une même région, une alopécie de contours identiques, ayant toujours en des points spéciaux qu'on peut désigner d'avance un contour rentrant ou saillant, et cela chez tous les patients.

Et de même il est aussi remarquable de voir la dépilation diffuse et progressive qui, peu ou beaucoup, s'observe sur toute une région, marcher dans un ordre habituellement défini, s'observer plus en un point qu'en un autre, respecter toujours au même point un îlot, tel que le losange frontal, par exemple.

Ainsi déjà l'alopécie séborrhéique, à quelque âge que survienne son évolution, montre une étonnante uniformité dans le processus de dépilation, l'ordre dans lequel il s'observe et la forme des aires déglabrées qu'il parvient à constituer. Mais cette unité provient de l'unité même de sa cause. Aussi trouverons-nous de même une relation remarquable entre l'acuité du processus de déglabration et l'acuité du processus séborrhéique.

Plus une alopécie de ce type marche vite, plus sa cause séborrhéique est évidente. Et, inversement, quand la calvitie demandera trente ans pour se constituer, le processus séborrhéique sera si peu visible, qu'il devra être finement recherché, et que, pour beaucoup de médecins, il sera apparemment nul.

Il en est de même du processus hyperhidrosique qui, nous le savons, marche du même pas.

Enfin, quelle que soit la forme bénigne ou grave de la maladie, le mode de chute et de remplacement du cheveu demeure le même. C'est toujours une série successive de cheveux de valeur médiocre et progressivement plus médiocre, se reproduisant après la chute des premiers : marche progressive toujours, et implacable, sans retour spontané en arrière, jusqu'à la période terminale de la maladie.

Ainsi donc la calvitie masculine, que l'on envisage ses cas de vingt ans, de vingt-cinq ans, de trente ans, de quarante ou de cinquante ans, est toujours et constamment identique à elle-même. Vouloir, parmi les cas, distinguer comme des espèces la calvitie précoce, la calvitie sénile, la calvitie idiopathique, spontanée, arthritique, à côté de la calvitie séborrhéique type, est certainement erroné. En tous ces cas, il s'agit tellement bien de la même affection, que les mêmes clichés illustreraient également l'une ou l'autre, et que les auteurs même, qui décrivent cette profusion de types différents, ne peuvent faire entre eux de différences.

L'âge est un moyen vraiment insuffisant à les différencier. Parce que la calvitie a son âge ordinaire pour elle critique, cela ne veut pas dire qu'elle ne puisse exceptionnellement se rencontrer à d'autres. On sait reconnaître de même la fièvre typhoïde de l'enfant et celle du vieillard. Elles sont exceptionnelles, mais ce sont tout de même des fièvres typhoïdes. Je regrette que des auteurs excellents aient soutenu du poids de leur opinion ces distinctions toutes spéculatives et verbales, que la clinique, avec tous ses moyens d'observation, ne saurait justifier en aucune façon, pas plus que l'anatomie pathologique ou la bactériologie. Une calvitie lente aura des symptômes séborrhéiques moins accusés qu'une calvitie aiguë. Ce n'est pas une raison pour la dire sèche. Elle est séborrhéique comme les autres, et l'examen local permet toujours d'y retrouver la lésion élémentaire de la séborrhée avec tous ses caractères.

J'aurai lieu de revenir sur des cas très rares de passage entre l'agénésie pilaire et la calvitie, d'une part, et entre les alopécies peladiques et la calvitie, d'autre part [1]. De telles exceptions ont leurs caractères propres, qui ne permettent pas de les faire méconnaître, et nous savons tous qu'en der-

[1] Voir p. 269 et 270.

matologie ces faits ne peuvent être retenus quand il s'agit de l'établissement d'un type morbide.

Ainsi donc l'alopécie séborrhéique de l'homme qui l'amène à la calvitie progressive est une maladie d'une unicité clinique très grande que bien peu de maladies cutanées réalisent aussi parfaite. Cette unicité persiste en dépit des quelques variétés individuelles de début : c'est d'abord l'unicité du processus séborrhéique causal, celle du processus hyperhidrosique concomitant, celle du processus de dépilation, et du remplacement insuffisant des cheveux tombés; c'est enfin la marche toujours progressive de la maladie, dont aucun retour en arrière ne vient interrompre le cours.

Et toutes les différenciations qu'on a essayé de faire entre les types de calvitie masculine, par l'âge du patient, et le plus ou moins d'évidence des symptômes fonctionnels accompagnant la dépilation sont de tous points artificielles.

Étudions maintenant en elle-même la marche de la maladie, dont nous connaissons maintenant les symptômes et les localisations régionales.

La marche de l'alopécie séborrhéique est particulière. Elle est progressive, lente et paroxystique. Sa marche continue est, de temps à autre, accélérée par des crises aiguës.

Ces paroxysmes plus ou moins fréquents ont quelques-uns des échéances fixes, d'autres des échéances variables.

Le plus net, le plus constant de ces paroxysmes est celui de la saison caniculaire. Il est impossible qu'un séborrhéique dont le vertex se dépile, traverse indemne une période de fortes chaleurs.

Le flux sébacé et le flux sudoral, la séborrhée et l'hyperhidrose marchent comme l'alopécie, *pari passu*. Les causes naturelles d'exagération de fonctionnement de la peau (et la chaleur extrême est l'une des plus certaines) auront pour résultat un paroxysme sudoral et séborrhéique et aussi une poussée d'alopécie concomitante. Cette crise durera un peu plus que sa cause, ordinairement six semaines ou deux mois.

D'autre part, les cuirs chevelus normaux ont deux périodes de mue annuelle plus ou moins marquées : mue de printemps et mue d'automne, variables d'intensité et d'époque suivant les sujets; mue de novembre et mue de mai ordinairement.

Ce phénomène peut encore s'accentuer, se prononcer et se prolonger chez les chauves, mais ces crises accompagnant la mue bisannuelle sont moins marquées, moins évidentes et moins fixes que la crise alopécique estivale.

En dehors de ces trois périodes les séborrhéiques peuvent présenter des crises alopéciques dont la cause est tout à fait indéterminée.

Peut-être ces crises ont-elles pour cause des crises concomitantes d'ordre général, crises que pourrait traduire l'analyse urinaire sous forme d'hypophosphaturie ou d'hyperchlorurie plus marquée. Peut-être ces crises relèvent-elles aussi d'une modification temporaire du taux arsenical de la peau et des phanères, question tout entière à connaître et dont la valeur a été récemment mise en évidence par les travaux d'A. Gautier.

La vérité est que nous n'en savons rien exactement.

1. *Évolution de la calvitie suivant l'âge.* — Le nombre des paroxysmes annuels chez les chauves varie beaucoup, mais, d'une façon générale, on peut dire qu'il peut se mesurer par l'âge du sujet.

Les séborrhéiques jeunes ont des paroxysmes multipliés; chez eux on peut en observer six, dix par an. Ils arrivent à se confondre, et deviennent difficiles à déterminer.

Plus au contraire le patient avance en âge, plus ces paroxysmes décroissent d'ordinaire de nombre et d'intensité. Une fois la calvitie du vertex constituée, on n'observe plus guère d'accroissement de la décalvation par ses bords que pendant la saison d'été. Toute trace de ces paroxysmes arrive à disparaître avec l'âge, et il devient impossible de les discerner.

En dehors de ces moments passagers durant lesquels l'alopécie peut s'accuser extraordinairement et pendant lesquels le patient peut perdre 200 et 300 cheveux par jour avec régularité, il existe toujours une alopécie lente et continue qui lui fait perdre 15 à 30 cheveux par jour uniformément et qui continue en permanence.

Dans la genèse progressive de l'alopécie séborrhéique, il

faut tenir compte de ce fait que les mues pilaires subies par un cuir chevelu bien portant sont suivies d'un remplacement intégral des cheveux tombés, tandis que sur un cuir chevelu séborrhéique, le remplacement des cheveux qui tombent ne se fait pas ou se fait mal.

Il y a donc dans l'alopécie lente examinée, en dehors des paroxysmes séborrhéiques, une cause de calvitie, non la moindre. Non seulement le chauve en expectative perd alors un peu plus de cheveux qu'une tête normale, mais encore cette alopécie quoique diffuse se produit sur une région localisée du cuir chevelu, toujours la même, et enfin le remplacement des cheveux qui tombent ne s'effectue pas sur son cuir chevelu avec la même puissance que sur celui d'un adulte de même âge non séborrhéique.

Le taux de cette alopécie lente et graduelle est d'ailleurs variable, de même le taux de remplacement des cheveux tombés. Il y a un assez grand nombre de séborrhéiques dont le taux de repousse demeure élevé pendant très longtemps et rend presque insensibles les progrès de la calvitie.

Au total, la marche de la calvitie est surtout variable avec l'âge où le sujet en est atteint, et c'est là le plus frappant des caractères de son évolution spontanée, celui qui permet le mieux d'asseoir un pronostic de curabilité, d'incurabilité et de traitement en général.

Plus une alopécie commence jeune, plus elle marche vite. Plus elle commence à un âge avancé, plus elle marche avec lenteur. C'est là une règle générale qui souffre des exceptions, mais les exceptions sont peu nombreuses.

Il faut distinguer pourtant. Quelquefois des hommes qui ne seront vraiment chauves qu'à cinquante ans, ont présenté à vingt ans une première crise alopécique intense, qui examinée en son temps aurait pu faire porter un pronostic erroné de décalvation totale prochaine. Et cette première crise passée, leur cas rentre dans le type des calvities progressives à marche lente. Mais ce fait n'est pas ordinaire.

Ordinairement une calvitie indique dès son début quelle sera son évolution. Il est rare de voir sa marche d'abord très rapide devenir lente.

A la vérité toutes marchent de moins en moins vite avec les progrès de l'âge, mais elles ne changent pas de mœurs en quelques mois.

2. ***Évolution de la calvitie suivant la race.*** — Ce serait là un intéressant chapitre de la question, il est à faire. Je ne puis apporter sur ce sujet que des documents.

La race anglo-saxonne me paraît une des moins fréquemment atteintes par la calvitie et l'une des races chez qui la calvitie est le moins souvent grave et le moins difficilement curable. Il est incontestable que des traitements bien dirigés et bien suivis amènent sur le scalp d'Anglo-Américains, de Danois et même d'Allemands, des résultats que nous ne pouvons pas obtenir au même degré en France.

Quant au type que revêt chez eux la calvitie il me paraît identique de tous points à celui que j'ai décrit.

Il en est de même quant à la forme pour la calvitie du type hispano-arabe. Néanmoins et tout au contraire, les résultats du traitement sur cette race sont habituellement des plus médiocres. J'ai vu des calvities commencées à trente ans, c'est-à-dire à l'âge où les traitements bien dirigés ont une efficacité vraiment des plus nettes en France, ne manifester aucun résultat des traitements les plus actifs que nous possédions.

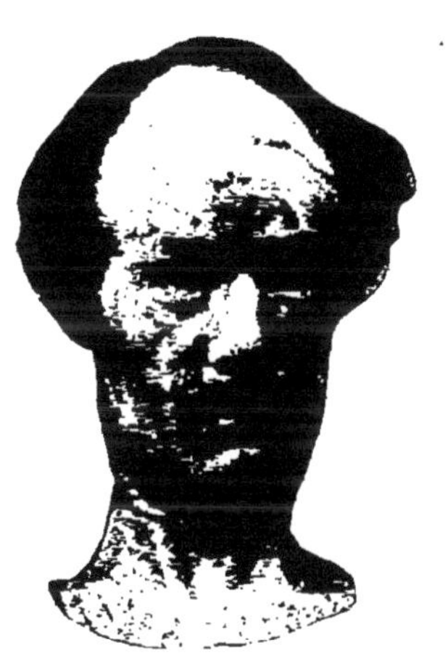

Fig. 67. — Calvitie par recul du front sans conservation d'une touffe de cheveux frontale.

Il me semble également que l'Espagnol et l'Italien, plus souvent que nous, peut faire au delà de trente ans une calvitie grave à marche rapide dont les exemples chez nous ne s'observent guère qu'à un âge plus jeune.

Les races sémitiques sont plus manifestement différentes encore de la nôtre, non pas tant au point de vue de l'âge et de l'évolution de la calvitie que de sa forme. Chez elles, la persistance du losange frontal ne s'observe pas, la calvitie n'est chez elles qu'un recul progressif du front. C'est là une caractéristique qui ne me semble pas avoir été jamais remarquée et qui est tout à fait nette. Je ne puis dire qu'elle soit rigoureusement constante, il en faudrait trop d'exemples observés, mais j'ai vu déjà plusieurs cas où j'ai pensé chez des aryens à un mélange sémitique antérieur, sur cette seule remarque, et où j'ai pu vérifier le fait.

La chose n'a du reste qu'une valeur de curiosité, car nous sommes bien loin de pouvoir en donner une raison plausible.

V. — COMPLICATIONS

1. ***L'évolution de la calvitie est accélérée par une infection générale.*** — Nous n'avons envisagé jusqu'ici que l'évolution de la calvitie normale; elle peut être modifiée par des maladies générales intercurrentes, ou par des complications locales.

On sait l'influence des maladies infectieuses sur le système pilaire, et les alopécies qui suivent les grandes infections et les grandes pyrexies.

Quels résultats amèneront ces accidents quand ils surviendront chez un homme au cours d'une calvitie régulière?

Sans exception toutes en accentueront la marche et en hâteront les dégâts. Dans toutes ces infections générales, le cuir chevelu est partout frappé, la dépilation qui s'ensuit est à peu près partout diffuse, à peine plus marquée sur les parties latérales que sur le sommet de la tête.

Eh bien, l'alopécie des plans latéraux de la tête, comme toutes les alopécies infectieuses, sera passagère, tandis que l'alopécie du vertex, comme celle de la calvitie persistera.

Ainsi on voit, et j'ai vu pour ma part bien des fois, un séborrhéique au début d'une calvitie précoce contracter une syphilis. L'alopécie secondaire qui surviendra dans les dix mois dessinera sur les régions pariétales l'alopécie en clairière classique, et en quelques semaines la calvitie déjà commencée sera devenue deux fois plus complète. Deux ou trois mois plus tard toute trace de l'alopécie syphilitique aura disparu, mais la calvitie restera doublée.

J'ai vu toutes les fièvres éruptives, l'influenza, la typhoïde agir de même. Et même il semble que des maladies en elles-mêmes douées d'un très mince pouvoir de dépilation générale, comme la pneumonie, la diphtérie, sont manifestement plus dépilantes chez les séborrhéiques et que la dépilation qu'elles provoquent accessoirement demeure, comme l'alopécie séborrhéique, définitive.

Il est manifeste que c'est là une règle générale et si la syphilis en donne les exemples les plus nets, c'est parce que syphilis et calvitie sont le plus ordinairement des maladies du même âge et que nous avons plus fréquemment l'occasion d'observer leur concomitance.

Et ici l'influence de la syphilis sur la dépilation du chauve nous est d'autant plus manifeste que nous pourrons en d'autres maladies dépilantes observer son influence identique. L'influence néfaste de la syphilis sur les réveils et exacerbations de la pelade est un fait rigoureusement avéré, que nous retrouverons en son lieu.

2. ***L'évolution de la calvitie modifiée par les complications locales.*** — *α. Les pityriasis sur-séborréiques.* — Il n'est presque pas une calvitie qui à un moment de son évolution ne se complique de maladies desquamatives du type des pityriasis.

C'est cette concomitance fréquente qui avait fait créer le type des *séborrhées squameuses* : hybride de séborrhée fluente simple et non desquamative conjuguée aux pityriasis. Ainsi beaucoup d'auteurs ont-ils décrit, comme le type même de la séborrhée du scalp, de la calvitie, les complications que nous disons pouvoir s'y joindre.

Malgré la différenciation absolue et essentielle qu'il faut faire entre la séborrhée fluente et non desquamative, et les épidermites exfoliatives grasses dont elle s'accompagne et se revêt souvent, il faut bien remarquer que cette division essentielle, conforme à la vérité et nécessaire à connaître, est si loin d'être absolue en clinique que le mélange de ces deux affections est plus fréquent que leur évolution tout à fait distincte. Ces deux types morbides, pityriasis et séborrhée, sont alopéciants, sur le même sujet ils s'entr'aident et la seule différence absolue qui sépare leurs alopécics, c'est que celle des pityriasis gras est passagère et curable, tandis que celle de la séborrhée est, à parler grossièrement, définitive et incurable.

Le complexus, fréquent en clinique, de la séborrhée fluente et du pityriasis gras, produit donc une alopécie plus rapide, plus marquée que chacune de ces maladies prises à part. Mais il est pourtant juste de dire que l' « eczéma séborrhéique » obéissant mieux à la thérapeutique que la séborrhée pure, ces cas en clinique ne sont pas les plus déplorables. Sur eux le traitement aura un effet d'autant plus rapide, plus marqué et plus permanent que l' « eczéma séborrhéique » en fera partie plus prédominante. Cela se comprend de soi après les remarques qui précèdent et je n'y insisterai pas plus.

β. *Les pityriasis circinés.* — Il est incontestable, et nous l'avons vu au visage, que la séborrhée porte à l'intégrité de l'épiderme une atteinte d'autant plus marquée que cette infection est ou à peu près définitive, permanente, et qu'on la voit suivie presque constamment et à brève échéance d'une foule d'infections secondaires qui ne seraient pas survenues sans la première.

Au visage l'acné polymorphe en est la preuve surévidente, l'évolution de la calvitie va nous en offrir d'autres preuves.

Un chauve est positivement un malade. S'il ne soignait pas sa chevelure plus qu'un homme non séborrhéique, il deviendrait un objet de répulsion.

Les cheveux agglomérés en mèches et collés dans une crasse grasse jaune et épaisse, donneraient vite à son vertex un aspect malpropre.

Ainsi le moins coquet des hommes, quand il est atteint par la calvitie, est-il obligé strictement à des soins de propreté qu'il ne prenait pas le moins du monde avant que sa calvitie ne commence, et que sa calvitie lui rend nécessaire.

Ainsi celui-là même qui ne traite pas sa calvitie, est-il condamné pour le moins à des savonnages bi-hebdomadaires, et dans les cas sérieux bi-quotidiens. Mais le savon peut ne pas suffire et d'eux-mêmes la plupart des séborrhéiques en arrivent, même sans conseil, à l'usage des solutions alcooliques fortes.

Sans elles, le séborrhéique très promptement est en proie à des démangeaisons permanentes et désagréables, aiguës en certains points et causées par des pityriasis ordinairement figurés.

Quand on examine alors le vertex, il montre des circinations plus ou moins nettes, complètes, ourlées, squameuses, rouges, quelquefois même un peu exsudatives, qui sont des pityriasis circinés préeczématiques, l'eczéma parasitaire d'E. Besnier.

Ces pityriasis sont une complication locale infiniment désagréable aux patients; ils sont facilement curables d'ailleurs, et n'ont pas sur l'évolution ultérieure de la calvitie à laquelle ils viennent se superposer une influence très défavorable. Nous les mentionnons donc seulement.

Une remarque s'impose néanmoins à leur sujet.

Sur le cuir chevelu *décalvé*, les pityriasis cessent d'accumuler leurs squames diffusément comme autrefois. Sur la région devenue glabre, les pitysiasis prennent rigoureusement la forme et la figuration qui est évidente en tous les pityriasis des régions glabres, de la région présternale en particulier.

C'est là une coïncidence intéressante. Quand le vertex est devenu glabre, les pityriasis s'y comportent comme sur les régions normalement glabres. Leur figuration devient identique. Tout ce que nous avons écrit des pityriasis sur-séborrhéiques du devant de la poitrine, s'applique intégralement aux pityriasis circinés des chauves et pourrait être répété.

γ. *Acné pilaire, nécrotique.* — Nous mentionnerons de même sans y insister les cas où sur un cuir chevelu séborrhéique, viennent se greffer ces pustulations périfolliculaires récidivantes à évolution nécrotique décrites sous tant de noms différents : acné sébacéo-pilaire, pilaire, pilaire cicatricielle, rodens, varioliforme, etc., que nous avons étudiées plus haut, dans leurs localisations aux régions glabres.

Très souvent l'acné nécrotique se cantonne aux lisières du

cuir chevelu sans les dépasser. D'autres fois, elle les dépasse, principalement sur les tempes.

Dans des cas plus intenses, elle envahit le cuir chevelu entier, qu'elle couvre de lésions disséminées, récidivantes. Ce sont des cas rares, d'une ténacité extrême. Nous savons déjà que l'acné nécrotique détermine une alopécie cicatricielle du ou des follicules pilaires directement infectés, et une alopécie passagère un peu plus large souvent que la cicatrice varioliforme.

Un cuir chevelu séborrhéique criblé d'acné nécrotique peut présenter de ce fait, en dehors de sa déglabration diffuse du vertex, des multitudes d'aires minimes d'alopécie passagère, chacune centrée par un point cicatriciel d'alopécie définitive. L'effet peut en être infiniment disgracieux.

Plus tard l'alopécie périphérique de chaque lésion se répare, mais l'alopécie punctiforme, cicatricielle demeure, et les régions atteintes semblent criblées d'un coup de plomb.

J'ai insisté ailleurs sur la gravité propre de l'acné nécrotique en certains cas et n'ai pas à y revenir [1].

VI. — TERMINAISON DE LA CALVITIE

Ainsi se poursuit, au milieu de son cortège de complications locales fréquentes ou rares, l'évolution de la calvitie.

La calvitie en tant que maladie active ne meurt qu'avec l'homme. Mais comme quelques-unes des maladies les plus chroniques du même siège, le *favus* par exemple, elle peut grandir et augmenter lentement le territoire qu'elle a conquis ou bien disparaître, on pourrait dire par usure, des terrains qu'elle avait envahis d'abord.

A l'âge dernier de la vie, les calvities seront arrivées à des degrés très divers :

1° Certains vieillards dont on dit qu'ils ont conservé tous leurs cheveux ne présentent comme trace de calvitie qu'une tonsure à peine marquée, couverte encore de cheveux dissé-

[1] Voir p. 88.

minés, suffisants pour éviter la tache glabre. A les examiner attentivement, ils ont aussi les tempes découvertes et le losange frontal séparé des tempes par des golfes temporaux bien accusés.

Ce sont les plus heureux, leur alopécie à marche insensible a débuté vers la cinquantaine et s'est lentement accusée, sans paroxysmes, sans crises de dépilation.

2° D'autres dont la calvitie a débuté vers la quarantaine ont gardé leur losange frontal intact, mais isolé. Derrière lui l'alopécie temporale a rejoint ses branches. La tonsure aussi est nette et glabre. En tels cas, les deux surfaces alopéciques sont séparées par une bande où l'alopécie est restée diffuse. En d'autres, les surfaces antérieures et postérieures se sont rejointes, c'est le rudiment de la calvitie hippocratique, que la persistance d'un toupet empêche de reconnaître.

3° D'autres, se sont les séborrhéiques de trente ans, ont, à la période sénile, la calvitie hippocratique constituée, mais la surface glabre n'est pas très large, les pariétaux sont encore largement couverts. De même la nuque; et des artifices de coiffeur donnent encore aux sujets l'illusion de la calvitie incomplète.

4° Les vrais chauves ceux qui sont arrivés à la calvitie complète à vingt-cinq ans, présentent la tête *de médaille* accomplie. Les régions encore chevelues de leur tête sont beaucoup moins grandes que les surfaces glabres. Leur peau luisante et polie, brillante, ne peut être dissimulée que par un postiche.

Non seulement le front se continue en arrière sans limite jusqu'à la suture lambdoïde, mais les régions de la nuque jadis chevelues sont devenues glabres, et la bordure de cheveux lanugineux et frisottants qui borde la calvitie par derrière n'aura pas trois centimètres de large. Le pourtour des oreilles est dégarni presque entièrement. Et la tête ressemble à la tête rasée en couronne des Bénédictins ou des Chartreux.

5° Enfin les chauves les premiers atteints, ceux dont la chevelure était déjà claire sur le sommet de la tête à vingt ou vingt deux ans, peuvent à l'âge ultime ne plus présenter sur leur tête entière, que sur les deux pariétaux, deux touffes lanugineuses, frisottantes, de cheveux rares et grêles.

A cette période dernière de la calvitie, la peau du crâne présente un aspect vraiment particulier et qu'il importe de décrire.

Elle est mince, lisse, ne présente presque plus le grain que donne partout à la peau humaine les saillies papillaires dermiques. Sa surface est unie, brillante; le froncement souvent difficile y détermine d'innombrables plicatures très caractéristiques partout de l'atrophie cutanée sénile, et dues à l'amincissement progressif du derme.

Dans son ensemble cette peau atrophiée, amincie, trop lisse, est aussi trop blanche. Elle est dépigmentée. Chez certains chauves, presque chez tous, la surface de la peau est mamelonnaire, sous-tendue de granulations jaunâtres, incluses en elle, ressemblant au *milium-grutum*, à l'*acne hordeolata* des vieux auteurs, ou mieux encore, quant à leur couleur d'un jaune orangé, à des papules miliaires de *xanthome*. Ce sont les glandes sébacées colossalement dilatées devenues visibles à l'œil nu. Les follets sont conservés sur la tête des chauves, non pas aussi nombreux que les cheveux qu'ils ont remplacés, mais très abondants d'ordinaire et très fins. A la loupe, ils semblent souvent sortir par bouquets d'un orifice commun. Nous savons l'état anatomique qui leur donne cette disposition spéciale (fig. 70). Sur les crânes de vieillards chauves, l'infection séborrhéique est toujours infiniment atténuée, elle peut avoir presque disparu. On peut ne plus pouvoir faire sortir par la pression que des cylindres séborrhéiques intra-folliculaires très isolés sur de grandes surfaces.

Enfin souvent et même chez les chauves, les plus chauves, on peut trouver, si rares qu'on les compterait, des cheveux solides, sains, dispersés un par un à de grands intervalles sur le crâne tout dénudé autour d'eux.

C'est ici qu'il importe de mentionner, dans de tels cas, les reviviscences partielles du système pilaire depuis si longtemps disparu.

Il n'est pas très rare, et j'en ai vu pour ma part plusieurs exemples, de voir le vertex dénudé d'un vieillard, cesser vers soixante-dix ans environ de présenter un aspect huileux, se couvrir d'un duvet progressivement de plus en plus fort et arriver à reformer, sur un scalp chauve depuis trente ans et davantage, un buisson de cheveux disposé comme le cimier d'un casque.

Ce buissonnement ne rejoint jamais les limites de la calvitie et la tête reste bien celle d'un chauve. Souvent même la calvitie continue à s'étendre lentement par ses bords pendant que son centre se repeuple quelque peu.

La chose n'a pas, sauf pour le patient, une importance bien notable. Mais au point de vue doctrinal, elle n'est pourtant pas négligeable. Elle montre que si les papilles pilaires d'un chauve ont perdu leur pouvoir de reviviscence, néanmoins le problème, qui, d'une façon générale et quant à présent, reste fermé à la pratique, n'en demeure pas moins théoriquement ouvert. La papille pilaire dans la calvitie n'est pas détruite, elle est atrophiée mais non complètement. Il n'est nullement impossible que dans l'avenir la calvitie devienne partiellement curable.

Du reste c'est là une vue de l'esprit que l'anatomie pathologique de la calvitie constituée vient appuyer de tout son poids.

Je l'ai dit, il n'y a aucune essentielle et apparente différence entre l'atrophie de la papille pilaire, dans la pelade et dans la calvitie. Et pourtant cette même papille pilaire arrivée à cette extrême déchéance dans la pelade pourra revivre.

C'est là un thème d'observation et de recherches pour ceux que l'aridité des problèmes naturels n'effraie pas et qui auront comme médecins le courage de creuser des questions scientifiques que les empiriques et les charlatans ont réussi à rendre mille fois suspectes aux yeux des savants eux-mêmes.

VII. — CALVITIE VRAIE, SÉBORRHÉIQUE, CHEZ LA FEMME

La femme, qui présente plus que l'homme une tendance à faire de la séborrhée fluente du visage au cours de l'adolescence, ne présente pour ainsi dire jamais la calvitie séborrhéique du vertex. Pourtant chez la femme les chutes de cheveux momentanées sont fréquentes. Pour elle, l'âge du maximum de la chevelure se présente de quinze à dix-huit ans. Rarement elle retrouvera plus tard les cheveux de cet âge. La femme, plus que l'homme peut-être, est sujette aux pityriasis gras et aux alopécies pityroïdes. En tous cas, chez elle la persistance des alopécies diffuses est plus accusée que chez l'homme. Nous étudierons ces alopécies pityroïdes avec les maladies exfoliatives de l'épiderme (1).

En revanche, chez la femme, la séborrhée micro-bacillaire du scalp, ou bien ne se produit pas du tout, ou bien demeure à un degré si infime qu'on peut la considérer comme négligeable.

Il est certainement très curieux de voir chez la femme, même dans les pityriasis gras où l'exfoliation et la stéatose épidermique apparente sont extrêmement marquées, la lésion élémentaire de la séborrhée faire défaut, elle qui chez l'homme adulte s'y joindrait presque immanquablement.

Et de même à l'examen microscopique, on y retrouve à foison les microbes des exfoliations épidermiques mais non pas le microbacille.

Les maladies du cuir chevelu de la femme, même à trente ans, sont celles du jeune homme de douze à quinze ans, de l'homme avant que sa sexualité confirmée lui permette de faire de la calvitie. Faut-il se rappeler les textes juridiques d'autrefois, et le *mulier perpetuus infans* a-t-il un corollaire médical...?

A quelle cause attribuer cette immunité de la femme contre la calvitie ? Si la femme ne présentait pas la séborrhée fluente

(1) Fascicule II du présent ouvrage.

du visage, nous nous croirions sans doute autorisés à conclure que ses sécrétions cutanées se refusent à donner asile au microbacille séborrhéique. Mais comment comprendre cette immunité du cuir chevelu, contigu à la peau du visage, pour lequel cette immunité n'existe pas? Il faut constater les faits sans conclure lorsqu'ils ne concluent pas d'eux-mêmes.

Il existe pourtant des cas où la femme contracte et garde cette séborrhée du scalp qui fait les chauves, cette maladie qui n'est pas de son sexe. J'en ai réuni pour l'instant onze observations concluantes. La maladie se présente chez elle autour de trente ans, entre ving-cinq et trente d'ordinaire. Elle affecte exactement la localisation et les formes symptomatiques de la calvitie masculine, elle s'atténue cinq ou dix ans plus tard laissant le scalp dénudé.

Disons de suite que dans toutes mes observations sauf deux, les femmes qui présentaient cette maladie de l'autre sexe étaient, par quelque point, d'un type physique *gynandre* absolument accusé : soit l'allure hommasse et l'absence de grâce féminine, soit un développement pilaire inaccoutumé de la lèvre supérieure, soit même des troubles dysménorrhéiques.

Dans un cas, une malade âgée de vingt-huit ans, non mariée, et qui aurait pu s'habiller en travesti sans éveiller autour d'elle le moindre soupçon de déguisement, ne voyait revenir ses époques que deux ou trois fois par an, et cela depuis leur début.

Une autre avait dû faire disparaître sa moustache par l'épilation électrolytique.

Celle de mes malades chez qui le type masculin était le moins prononcé physiquement, avait l'intelligence et les goûts d'un homme à ce point d'avoir parcouru seule, non mariée, avant trente ans, les trois quarts de l'Europe en vingt voyages.

Il ne s'agit pas là d'un abus de mots ou d'une vue théorique m'entraînant inconsciemment à des généralisations excessives. Ce que je dis est l'expression de la vérité simple et certaine. Les femmes qui présentent le type de la calvitie masculine sont des hommes manqués. Je demeure convaincu qu'un examen spécial, que je n'ai malheureusement jamais pu faire, aurait chez plusieurs relevé des malformations sexuelles.

A la vérité, mon enquête sur ce point pourrait fournir un argument d'un sens inverse; quatre fois sur les onze cas précités, les femmes atteintes de calvitie masculine exerçaient des professions intellectuelles. Deux étaient institutrices, une autre journaliste, une dernière, agrégée de l'université. On peut évidemment invoquer dans la genèse de leur maladie cette cause répétée par maints auteurs : l'excès du travail de tête. Non seulement je ne nie pas cette possibilité étiologique, mais je l'admets dans une certaine mesure, seulement je constate que toute femme ne ferait pas une institutrice ou un journaliste, à plus forte raison une agrégée, et que ces malades par leur développement cérébral au moins, échappaient au dur qualificatif de la loi romaine. Je n'insiste pas.

La symptomatique de la calvitie chez la femme présente ceci de particulier, que les cheveux chez elles gardant partout toute leur longueur possible, l'aspect de la tête quand les cheveux sont dénoués devient particulièrement saisissant.

Sur le sommet, les cheveux les plus longs sont courts, ils ne dépassent guère dix à douze centimètres de longueur. Et ceux-là même sont rares, la plupart ne dépassent pas trois ou quatre centimètres. Ensemble ils ne font pas à l'œil la moitié des cheveux que la même région devrait porter.

Entre eux, au ras de la peau, on distingue une multitude de follets très courts, que l'épilation aux doigts enlève par douzaines, sans même que la patiente s'en aperçoive. Cette alopécie existe exactement sur tout le sommet de la tête, dans la forme précise où on la voit survenir chez l'homme. Dans les cas les plus avancés, si ces malades portaient les cheveux courts à la mode masculine, rien ne distinguerait leur calvitie de celle que nous connaissons si bien chez l'homme.

Les malades atteintes de cette affection se plaignent toutes des symptômes fonctionnels de la calvitie avant même que le médecin ne les interroge.

Elles signalent d'abord et avant toute chose le flux de graisse, abondant à ce point qu'après deux jours passés sans un savonnage qui devient dans ces cas *nécessaire*, le flux de graisse en viendrait à ruisseler sur le front. Sans doute beaucoup de femmes qui perdent leurs cheveux signalent un fait analogue :

que leurs cheveux ne tombent en abondance que depuis qu'ils sont devenus gras. Et vraiment ces deux phénomènes sont connexes à ce point qu'on peut avancer sans crainte d'erreur qu'il n'existe pas de chevelure spontanément grasse au toucher dont les cheveux tiennent. Mais dans le plus grand nombre des cas, quand on examine ces cheveux, ils sont à peine onctueux, à peine luisants.

Dans le cas de calvitie masculine, au contraire, la tête et les cheveux semblent baignés d'huile. J'ai vu après deux jours passés sans savonnage, un raclage à la lame de verre pouvoir en recueillir la moitié de ce qu'aurait contenu un dé à coudre.

Le plus souvent, ces cas sont absolument nets et tranchés en leurs symptômes. Nous savons déjà que quand la séborrhée existe sur une région avec son maximum d'intensité, elle ne permet guère aux infections secondes de venir se greffer sur elle. Il en est ainsi dans la calvitie masculine de la femme; elle n'est nullement pelliculaire. On peut trouver du pityriasis sec ou gras sur les tempes, ou sur la région occipitale, mais non pas dans le rayon de la calvitie. La séborrhée grasse y reste pure.

L'éphidrose, le troisième symptôme fonctionnel de la séborrhée des régions pilaires, avec l'alopécie et le flux de graisse, ne manque pas non plus dans la calvitie vraie chez la femme.

Toutes ces patientes se plaignent d'avoir la tête baignée de sueur tout l'été, et même au moindre effort en dehors de la saison chaude.

Ainsi la calvitie masculine, quand elle survient chez la femme, reproduit la calvitie de l'homme non seulement dans son type normal, mais dans ses types les plus accentués.

Aussi me suis-je souvent étonné d'entendre ces patientes, qui toujours ont consulté d'autres médecins avant de voir un spécialiste, parce que leur cas devient vite intolérable, de leur entendre dire invariablement qu'elles sont un phénomène et que les médecins auxquels elles se sont adressées n'ont jamais rencontré de cas semblables et ne savent comment le nommer. Assurément la calvitie chez la femme est rare, on peut donc en être surpris. Mais quant à ne pas reconnaître en elle la calvitie masculine, ceci est plus singulier, car pour qui a observé et étudié la calvitie vulgaire, il n'est pas possible dans ce cas d'en méconnaître les symptômes, tant ils présentent de relief et d'intensité.

Il est d'autant plus important de savoir reconnaître l'origine et la nature de semblables cas, qu'on peut dire contre eux la thérapeutique assez bien armée. A la vérité elle est encore boiteuse, car la cure de ces alopécies est lente, elle demande plus d'une année d'efforts et ces efforts sont pénibles, parce que toute manipulation quotidienne d'une chevelure de femme est compliquée.

Pourtant il est remarquable de voir les très beaux résultats auxquels parvient dans de tels cas un traitement bien dirigé, et le plus souvent il faut le dire, on rencontre chez la femme une bonne volonté persévérante et une obstination dans l'effort dont elle semble avoir conservé le monopole et que bien peu de malades hommes sont capables de nous offrir.

Le diagnostic de cette affection est trop évident par ses symptômes pour que je le discute. D'ailleurs la présence du microbacille sur le cuir chevelu de la femme est assez rare pour qu'il prenne, quand on le rencontre, une importance diagnostique particulière. Inutile d'ajouter après ce qui précède que tout ce que j'ai dit, au point de vue anatomique et microbien, de la calvitie masculine, s'applique de point en point à l'alopécie séborrhéique de la femme dans ces cas-là.

La calvitie de l'homme quand elle existe chez la femme, ce qui est rare, se présente avec l'ensemble le plus complet qu'on puisse voir de ses symptômes objectifs, fonctionnels, anatomiques et microbiens.

Il peut sembler à bon droit extraordinaire que la calvitie masculine qui même exceptionnellement se rencontre chez la femme, avec une telle surabondance de symptômes et avec une telle intensité, ne présente presque pas de cas moyens, calquant de plus près les calvities tardives chez l'homme. A la vérité ces cas se rencontrent mais non pas fréquemment non plus. Eux aussi sont rares, et encore plus localisés que chez l'homme. On peut en trouver quelques exemplaires dans lesquels l'infection séborrhéique se localise au sommet de la tête chez la femme vers quarante-cinq ou cinquante ans, mais seulement dans une région à peu près orbiculaire et de six centimètres de grand diamètre transverse. Cette séborrhée lente localisée semble être l'homologue des ébauches tardives de calvitie, d'évolution lente, qu'on voit survenir chez l'homme également vers la cinquantaine et que l'âge ensuite n'augmente qu'insensiblement [1].

L'évolution de la calvitie masculine chez la femme paraît moins irrémédiable que chez l'homme, d'abord, je viens de le dire, sa thérapeutique est plus heureuse en ses résultats. En outre l'infection et ses dégâts s'arrêtent plus vite et plus tôt chez la femme que chez l'homme.

Vers trente-cinq ou quarante ans au plus la maladie subit un arrêt marqué, même en l'absence de traitement. Enfin il me paraît indéniable que par un traitement bien conduit et suivi strictement, l'alopécie même une fois constituée ne reste ni absolue ni définitive et qu'on parvient à redonner à un cuir chevelu, dans ce cas, au moins la moitié des cheveux perdus.

Du reste, ce traitement même parfaitement conduit et exécuté ne met pas à l'abri de tout réveil de la maladie, et surtout des retours de son paroxysme estival. On peut voir ainsi en quelques semaines, à la saison caniculaire, la malade perdre en partie le résultat obtenu après de longs mois d'efforts. Malgré cela on peut dire que la victoire demeure à la thérapeutique lorsqu'elle est bien dirigée. Ce succès montre le maximum des résultats que peut-être l'homme pourrait obtenir dans une calvitie, si la médication nécessaire intervenait à temps et si le jeune homme apportait au médecin une patience et une obstination plus féminines.

[1] Il existe chez la femme de cet âge une alopécie localisée et définitive du même siège et qui n'est pas séborrhéique. Elle est même plus fréquente que l'ébauche de calvitie vraie dont nous venons de parler. C'est un processus de sclérose folliculaire cicatricielle qui la crée. Elle se rapproche comme symptomatique, comme évolution et comme anatomie pathologique des scléroses folliculaires rangées sous les étiquettes diverses de pseudo-pelade, ulérythème ophriogène, acné pilaire simple, kératose pilaire, folliculite atrophique, etc., et dont nous dirons quelques mots plus loin en parlant du diagnostic différentiel de la calvitie (voir p. 267).

VIII. — LES DÉPILATIONS DU CORPS DES SÉBORRHÉIQUES

Alors que les malades séborrhéiques peuvent présenter de la séborrhée du visage exclusivement, parce que c'est toujours la première en date, il est impossible à un chauve de ne pas présenter ailleurs qu'en son cuir chevelu, des localisations diverses de l'infection séborrhéique, parce que l'infection séborrhéique du cuir chevelu est tardive et toujours succède à d'autres.

Un chauve présente encore de la séborrhée du visage quand ses cheveux tombent. Il présente aussi de la séborrhée du corps. Dès lors il subit, au cours de la séborrhée du vertex, des dépilations autres de divers sièges. Si, d'une part, il est neurasthénique et attentif à s'observer, il remarquera ces dépilations accessoires et les signalera au médecin. Il dira, ce qui est vrai : « Depuis que mes cheveux tombent, mes sourcils tombent de même et ma moustache pareillement. Enfin, j'épile sans douleur en quantité, le poil de mon corps ».

Ces dépilations sont diverses de localisations et de cause. La plupart ne sont pas strictement séborrhéiques, elles suivent des pityriasis locaux. Quand les sourcils d'un chauve tombent, le plus souvent ils ne tombent pas du fait d'une séborrhée microbacillaire locale qui est très rare. Ils sont le siège d'une *desquamation* grasse intense. Quand on rebrousse les poils couchés qui font le sourcil, on met à découvert des squames jaunes, feuilletées, grasses au toucher, occupant strictement la bande de peau que recouvrent les poils et la dépassant à peine. Et si l'on cherche à épiler les poils de ces sourcils, ils tombent en nombre considérable; l'épilation indolore peut en enlever quelquefois un quart ou un tiers.

A la moustache le processus est le même, un peu moins marqué, les squames pityriasiques grasses y sont plus fines, moins abondantes. Les poils qui tombent aussi sont moins nombreux. On en extrait aux doigts quatre ou cinq de chaque côté.

La barbe est encore moins atteinte, le pityriasis ordinairement y est plus sec et, dès lors, moins dépilant. Les poils caducs y sont rares.

Où la dépilation est le plus remarquable en dehors du cuir chevelu, c'est à la poitrine. Chez les séborrhéiques très pileux, on peut, d'une pincée, extraire dix et douze poils d'un seul coup.

Les neurasthéniques chauves sont les seuls à remarquer ces dépilations accessoires, mais tous y prêtent attention.

En réalité, elles n'amènent de diminution apparente que dans le volume des sourcils. La moustache perd rarement, pendant quelques années, le quart ou le tiers de son volume et elle le reprendra par la suite. Mais à chaque instant, les nerveux expriment la peur de la voir disparaître entièrement.

La plupart de ces malades se basant sur le fait de la dépilation progressive de leur cuir chevelu, croient que le poil tombé ne se régénère pas, et bâtissent sur ce fait un raisonnement d'apparence logique : « S'il me tombe chaque jour quatre ou cinq poils de la moustache, comment n'arriverai-je pas à la perdre tout entière? »

Ainsi croient-ils difficilement ce fait d'expérience, pour nous certaine, que la moustache se régénère alors que l'alopécie du vertex marche vers une calvitie sans retour.

Presque toutes ces alopécies sont pityriasiques, la séborrhée pure, sauf à la poitrine, y a peu de part. Sur le torse j'ai vu, chez les grands séborrhéiques, la dépilation arriver peu à peu à être complète. Le fait est rare.

Les aisselles dans la séborrhée ne sont pour ainsi dire jamais touchées, le pubis l'est davantage, toujours incomplètement, même chez les grands séborrhéiques dont le reste du torse est devenu glabre.

Je ne crois pas qu'il y ait lieu d'insister sur ces déglabrations accessoires de la séborrhée. Elles n'ont pratiquement d'importance que celle que leur donnent artificiellement les neurasthéniques. Ce sont des points qu'on ne peut pas ignorer devant des malades qui s'en sont rendu compte, et ne se contenteraient pas, de la part de leur médecin, d'une simple dénégation à des faits dont ils ont vérifié jour par jour la véracité.

Il faut donc que le médecin puisse, en reconnaissant le fait vrai, leur certifier qu'il est insignifiant pour eux et n'annonce pas une déglabration totale dans l'avenir.

Au point de vue doctrinal ces faits corroborent cette vérité générale que *sur une peau grasse le poil tombe*. Mais il ne faudrait pas voir cependant, en ces dépilations, le résultat de la séborrhée pure, puisque le plus souvent, sauf à la poitrine, elles suivent un pityriasis gras local, et que tout poil qui tombe, aux sourcils, à la moustache et à la barbe n'a pas forcément une colonie bacillaire séborrhéique à sa base.

IX. — LA SÉBORRHÉE, INFECTION SECONDAIRE DE DERMATOSES DIVERSES

Parce que l'infection séborrhéique est, en général, la première en date dans les divers complexus dont elle fait partie, l'idée ne vient pas d'abord qu'elle puisse venir secondairement en compliquer d'autres. Pourtant c'est un fait dont nous rencontrons journellement des exemples.

Beaucoup des jeunes gens destinés à la calvitie, avant de présenter l'infection microbacillaire, présentent à foison les cocci des pityriasis, et symptomatiquement de même ils présentent des squames sèches ou grasses avant de remarquer le flux de sébum.

Ainsi, et peut-être dans la majorité des cas, l'infection séborrhéique du vertex survient, comme infection secondaire, au cours d'un pityriasis antérieur. Seulement, très vite, la séborrhée huileuse, par l'intensité de ses symptômes fonctionnels, prend dans ce complexus morbide une part prépondérante, et fait disparaître la maladie première en date, sur laquelle elle s'est d'abord établie.

Il ne faut pas perdre de vue cet exemple. Il est fréquent, il est clair, il est topique. Le phénomène qu'il schématise est, en pathologie cutanée, l'un des plus fréquents qu'on puisse voir, et toujours l'un des moins compris. On devine que dans les processus microbiens épidermiques, qui tous se produisent à ciel ouvert, les infections secondaires soient faciles. On comprend que les infections microbiennes les plus communes à la surface de la peau humaine soient précisément celles qui surviennent le plus fréquemment, à titre secondaire, sur d'autres venues avant elles.

Cette notion si simple pourtant n'est pas encore passée dans la doctrine dermatologique et dans l'esprit de tous ses fidèles.

Un complexus clinique, par le fait qu'il se rencontre fréquemment le même, est le plus souvent compris et décrit comme un type dermatologique pur, lors même qu'il résulte invariablement du mélange de deux infections. C'est ce qui est arrivé à la séborrhée grasse « et squameuse » du cuir chevelu, mélange de séborrhée vraie et de pityriasis et qu'on trouve partout décrit comme un type morbide univoque.

Lorsqu'on connaît bien le mécanisme habituel par lequel la séborrhée microbacillaire s'installe et gagne du terrain au-dessous d'un pityriasis préformé, il est aisé de se rendre compte que la séborrhée huileuse microbacillaire survient fréquemment à titre secondaire dans des processus de cause originellement très différents d'elle.

En étudiant ces divers cas on peut se rendre compte qu'il y a des causes locales qui favorisent cette infection :

1° L'insuffisance de soins locaux, laissant à la surface de la peau des débris épidermiques.

2° Les affections de surface qui, en dépit des soins locaux, réalisent la même stagnation de squames cornées en surface (pityriasis).

3° Les affections dépilantes qui, en faisant tomber des cheveux, laissent leur orifice béant prêt à abriter la colonie microbacillaire si elle survient.

Ainsi voit-on la même infection bacillaire séborrhéique occuper quelques follicules pilaires sur toutes les têtes affectées de pityriasis. De ci, de-là, sur chacune, on rencontre un follicule isolé, abritant un comédon vrai, parfaitement reconnaissable à l'œil nu.

Il est d'ailleurs remarquable de voir, dans ces cas où l'infection est secondaire et inactive, le cylindre séborrhéique prendre *in situ* un développement énorme sans infecter les follicules voisins.

De même qu'en faisant des coupes histologiques sériées d'une affection dépilante locale, telle que la kératose pilaire du vertex, ou telle que les folliculites sourdes qu'on avait appelées pseudo-pelades anciennement, il n'est pas rare de rencontrer de place en place un follicule dont le sommet contient un rudiment de la même infection, une mince couche de microbacilles dans un follicule pilaire veuf de son poil.

De même dans les alopécies toxi-infectieuses, par exemple dans celle qui suit la fièvre typhoïde, on peut de place en place rencontrer un filament séborrhéique dans le canal pilo-sébacé.

Mais, dans tous ces cas, il est infiniment remarquable de voir cette infection disparaître vite des surfaces qu'elle a un instant conquises. Le follicule pilaire exfolie le cocon microbacillaire, qui ne se renouvelle pas. Il semble bien en tous ces cas que l'atonie folliculaire prédispose le follicule à l'infection et que la cause de cette atonie disparue, l'infection ne puisse se défendre contre le travail de rénovation du follicule.

Néanmoins, quand on veut bien étudier par soi-même sur des coupes sériées, l'infection microbacillaire secondaire à des dépilations passagères, il est aisé de voir que nombre de follicules, même déshabités de leur poil, ne s'infectent pas, et que le nombre des follicules infectés est infiniment moindre que celui des follicules vides demeurés stériles; de voir aussi que beaucoup de follicules infectés ne sont pas occupés par un filament séborrhéique actif, mais par un comédon clos; enfin, que dans les autres, l'infection reste superficielle et rudimentaire.

La dépilation syphilitique secondaire se présente identique sous ce rapport à toutes les autres. On peut n'y pas trouver trace de l'infection séborrhéique. Dans de plus rares cas, on trouve l'infection séborrhéique par points isolés, elle est transitoire et disparaît en quelques semaines. Dans des cas plus rares encore, on trouve une alopécie syphilitique conjointe à une séborrhée dépilante du vertex, et dans ce cas l'infection microbacillaire y existe très abondante. Ici encore il s'agit d'un complexus. La calvitie commençante coexiste avec une syphilis; elle persistera, lorsque l'alopécie syphilitique aura disparu. Et nous savons cliniquement que l'alopécie syphilitique peut donner à la calvitie une rapidité d'évolution plus grande que celle qu'elle avait montrée d'abord.

L'influence des causes locales sur le développement de l'in-

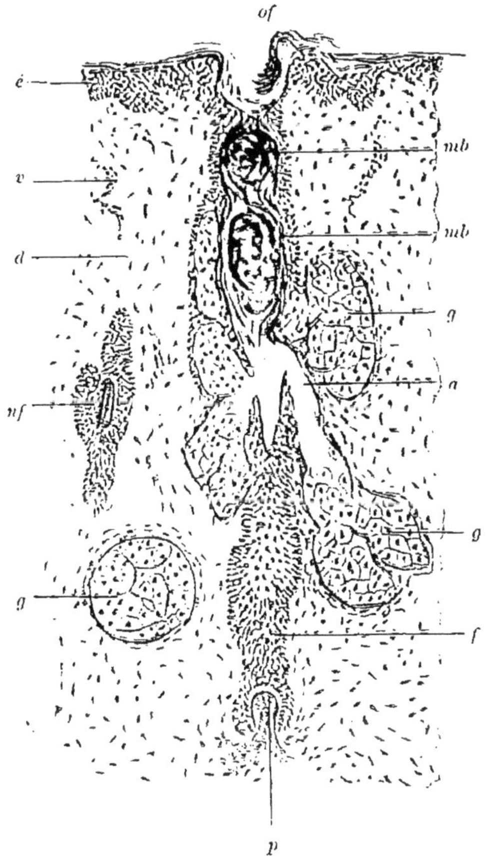

Fig. 88. — Infection séborrhéique dans la pelade.

of, orifice folliculaire en forme de cupule. — *mb*, cocon microbacillaire occupant le segment supérieur du follicule peladique. — *g*, glande sébacée. — *a*, déversoir de la glande sébacée. — *f*, follicule peladique. — *p*, sa papille pilaire. — *nf*, néo-follicule peladique au voisinage du follicule principal. — *d*, derme. — *v*, vaisseau dermique. — *é*, épiderme.

fection est manifeste dans ces cas. L'intoxication tégumentaire profonde, l'atonie locale qui en résulte, la dépilation elle-même qui laisse les follicules béants favorisent l'infection.

Et comme déjà ce tégument présentait en lui les causes

profondes et inconnues qui permettent à l'infection microbacillaire de s'y perpétuer, le terrain qu'elle aura conquis accidentellement lui demeurera partiellement acquis.

On se rend compte de la complexité des causes qui peuvent aider au développement d'une infection de ce genre, si l'on se rappelle dans l'étiologie générale de la séborrhée et de la calvitie toutes les causes profondes qui favorisent sa naissance, et si l'on ajoute à ces causes certaines et si mal définies l'influence accidentelle des causes locales et générales intercurrentes que nous venons de mentionner.

En aucun cas le problème étiologique ne se présente plus délicat que dans une certaine forme de pelade en aires rondes chez l'adulte. Je ne ferai que la mentionner ici parce que son étude appartient à la pelade et ferait un hors-d'œuvre ici. On le trouvera étudié ailleurs en tous détails (1) et même résumé plus simplement en des ouvrages déjà parus (2).

Chez l'adulte même non séborrhéique et en l'absence de toute calvitie, à plus forte raison chez le chauve, au cours d'une calvitie commencée, on peut voir survenir des plaques alopéciques ayant au point de vue clinique la symptomatique locale et ensuite l'évolution d'une pelade vraie.

On y trouve la dépilation première, localisée d'emblée à une surface ronde de deux centimètres environ, bordée d'une couronne de cheveux fragiles, massués, morphologiquement peladiques; surface glabre extensive souvent et bientôt suivie de l'apparition de nouvelles plaques alopéciques semblables à la première.

Cette plaque peladique primaire de surface grasse, luisante, dont l'aspect séborrhéique avait été vu et mentionné par quelques auteurs avant la découverte du microbacille séborrhéique, est infectée de microbacilles sur toute la surface qui deviendra glabre, avant que sa dépilation ne survienne (fig. 88).

Et quand cette dépilation se poursuit excentriquement, l'infection microbacillaire la précède excentriquement aussi, et

(1) Sabouraud, Contribution à l'étude de la pelade. *Annales de dermatologie*, 1896.

(2) Sabouraud, art. Pelade. *Traité des maladies de l'enfance*, t. V. Grancher, Marfan, Comby.

l'accompagne. Elle ne disparaît que très peu de temps avant la rénovation du cheveu sur la surface peladique.

Et quand cette rénovation tarde à se produire on peut être sûr de trouver dans la peau malade l'infection microbacillaire active et permanente.

Et, dans ces cas, il ne s'agit pas d'un cocon fermé isolé, immobile, mais de filaments séborrhéiques allongés, de dimension considérable, non clos et se déversant à la surface de la peau malade comme dans la calvitie la plus active.

Et non seulement ces plaques en voie de déglabration totale présentent tous leurs orifices infectés, mais autour

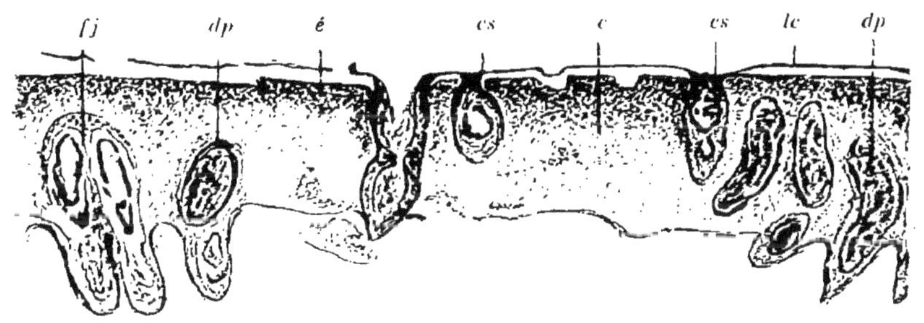

Fig. 89. — Croûte provoquée par des applications caustiques à la surface d'une région séborrhéique (tache peladique de l'adulte) et ayant englobé et épilé les cocons microbacillaires de la région.

c, croûte. — *é*, épiderme mortifié dans la croûte. — *dp*, débris pilaires. — *cs*, cocon séborrhéique. — *fj*, deux follicules jumeaux ayant emporté leurs cocons séborrhéiques encore inclus dans leur écorce épidermique. — *lc*, lame cornée exfoliée mais conservée intacte au-dessus de la croûte

d'elles, une fois dépassée leur frontière que l'infection envahit excentriquement, on n'en retrouve plus trace au delà.

Au point de vue microbien, dans cette pelade séborrhéique, chaque point se présente comme un foyer local d'infection microbacillaire extensif et d'une activité considérable.

Je ne pousserai pas plus loin ici la discussion étiologique de la pelade qui, je le répète, devra être faite en son lieu. Et je ne parlerai pas de la singulière similitude de lésions anatomiques qu'on trouve en cette pelade entre les lésions folliculaires, pilaires, dermiques, épidermiques et pigmentaires, et les mêmes lésions dans la calvitie.

L'ensemble de ces raisons peut faire concevoir l'existence d'une pelade en aires rondes et disséminées de l'adulte qui ne serait qu'une attaque aiguë de séborrhée, de calvitie en aires disséminées et permettrait de relier, par certains points de leur étiologie (cause locale et immédiate), deux alopécies singulièrement distantes et distinctes l'une de l'autre au point de vue de la forme clinique et de la marche évolutive.

Les faits que je viens d'exposer et qui sont certains et positifs en eux-mêmes, peuvent prêter à des interprétations et à des discussions étiologiques de sens différent. Je laisse pour le moment la question posée.

VII

DIAGNOSTIC DE LA CALVITIE

Après tout ce que nous venons de dire et maintenant que nous connaissons les facteurs étiologiques généraux et locaux lointains et immédiats, la symptomatique constante, la marche et l'évolution de la calvitie vulgaire, nous pouvons vraiment dire que le diagnostic en est facile.

Le sexe du sujet, l'âge auquel survient la maladie, sont déjà une indication. Les symptômes locaux : *séborrhée*, *hyperhidrose*, *alopécie*, localisés au vertex, plus marqués en des points d'élection constants ; au sommet des tempes et au tourbillon, les crises paroxystiques de ces symptômes, la marche progressive de l'alopécie localisée, diffuse, compatible avec une santé générale parfaite en apparence, l'absence de tout commémoratif d'infection générale ou locale ayant pu accessoirement déterminer une alopécie passagère ; tout cela vient, après quelques instants d'interrogatoire et d'examen, donner au médecin une certitude. L'inspection locale minutieuse du cuir chevelu, la recherche de la lésion élémentaire par raclage, pincement de la peau, l'examen des orifices pilaires à la loupe, etc., viendront confirmer le diagnostic que l'examen microscopique du cylindre gras microbien pourrait en quelques minutes assurer définitivement dans un cas ambigu.

La nature de la maladie ne fera donc pas de doute, sinon le pronostic qu'elle comporte, chose plus délicate.

Même chez la femme dans les très rares cas où elle présente le type de la maladie masculine, ce diagnostic pour être plus rare à poser n'en sera pas moins clair.

Chez la femme à cheveux longs, l'alopécie du vertex n'est que plus frappante, et d'ailleurs, il semble que chez elle, cette maladie exceptionnelle ne se montre qu'avec le cortège complet de ses symptômes les plus accusés. La stéatorrhée est à son comble; on dirait la peau barbouillée d'huile au pinceau, les cheveux sont imbibés de graisse et collés par mèches. Ils viennent à la main par centaines. Et toujours la patiente elle-même indiquera le flux de graisse qui est pour elle un tourment sans cesse renaissant et qu'elle connaît trop.

Ainsi donc, aussi bien chez la femme, où il est rare, que chez le jeune homme, où il est fréquent, le type morbide dont dépend la calvitie masculine est d'un diagnostic extrêmement aisé à faire et à démontrer.

Pourtant s'il est difficile et presque impossible pour le médecin qui en observe des cas nombreux quotidiennement, de confondre cette alopécie avec aucune autre, je crois néanmoins nécessaire de différencier ici le type de la calvitie séborrhéique masculine de toutes les alopécies qui de près ou de loin peuvent lui ressembler.

Il est d'abord toute une série de maladies locales alopéciques qu'il faut d'autant plus nécessairement différencier de la calvitie qu'elles peuvent se joindre à elle pour déterminer des syndromes mixtes et complexes.

Et de plus il est toute une série d'alopécies d'ordre général, qui peuvent en certains cas prêter à confusion.

S'il est quasi impossible au médecin de prendre une calvitie vulgaire pour une alopécie infectieuse par exemple, les erreurs inverses sont beaucoup plus communes. Il est très fréquent de voir attribuer par le patient et même par le médecin une alopécie syphilitique manifeste à une calvitie supposée.

Je devrai donc brièvement résumer les symptômes caractéristiques qui permettront d'écarter en ces sujets toute erreur préjudiciable au malade.

J'envisagerai d'abord et successivement les alopécies des maladies locales du cuir chevelu autres que la calvitie, puis les alopécies par agénésie ou dysgénésie pilaire, et les pelades dont l'étude différentielle nous conduira à celle des alopécies d'ordre général, toxi-infectieuses et des alopécies d'intoxication.

I. — ALOPÉCIES PAR MALADIES LOCALES

Un certain nombre de maladies locales du cuir chevelu s'accompagnent d'alopécie. Leurs caractères propres, comme ceux de la calvitie, sont extrêmement tranchés, et il semble à la lecture que jamais le diagnostic ne puisse hésiter entre elles.

Dans la pratique il n'en va pas ainsi, parce que dans la dermatologie, rien n'est plus fréquent que l'association de types morbides différents sur le même patient. Et souvent le praticien, en face de ces cas hybrides, ne sait plus auquel des deux types morbides mélangés rapporter le cas mixte qu'il observe.

Sans faire à propos du diagnostic différentiel de la calvitie le dénombrement général de toutes les maladies possibles du cuir chevelu, force nous est d'en énumérer quelques-unes, avec lesquelles la confusion peut en pratique être facile.

J'envisagerai ainsi :

1° Les alopécies des pityriasis gras et secs (eczéma séborrhéique de Unna);

2° Les alopécies qui suivent les impétigos et les eczémas impétigineux;

3° Les alopécies par sclérose folliculaire : kératose pilaire, folliculites atrophiques, pseudo-pelades, etc... ;

4° Les alopécies peladiques vraies.

Mais j'insiste ici sur ce fait que chacune de ces maladies, devant avoir son histoire clinique dans la suite naturelle de cet ouvrage, on ne doit s'attendre à en trouver ici que l'exposé symptomatique nécessaire pour les différencier de la calvitie.

1. *Les pityriasis.* — A. Le *pityriasis sec* (pityriasis simplex, *vulgò* pellicules), caractérisé par l'exfoliation de l'épiderme en fines et innombrables lamelles sur des régions étendues et diffusément sur le cuir chevelu, n'est pas en soi une maladie dépilante. Nous n'avons donc aucunement à en faire le diagnostic différentiel, avec la calvitie séborrhéique.

Ses squames suffiraient d'abord à le distinguer d'une maladie qui n'est à aucun moment de son évolution, et en aucune façon par elle-même une maladie pelliculaire, squameuse.

Quand donc un patient présente en même temps un pityriasis sec et de l'alopécie, c'est qu'il y a, à son alopécie, une cause autre, qui n'est pas le pityriasis.

Du reste, je l'ai dit, rien n'est fréquent comme l'association du pityriasis sec à la séborrhée. On trouve la séborrhée huileuse sur toutes les parties affligées de dépilation, et le pityriasis sec autour d'elles sur les régions qui ne dépilent pas.

Mais ce fait même est la démonstration de ce que je viens de dire, à savoir que le pityriasis sec n'est par lui-même aucunement alopécique.

B. *Pityriasis gras.* — Il n'en est pas de même des pityriasis gras, qui sont proprement le type clinique que M. Unna a désigné sous le nom d' « Eczéma séborrhéique », et autour duquel le maître de Hambourg a réalisé la très grande et très véridique synthèse des pityriasis.

Les pityriasis gras sont dépilants et c'est d'eux seuls que relève l'alopécie bien connue en dermatologie sous le nom d'*alopécie pityrode ou pityroïde*.

Je dois forcément entrer ici dans quelques détails et ceci pour trois raisons :

1° D'abord parce que les pityriasis gras ont un point commun avec la séborrhée. Leurs squames épaisses donnent à la vue et au toucher la sensation onctueuse des corps gras ;

2° Ensuite parce que les pityriasis gras s'accompagnent d'une alopécie qui leur est propre, tout à fait distincte de l'alopécie séborrhéique (calvitie) ;

3° Enfin parce qu'ils peuvent coexister avec la séborrhée

huileuse, nous le savons, et former avec elle un complexus extrêmement fréquent en clinique.

J'ai dit déjà quelle confusion en était résultée [1].

L'association des pityriasis gras à la séborrhée vraie est si fréquente que beaucoup d'auteurs décrivent les pityriasis comme l'état séborrhéique qui fait les chauves, sans voir qu'ils donnent à un complexus hybride la valeur d'une entité morbide simple. Et l'alopécie des pityriasis gras a été identifiée à l'alopécie des chauves, alors qu'elle en diffère entièrement au point de vue objectif, pronostique et thérapeutique.

Voici résumés les principaux arguments qui établissent d'une façon définitive et sans réplique le dualisme absolu de la calvitie d'une part, c'est-à-dire de la *séborrhée huileuse du scalp* qui aboutit à la dépilation totale du vertex, et des *soi-disant* « eczémas séborrhéiques » de Unna d'autre part, c'est-à-dire des *pityriasis gras* à réaction alopécique.

Ce résumé complétera ce que j'en ai dit déjà ici même en deux chapitres précédents et établira d'une façon absolue la vérité.

1° Chacun sait que dans l'établissement des *types* dermatologiques, il faut n'envisager que les cas les plus simples, les plus purs, les plus accentués, et délaisser tout cas complexe, hybride ou d'accentuation médiocre.

Or les calvities masculines les plus rapides, les plus précoces, les plus typiques s'accompagnent invariablement de séborrhée huileuse fluente et ne présentent pendant tout le cours de leur évolution aucune trace d'une exfoliation épidermique quelconque.

2° Il en est de même des très rares cas de calvitie du type masculin chez la femme. Elles s'accompagnent toujours de séborrhée *huileuse* et ne sont pas pityriasiques.

3° Dans tous ces cas on retrouve la lésion élémentaire de la séborrhée, c'est-à-dire le cocon séborrhéique intra-folliculaire contenant l'organisme spécifique de la séborrhée de tous sièges : le microbacille, à l'état de pureté, sans mélange à aucun microorganisme étranger.

[1] Voir sur les pityriasis, p. 102, 203 et 236.

4° Inversement il existe des cas de pityriasis gras purs, sans mélange quelconque de séborrhée. Le fait se rencontre chez l'homme dans l'adolescence et chez la femme jeune avec une fréquence extrême. C'est chez elle un type banal et commun.

5° Ces cas ne s'accompagnent d'aucune exsudation, d'aucun flux de graisse, mais de squames grasses, et *ces squames sont la lésion élémentaire des pityriasis, comme le cocon est la lésion élémentaire de la séborrhée*. Elles ont une structure histologique particulière (parakératose, avec dégénérescence stéatiforme des cellules de l'épiderme corné).

La graisse de ces pityriasis n'est pas du sébum. Elle résulte d'une transformation de l'éléidine des cellules épidermiques sous-cornées et non d'une hypersécrétion des glandes sébacées.

6° La flore du pityriasis gras comprend deux microbes constants, dont l'un n'est peut-être que la forme d'involution de l'autre. Ce sont : le coccus à culture grise que nous avons rencontré dans tous les pityriasis déjà étudiés et la spore de Malassez (bacille-bouteille de Unna), microorganismes spéciaux tout à fait différents du microbacille séborrhéique et qui ne peuvent être confondus avec lui [1].

7° L'alopécie due aux pityriasis gras est spéciale, elle porte sur les tempes aussi bien que sur le sommet de la tête. Elle est diffuse et reste diffuse, toujours incomplète, et n'arrive jamais à constituer de grandes surfaces glabres. Elle dépouille diffusément une chevelure d'un quart ou d'un tiers de ses cheveux, jamais de la totalité de ses cheveux en aucune région.

L'exemple en est dans l'alopécie banale des jeunes femmes, résultat du pityriasis gras (eczéma séborrhéique de Unna) qui ne conduit jamais leur chevelure à la calvitie du vertex, du type de la calvitie masculine.

8° Enfin les alopécies des pityriasis gras sont curables. Il n'y a pas de cas d'alopécie pityriasique qui n'obéisse à l'action des médicaments. Il est toujours possible de faire pour la plus grande partie repousser les cheveux qu'ils ont fait tomber. Et

(1) Comparer la fig. 7 à la fig. 45 et la fig. 59 à la fig. 61.

la même médication qui les guérit, eux et l'alopécie qu'ils ont amenée, ne donne pas les mêmes admirables résultats dans la calvitie de l'homme.

Ainsi la clinique en son observation grossière et en son observation fine et élémentaire, comme l'histologie, comme la bactériologie, comme la thérapeutique, séparent pleinement et absolument la calvitie par séborrhée fluente des alopécies pityriasiques.

Cette différenciation n'est pas seulement d'une valeur doctrinale. A la vérité elle présente un grand intérêt dermatologique général, en ce qu'elle sépare l'un de l'autre les deux types morbides : SÉBORRHÉE et PITYRIASIS, en donnant à chacun son unité, ses symptômes et ceci est important car chacun de ces deux types a la valeur d'un centre descriptif, dermatologique, chacun d'eux est une de ces entités majeures, autour desquelles des types dermatologiques secondaires viennent se grouper. Mais de plus il y a un intérêt pratique évident à différencier deux maladies souvent associées et dont le pronostic, l'évolution et la thérapeutique ne sont pas les mêmes.

Cette différenciation est capitale. Faute de l'avoir faite, les auteurs contemporains en sont encore à décrire comme types morbides autonomes les mélanges et les métissages les plus évidents de séborrhée fluente et de pityriasis.

Ainsi nous voyons tous les jours enseigner cette hérésie que la séborrhée qui au visage n'est pas squameuse, devient squameuse au cuir chevelu, ce qui empêche toute la dermatologie de comprendre la calvitie comme la simple localisation de la séborrhée au vertex.

Ainsi se trouvent séparées par un mur artificiel deux entités qui sont fondamentalement identiques : l'acné sébacée des anciens auteurs français, et la séborrhée décalvante.

Ainsi nous voyons dans une planche d'ailleurs véridique de Unna, et qui suivant l'auteur représente son eczéma séborrhéique pur, c'est-à-dire un pityriasis gras, nous voyons, dis-je, figuré en sa place et dans sa forme et sa localisation le microbacille séborrhéique au-dessous des squames du pityriasis [1].

[1] P. G. UNNA, *Histologischer Atlas zur Pathologie der Haut*, Heft, 2, Tafel, IX, fig. 32.

Et non seulement cette planche figure comme lésion simple ce qui est une lésion métisse, mais encore Unna n'a pas vu et n'admet pas encore l'identité de ce fin bacille intra-folliculaire et du *bacille de l'acné* qu'il a décrit lui-même dans le comédon, et cela uniquement parce que, dans les anciens cadres dermatologiques, l'acné n'existait pas au cuir chevelu.

Mais ce n'est pas tout encore.

Faute d'avoir vu, reconnu et différencié bactériologiquement la Séborrhée huileuse, d'une part, et sa lésion élémentaire : le cocon, et, d'autre part, les Pityriasis gras et leur lésion élémentaire : la squame, voyez dans quelle confusion se débattent les auteurs qui ont traité des alopécies.

Vous trouverez dans leur description et sous le même nom d'alopécie séborrhéique, décrits à la fois et pêle-mêle, la séborrhée fluente et non squameuse qui fait les chauves, et le pityriasis gras qui fait les alopécies féminines, et, conséquence toute naturelle, personne ne pourra comprendre comment ce qu'on croit la même maladie fait les hommes chauves et ne fait pas les femmes chauves; comment la thérapeutique guérit les alopécies féminines et laisse aux chauves leur scalp dénudé. On supposera sans peine l'incertitude thérapeutique à laquelle une telle confusion conduit forcément et comment une plus juste notion étiologique pourra conduire à une thérapeutique rationnelle.

Enfin, et au seul point de vue de la clinique, il est nécessaire de savoir que ces deux maladies, si souvent conjointes sur le même malade et à cause de cela si souvent confondues, non seulement ne présentent, sauf leur fréquent mélange, rien de commun, ni leurs symptômes, ni leur lésion élémentaire, ni leur évolution, ni leur structure histologique, ni leur flore microbienne, ni leur thérapeutique; mais encore que la *séborrhée*, d'une part, les *pityriasis*, de l'autre, sont chacun une entité dermatologique fondamentale, une MALADIE MÈRE, et qu'ainsi chacune, dans un ouvrage comme celui-ci, devient la tête nécessaire d'un chapitre particulier, et que, après l'étude des maladies séborrhéiques : acné, calvitie, dont la séborrhée est le centre, doit se placer forcément l'étude des maladies exfoliatives ou *dartreuses*, dont le pityriasis sera par excellence l'espèce représentative [1].

Le résumé que nous venons de faire, pour les dermatologistes pratiquants, était nécessaire. Il fera comprendre définitivement comment on doit différencier la calvitie vraie par séborrhée huileuse, des alopécies par pityriasis gras, avec lesquelles la calvitie est journellement confondue.

Cet exposé, en outre, en récapitulant et opposant les uns aux autres les symptômes de ces deux affections, aura de même éclairé leurs mélanges possibles, qui sont fréquents, et que le diagnostic du médecin devra reconnaître.

2. ***Alopécies post-impétigineuses.*** — L'impétigo vrai, phlycténulaire (la gourme vulgaire), au cuir chevelu, est une maladie dépilante. Faute de soins, quand, sur le cuir chevelu de l'enfant, l'impétigo s'est accompagné de croûtes épaisses et qu'on a laissé demeurer stagnante la suppuration sous-jacente à elles, il survient des cicatrices qui ne font strictement pas partie de l'évolution impétigineuse, mais qui, néanmoins, lui succèdent et qui demeurent définitives.

Ces cicatrices, très irrégulières, le plus souvent dessinent sur le vertex des bandes d'alopécie incomplète dirigées d'avant en arrière, sorte d'alopécie *en lanières*, dont les surfaces glabres sont aplaties, légèrement creuses et gaufrées, à la façon des cicatrices vaccinales les plus superficielles.

Ces alopécies, recouvertes facilement par des cheveux un peu longs, peuvent, si l'on coupe la chevelure qui les dissimule, sembler nouvelles et récentes. Elles datent ordinairement de la première enfance, et très souvent le patient en ignore l'existence, comme il ignore même la gourme ancienne qui les a causées jadis. Souvent, quand il s'en aperçoit, il s'en effraie, il vient consulter. Le médecin peut prendre cette alopécie ancienne et cicatricielle, quand elle est diffuse, pour une calvitie en voie d'établissement.

Dans ces cas, pourtant, il existe des clairières où les cheveux manquent totalement. Or, l'un des caractères absolus de

[1] Fascicule II du présent ouvrage.

la calvitie est l'alopécie régulièrement diffuse. Elle dégarnit lentement une région, elle ne dessine pas de petites clairières isolées, dont la dépilation soit plus marquée qu'aux points voisins.

En second lieu, l'alopécie post-impétigineuse est une alopécie cicatricielle. Les cicatrices semblent recouvertes d'un épiderme aplati au fer chaud, sur lequel ne se distinguent ni orifices pilaires, ni saillies d'aucune sorte, rien de ce qui fait le *grain* de la peau. Enfin, les cheveux voisins sont solides et la traction à la main ne les épile pas.

Il est une autre alopécie impétigineuse très différente en ce sens qu'elle est passagère et que le médecin peut la voir se constituer sous ses yeux. L'individu est un eczémateux, ayant eu le plus souvent déjà, au moins pendant l'adolescence, de l'eczéma suintant des tempes, du front et du visage. Une crise eczématique survient pendant laquelle son cuir chevelu est envahi. L'eczéma s'infecte secondairement d'impétigo par une association clinique des plus communes. Il s'ensuit des croûtes mielleuses et jaunes, qui sèchent et tombent quand la poussée eczématique rétrocède. Il ne reste plus que de la rougeur diffuse, sur laquelle un pityriasis léger. Alors les cheveux tombent en abondance et diffusément.

Il est vraiment difficile de prendre une telle alopécie pour de la calvitie séborrhéique; néanmoins, si l'on a lu les pages précédentes sur les alopécies pityrodes, on comprendra que le fait soit possible. Cet eczéma peut avoir été peu exsudatif et son suintement impétigineux très peu marqué. On prend sa desquamation furfuracée pour un pityriasis (pour une séborrhée SÈCHE!), et l'alopécie impétigineuse pour une alopécie séborrhéique. Cette erreur peut être infiniment dommageable au malade, car, dans un tel cas, sa peau est toujours intolérante, et la plupart des applications médicamenteuses pourront ramener l'eczéma passé, à la période aiguë et exsudative.

L'analyse des commémoratifs, le suintement séreux, les croûtes, l'existence du même processus sur des régions glabres limitrophes du cuir chevelu empêcheront de telles erreurs diagnostiques et thérapeutiques.

3. ***Alopécie consécutive à un érysipèle local.*** — Une erreur de même ordre pourrait faire prendre l'alopécie qui suit l'érysipèle pour une calvitie, sans l'interrogatoire du malade. Le plus souvent, à la vérité, le malade sait qu'il a eu un érysipèle et sait même que cette maladie est suivie de chute de cheveux. Il mentionne de lui-même le fait au médecin. Mais un érysipèle bénin peut être très alopéciant et n'avoir pas été diagnostiqué. L'alopécie peut le suivre à un ou deux mois d'intervalle et le malade ne pas rattacher du tout l'alopécie à sa cause; le médecin doit en être averti.

4. ***Alopécies par sclérose folliculaire.*** — Il existe toute une série d'alopécies qu'il faut distinguer bien soigneusement de la calvitie vulgaire, d'autant que, non seulement aucune thérapeutique ne peut leur être utilement opposée, mais que la thérapeutique ne sait pas empêcher le plus souvent la dépilation déjà faite de progresser sans rémission. Ce sont les alopécies par *sclérose folliculaire.* Elles forment tout un groupe nosographique naturel, petit, à la vérité, et de médiocre importance, mais d'un assez grand intérêt et surtout peu étudié encore à l'heure présente. Il se compose des maladies connues sous le nom d'ulérythème ophriogène (Taënzer), de kératose pilaire (Brocq) et de toute la série des folliculites sourdes à évolution cicatricielle, qui ont été à tort désignées par plusieurs auteurs sous le nom de pseudo-pelades (Brocq, Lailler, Quinquaud). Le nom de pelades ne leur convient aucunement, puisqu'il est entendu en dermatologie que les pelades ne s'accompagnent d'aucune lésion inflammatoire et surtout d'aucune lésion folliculitique. Le mot de folliculite n'est pas excellent non plus, pour cette raison que le processus inflammatoire qui précède la chute du cheveu est à peine visible et abortif en apparence. Le phénomène dominant dans l'histoire de ces affections, de cause peut-être différente peut être univoque, c'est la *sclérose folliculaire* absolue, cicatricielle qui les termine et, par conséquent, la dépilation irrémédiable qui les suit.

Dans le type clinique le plus fréquent, elles commencent au-dessus du sourcil et, après un temps, en détruisent la moitié externe, sont caractérisées symptomatiquement par un granité rouge fait d'éminences cornées périfolliculaires. Le poil hérissé, souvent cassé, tombe et n'est pas remplacé, il ne le sera jamais.

Cette affection (Ulérythème ophriogène de Taënzer) s'accompagne, au cuir chevelu, d'un processus identique créant autour du tourbillon une *alopécie en clairière cicatricielle.*

On observe, d'autre part, des alopécies semblables du cuir chevelu, indifférenciables objectivement de la précédente, mais qui ne s'accompagnent pas d'alopécie sourcilière. En ses formes les moins marquées, c'est sur une surface grande comme la paume de la main, une série de *clairs*, où les cheveux manquent, et ces points sont toujours bordés de quelques cheveux qui présentent leur orifice pilaire marqué d'un point rouge peu visible qu'il faut rechercher. Plusieurs de ces cheveux tombent déjà, entiers, avec leur bulbe, et quelquefois emportent avec eux la gaine épithéliale interne folliculaire. Dans ses formes graves, l'affection dessine sur le cuir chevelu d'immenses aires découpées comme des archipels sur une carte géographique, aires *cicatricielles* dépilées, et sur la surface desquelles demeurent quelques îlots de cheveux sains.

A première vue, un dermatologiste reconnaît cette alopécie quand il l'a vue seulement une fois déjà, tant l'apparence en est caractéristique. Elle est, en somme, fort différente de topographie, de forme, de mœurs, de la calvitie; mais d'abord le dermatologiste ne doit pas oublier que, pour le médecin non spécialiste, une cicatrice du cuir chevelu n'est pas si facile à diagnostiquer que l'habitude le lui fait croire ; le gaufrage de la peau, lisse, privée de son grain normal, n'est pas évident à tous les yeux. D'autre part, cette sclérose folliculaire peut s'observer en concomitance de la calvitie la plus nette et la plus franche. Et voici, dans ce cas, ses symptômes particuliers.

5. *Calvitie vraie avec sclérose folliculaire.* — De loin on dirait la calvitie la plus banale. De près, en soulevant les cheveux qui demeurent aux places déjà déglabrées diffusément, on

s'aperçoit que la peau dénudée est beaucoup plus lisse qu'une peau normale, et que les orifices folliculaires y ont en grande partie disparu.

Ceux qui restent sont comme toujours occupés par un cylindre gras séborrhéique; mais au lieu que ces orifices sébacéo-pilaires dilatés soient innombrables sur la surface chauve, on les compterait, et entre eux on remarque de grands espaces où il n'y a plus ni cocons, *ni orifices pilaires.*

Ce n'est pas tout, beaucoup des cheveux qui demeurent en place sont atteints par le processus de folliculite sourde qui a détruit et cicatrisé les follicules disparus.

Au pied de longs cheveux d'abord sains en apparence, on voit l'orifice pilaire cerné d'un mince cercle rouge, qui n'a pas plus de 1/10 de millimètre de large, mais que l'œil discerne fort bien, surtout d'un peu loin.

Ce liséré rouge péripilaire et périfolliculaire est légèrement acuminé et l'aspect total de cette minime lésion n'est pas loin de ressembler à celle de la kératose pilaire typique.

Pour quelqu'un qui observe des maladies du cuir chevelu très fréquemment, un tel ensemble diffère beaucoup de la calvitie vulgaire. On y retrouve la dépilation à peu près dans sa forme et sa distribution séborrhéique puisque le processus folliculitique n'est venu se greffer que sur une séborrhée locale préalable.

Mais à l'examen minutieux, l'aspect cicatriciel du tégument, la rareté des lésions séborrhéiques et même des orifices pilaires sur les régions décalvées, enfin l'existence au pied de cheveux encore existants, de lésions typiques de folliculite sourde en évolution, permettent de poser le diagnostic, et d'appuyer un pronostic ferme d'impuissance thérapeutique à peu près absolue.

Presque toutes les lésions faites étant scléreuses, il serait illusoire d'espérer les voir régresser et des cheveux repousser sur une cicatrice. Et j'ai dit que l'influence de la thérapeutique sur les scléroses folliculaires me paraissait bien problématique.

6. ***Agénésie pilaire.*** — Chacun sait qu'il y a des hommes plus

poilus que d'autres. Il y en a qui le sont originellement très peu. Leur système pileux semble à peu près atrophique. Les cheveux sont trop fins, lanugineux, rares, et à aucun moment de leur vie l'état pilaire général ne deviendra normal, la puberté demeurant sans influence notable sur un état qui la précède d'ailleurs de beaucoup.

Fréquemment cette dysgénésie pilaire s'accompagne, en certaines régions, de l'état moniliforme des cheveux (monilethrix ou aplasie moniliforme) qui paraît accompagner constamment les cas de dysgénésie pilaire grave.

Il s'agit en tous ces cas d'un état congénital au-dessus des ressources thérapeutiques.

Je n'en parlerais pas, car en vérité cet état est ordinairement très différent de la calvitie, si l'un de ses types ne copiait la calvitie vulgaire dans son type et sa localisation.

J'ai vu le père et le fils atteints de cette malformation ; l'un et l'autre (cinquante-cinq et dix-huit ans) présentaient une calvitie typique de forme mais du type le plus complet, celui que j'ai désigné sous le nom de monastique. Le fils lui-même, à dix-huit ans, ne présentait plus qu'une couronne circulaire de follets moins large que le doigt.

Le tégument mince, atrophié, ressemblait au tégument de certaines pelades (ophiasiques).

Du reste l'histoire de ces aplasies diffère étrangement de l'histoire des calvities vraies. C'est une histoire qui se répète d'ailleurs pour toutes les altérations pilaires dites congénitales.

L'enfant naît avec des cheveux normaux qui tombent à six semaines et ne sont pas remplacés normalement. A partir de cette époque la malformation est constituée, elle peut s'accuser peu à peu ou demeurer. Je ne l'ai jamais vue régresser avec l'âge, quel que soit son type d'ailleurs, aplasie moniliforme, atrichie, ou dystrichies diverses.

Il en avait été ainsi dans les deux cas familiaux dont je parle. Je note en passant le caractère singulièrement fixe et héréditaire de telles malformations et dans le cas particulier, l'extraordinaire ressemblance de traits et de structure physique que présentaient entre eux le père et le fils.

7. *Les pelades.* — En ne donnant au mot pelades que sa signification française d'*alopécies en aires*, survenant sans la précession d'aucun phénomène inflammatoire local, il est impossible de confondre théoriquement une pelade et une calvitie.

Les aires glabres auxquelles la calvitie a donné lieu, elle les a faites lentement en cinq ans, en dix ans, par une alopécie diffuse progressive, toujours de même siège.

La pelade, au contraire, les fait presque du jour au lendemain, brusquement. Et si ces aires peuvent à la vérité s'accroître progressivement ensuite par leur pourtour, du moins leur centre glabre s'est-il d'abord constitué d'un coup.

Néanmoins, j'ai vu des cas difficiles, plus difficiles de diagnostic que les auteurs ne sembleraient l'indiquer.

J'ai vu d'abord des pelades du sommet du vertex, lentes, progressives, survenant chez un séborrhéique, sur la région où la calvitie elle-même fait une tonsure. Dans ce cas les commémoratifs sont rares et douteux parce que la région est soustraite à l'examen direct du patient. Si l'on songe que la pelade chez un séborrhéique est, comme nous le verrons, fortement modifiée en ses mœurs par la séborrhée concomitante, que la présence de l'infection séborrhéique en toute sa surface est de règle absolue, on peut se rendre compte de la difficulté d'un diagnostic ferme en ces cas.

La concomitance d'une plaque peladique en des sièges que la séborrhée dépilante n'atteint pas, la rapidité de genèse de la plaque primaire, son excentricité quelquefois et son absence de symétrie, enfin la repousse partielle de cheveux ordinairement blancs et de diamètre normal à sa surface lèvent tous les doutes.

Je dois dire que le plus souvent une telle pelade présente des plaques multiples qui fixent le diagnostic.

Bien se rappeler du reste que dans ces pelades à localisation et à surface séborrhéiques, les traitements de choix sont dans tous les cas ceux de la calvitie elle-même, et que la thérapeutique peut être rigoureusement indiquée même avec un diagnostic objectivement incertain.

Il est encore une autre forme de pelade qui peut donner lieu à une erreur de diagnostic partielle. C'est l'ophiasis de la nuque chez l'adulte.

Quand nous étudierons la Pelade, nous verrons que la pelade décrite par Celse sous le nom d'ὀφίασις présente une localisation occipitale quasi constante. Cette pelade guérit le plus

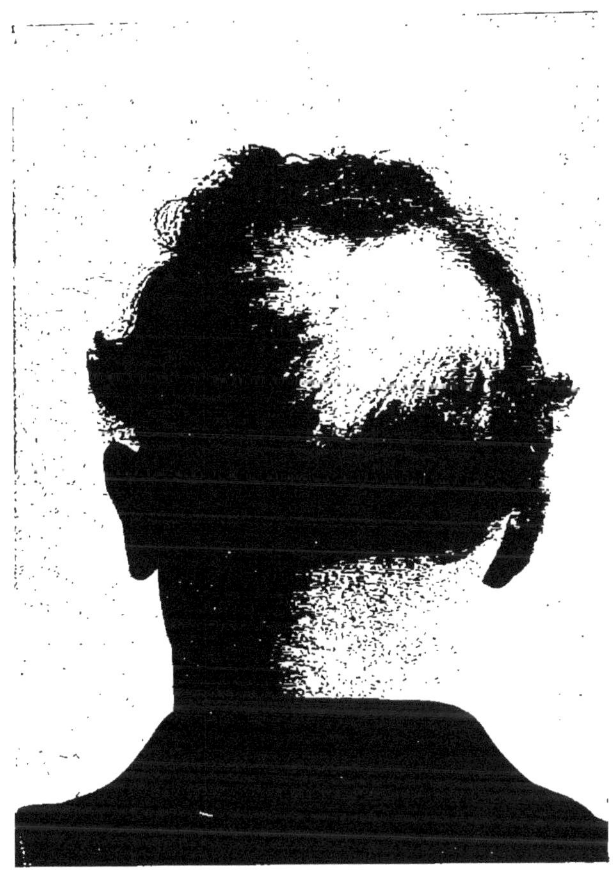

Fig. 90. — *Pelade ophiasique de l'adulte* avec une tache peladique diffuse qui simule la « tonsure » du chauve, mais qui est asymétrique. La dépilation de la nuque date de la seconde enfance.

souvent à la puberté, mais dans beaucoup de cas graves, la nuque reste partiellement dépilée, et *trop haute*.

Ainsi se trouve réalisée par l'ophiasis la dépilation cervicale des calvities complètes à type hippocratique. Si dans ces conditions le patient présente d'autre part une calvitie accentuée on peut supposer que la dépilation cervicale a pour cause la calvitie elle-même, alors qu'elle a été peladique d'origine (fig. 90).

C'est une erreur que les commémoratifs relèveront, car la dépilation de la nuque a été dans ces cas très antérieure à la calvitie (elle date ordinairement de l'enfance). Ces cas sont rares du reste et je ne les mentionne que pour mémoire.

C'est donc en des cas, peut-on dire, exceptionnels que les pelades, dont la dépilation a des caractères et des localisations très tranchés, différents des caractères propres de la calvitie, peuvent y ressembler cliniquement et causer des erreurs de diagnostic. Dans l'immense majorité des cas, leur diagnostic différentiel ne saurait faire aucun doute et je ne m'y arrêterai pas davantage.

II. — ALOPÉCIES DE CAUSE GÉNÉRALE

Les faits que nous venons d'examiner concernant les dystrichies congénitales, les agénésies pilaires et les pelades vraies nous conduisent à l'étude des alopécies résultant de causes générales et qui par quelque point de leur symptomatique peuvent prêter à confusion avec la calvitie vraie.

Les alopécies de cause générale et accidentelle peuvent relever de plusieurs causes.

Elles suivent ordinairement à distance les grandes pyrexies : fièvres éruptives, fièvre typhoïde, influenza, et d'une façon générale les infections graves, de même certaines grandes infections ordinairement apyrétiques comme la syphilis. On les voit suivre enfin certaines intoxications dont le type est l'intoxication par les sels de thallium; nous les envisagerons par ordre de fréquence et d'importance clinique.

1. ***Alopécies toxi-infectieuses.*** — Qu'il s'agisse de maladies apyrétiques comme la syphilis ordinairement, ou de maladies chroniques à pyrexies lentes et à hecticité comme la tuberculose, ou de pyrexies vraies comme les fièvres éruptives, le mécanisme toxi-infectieux n'en fait pas de doute. La papille

pilaire est un des organes de la peau les plus sensibles aux infections. Sous l'influence des toxines microbiennes en circulation, la fonction pilaire de la papille est ralentie. Suit une atrophie pilaire proportionnelle progressive qui fait le poil effilé en aiguille. La papille s'efface et disparaît, le poil tombe.

Le mécanisme anatomique des alopécies de ce type est d'ailleurs identique à celui qui détermine la chute d'un cheveu dans l'alopécie séborrhéique (calvitie) et que nous avons étudiée plus haut. L'un des phénomènes les plus remarquables en ceci au point de vue de la physiologie générale et de la physiologie de la papille pilaire en particulier, c'est la lenteur avec laquelle agissent ces intoxications microbiennes. Sauf la scarlatine et l'érysipèle, dont on connaît la réaction cutanée locale intense et dont la dépilation accompagne la desquamation caractéristique et peut commencer presque aussitôt la fièvre éteinte, toutes les autres ne débutent que trois mois exactement après leur cause infectieuse.

C'est trois mois après l'apparition de la rougeole, de la fièvre typhoïde, de l'influenza, de la fièvre puerpérale que l'alopécie toxi-infectieuse surviendra.

Ce fait s'accorde avec ce que l'on sait de la lenteur de diffusion de la plupart des toxines microbiennes dont la fixation sur les cellules organiques est progressive. Il n'y a aucun rapport entre la toxicité d'une toxine microbienne et la rapidité de sa diffusion, les expériences classiques maintenant faites avec la toxine tétanique l'ont surabondamment affirmé.

L'alopécie de la syphilis elle-même, l'une des plus remarquables est encore beaucoup plus tardive, son époque normale échoit environ cinq à six mois après l'apparition du chancre, mais on peut la voir retarder de deux et trois mois davantage. On peut dire que l'alopécie syphilitique peut se présenter au cours de toute la première année de la maladie.

Il est nécessaire de savoir tout cela pour le diagnostic différentiel d'une alopécie infectieuse quelconque. Il faut pouvoir indiquer au malade l'époque approximative à laquelle il doit rechercher la date de l'infection causale.

Sans doute le plus souvent il la connaîtra et en aura gardé

le souvenir. Mais cela est très loin d'être vrai toujours; une rougeole peut avoir été prise pour une urticaire, une scarlatine bénigne pour un érythème sans valeur, un érysipéloïde peut être passé presque inaperçu, une influenza semblablement. Et il faut savoir que la bénignité apparente d'une fièvre éruptive ne signifie rien quant à l'intoxication profonde qu'elle a pu causer, et qu'on voit des alopécies graves suivre des fièvres éruptives très discrètes. L'inverse existe.

Quant à la syphilis, n'importe quel dermatologiste se rappellera par douzaines les cas où le patient s'est présenté à lui uniquement parce que ses cheveux tombaient, sans se douter le moins du monde de la maladie générale qui causait son alopécie.

Syphilis. — C'est une erreur des plus fréquentes que de prendre chez un jeune homme une alopécie syphilitique caractérisée pour une pelade ou pour une calvitie à son début. C'est une erreur non seulement commune parmi les malades, mais fréquemment faite par le médecin lui-même.

Pourtant, en soi, l'alopécie syphilitique est singulièrement caractéristique. Elle est prononcée surtout aux tempes et sur les régions pariétales. Elle est diffuse, et le malade perd des cheveux sur toute la surface de la tête, comme il perd des poils sur toute la surface du corps. Mais, en même temps, au cuir chevelu, il y a de nombreux points où l'alopécie se localise en petites aires minuscules d'alopécie presque complète. Et c'est à cet ensemble qu'on a donné le nom d'*alopécie en clairières*.

Beaucoup d'infections peuvent y donner lieu, aucune ne constitue l'alopécie en clairière aussi nettement que la syphilis. L'aspect de la chevelure est celui d'une fourrure mangée aux vers. A l'épilation et sur toutes les surfaces atteintes, les cheveux viennent aux doigts par pincées. Le degré de la dépilation générale est d'ailleurs variable suivant le cas.

Cette alopécie est vraiment bien typique; sa localisation principalement latérale, opposée à la dépilation du vertex dans la calvitie, sa diffusion, ses clairières, sa survenue rapide en quelques jours, tout s'oppose en elle au type de la calvitie vulgaire. Néanmoins, la dépilation existe aussi au vertex. Une alopécie syphilitique peut s'adjoindre à une calvitie séborrhéique, et même en doubler les dégâts, nous le savons, en très peu de semaines. On conçoit l'erreur dans quelques cas et le doute en beaucoup d'autres.

C'est alors qu'on recherchera, par un examen complet du sujet, des symptômes propres à éclairer le diagnostic incertain. La dépilation syphilitique des sourcils est fréquente et si particulière qu'elle affirme souvent le diagnostic avant tout examen. Les sourcils sont sabrés transversalement à leur longueur de bandes d'alopécie presque complète séparant le sourcil en trois ou quatre tronçons.

Il peut demeurer au visage des traces de syphilides papuleuses; dans la bouche ou au bord des piliers et du voile du palais des plaques muqueuses. Les ganglions sous-maxillaires, sus-hyoïdien, les ganglions cervicaux sont encore indurés, un peu plus volumineux que la normale, et sensibles à la pression.

Le malade, déshabillé, montrera souvent, en quelques points du corps, des traces d'éruption secondaire suffisantes pour établir le diagnostic. Mais rien ne donne au diagnostic une aussi absolue certitude que le commémoratif de l'accident initial corroborant, par son siège indiqué, l'existence d'une pléiade ganglionnaire reconnue à la palpation. C'est là ce qui établira sans réplique un diagnostic, dont l'importance est en soi assez évidente pour que je n'insiste pas.

J'ai vu, après trois quarts d'heure de recherche patiente, ne pouvoir reconnaître aucune trace de l'accident initial et de sa pléiade, et poser au patient la question suivante :

« Avez-vous eu, au cours des six ou sept derniers mois, en un point *quelconque* du corps, un petit bouton ulcéré ayant duré trois à cinq semaines et ayant disparu tout seul ? »

La question ainsi posée, le malade se rappela aussitôt un chancre de la marge de l'anus pris pour une hémorroïde, que certifia la palpation du groupe externe des ganglions de l'aine droite et dont je retrouvai la cicatrice masquée par des comédons

Pour un dermatologiste de profession, la dépilation de la syphilis secondaire est, le plus souvent, tellement particulière, que son diagnostic est fait dans l'instant; mais il faut se rappeler toujours l'importance d'un tel diagnostic une fois posé, pour ne le poser qu'à bon et complet escient. Car, à un an, à quinze mois d'intervalle, comment un médecin oserait-il nier l'existence d'une syphilis certifiée par les ordonnances antérieures d'un confrère? Si donc la première n'est pas véridique, il s'ensuivra pour le patient tous les inconvénients d'un traitement de dix-huit mois et toutes les préoccupations d'avenir qui suivent un syphilitique pendant un tiers de sa vie et souvent plus, le tout pour une syphilis inexistante.

L'erreur inverse est plus grave et beaucoup plus fréquente. On sait, quoique nous en voulions parler ici le moins possible, que le nombre des empiriques traitant les alopécies est considérable ; que le nombre des « lotions qui font repousser les cheveux à n'importe quel âge et dans n'importe quel cas » est fabuleux; il en naît chaque jour. Dans le nombre des succès qu'elles enregistrent, les alopécies de source infectieuse font le plus gros apport.

Les CHAUVES qui ont vu repousser rapidement leurs cheveux sous l'influence d'une lotion quelconque sont presque toujours des syphilitiques qui ont confondu, comme leur guérisseur du reste, leur alopécie syphilitique avec une calvitie vulgaire. L'alopécie syphilitique guérissant toute seule, sa cure est aisée. Et le malade reste convaincu avoir été guéri de sa calvitie. Fâcheux service rendre à un malade, qui continuera d'ignorer sa syphilis jusqu'à l'explosion d'accidents plus graves.

Autres alopécies toxi-infectieuses. — Toutes les autres alopécies toxi-infectieuses copient, de plus ou moins loin, l'alopécie syphilitique. La plupart sont bénignes, peu marquées, comme celles qui suivent l'influenza et la rougeole de moyenne intensité. Les plus marquées sont celles qui suivent la typhoïde; elles sont quelquefois totales; toutes sont passagères, les plus graves comme les plus bénignes, et les cheveux tombés repoussent, même en l'absence de tout traitement.

Toutes ces alopécies, y compris celles des fièvres hectiques et des cachexies graves, gardent leur localisation plus marquée aux tempes, leurs caractères d'alopécie diffuse; toutes peuvent venir compliquer une calvitie vulgaire et y surajouter leurs propres symptômes, comme nous l'avons déjà vu; toutes sont curables spontanément et ne se présentent que comme le témoignage passager d'une infection générale, mais elle-même passagère; toutes sont éliminées dans le diagnostic de la calvitie après un interrogatoire de quelques minutes, puisqu'il est toujours aisé au patient de se reporter à quelques mois en arrière et de se rappeler son état de santé à cette époque. Si bénigne que puisse être une rougeole, une influenza, une scarlatine, encore ces symptômes, s'ils doivent se compléter plus tard de dépilation infectieuse, ne peuvent-ils avoir passé de tous points inaperçus.

2. ***Alopécies d'intoxication.*** — Certaines intoxications poussées à leur degré extrême peuvent s'accompagner de la chute des poils et des ongles.

Aucune ne présente de fréquence. Je n'ai jamais vu d'alopécie saturnine ou mercurielle, et l'opinion mondaine qui rattache au mercure, dans la syphilis, l'alopécie infectieuse de la syphilis est une légende.

Entre toutes je mentionnerai seulement l'alopécie que produisent les sels de *thallium*. C'est de beaucoup la plus remarquable, et les sels de thallium ayant été préconisés il y a peu de temps contre les éphidroses, nous avons pu en constater les résultats lamentables sur la chevelure.

Voici les principaux caractères qui permettront de différencier cette alopécie de l'alopécie séborrhéique :

1° Elle suit de 15 à 21 jours l'absorption des sels de thallium.

2° Quatre prises de 8 centigrammes d'acétate de thallium peuvent suffire à la provoquer chez un individu de poids moyen (70 kil.).

3° Elle commence diffusément par la nuque et les tempes, mais elle est si subite que, dès le premier jour, la moitié des cheveux vient, à la fois, à la main. Dès les jours suivants elle gagne le sommet de la tête.

4° La dépilation peut être totale en quelques jours.

5° La plus totale que j'aie vue avait néanmoins respecté sur la tête cent ou deux cents cheveux épars demeurés solides.

On voit qu'une telle alopécie par sa soudaineté, par la localisation de ses débuts, par l'intensité de sa dépilation diffuse, la rapidité avec laquelle elle se complète, ne peut se comparer à aucune autre. Elle ressemblerait à la rigueur plus à une pelade ophiasique qu'à une calvitie. Je n'y insisterai pas.

Le diagnostic de ces diverses alopécies ne fait guère de doute quand elles se produisent sans mélange.

Mais précisément parce que la calvitie vulgaire est fréquente, elle se présente souvent conjuguée avec l'une quelconque des alopécies que nous venons de passer en revue. Et la part des causes, dans le complexus alopécique que l'on observe, peut présenter quelque difficulté d'appréciation.

Le pronostic, encore plus, peut demeurer incertain. Je n'y insiste pas ici, ayant déjà envisagé ces divers cas en étudiant les complications possibles de la calvitie. Je rappellerai seulement ce fait général, qu'une alopécie de cause infectieuse, par elle-même transitoire quand elle survient sur une chevelure saine, peut être et demeurer d'emblée permanente au vertex, si elle est survenue chez un séborrhéique en état de calvitie déjà marquée.

Même quand l'alopécie du vertex, due à une calvitie commençante, et subitement aggravée par une alopécie toxi-infectieuse, revient en arrière sous l'influence d'un traitement local bien dirigé, pourtant, dans la majorité des cas, l'influence néfaste de cet accident sur la marche de la calvitie demeure évidente, le degré restant individuel et variable.

THÉRAPEUTIQUE

I. — TRAITEMENT GÉNÉRAL DE LA SÉBORRHÉE

La séborrhée est une maladie microbienne, mais elle ne survient que dans des conditions d'âge et de santé générale particulières.

L'ensemble des conditions étiologiques que nous connaissons, comme ayant part en la genèse de la séborrhée et de la calvitie, indique que dans un certain nombre de séborrhées locales le traitement général ne saurait être négligé.

Quand bien même dans l'avenir on devrait démontrer que certains facteurs étiologiques, auxquels nous attribuons pour le moment une part contributive dans l'état séborrhéique, devraient être dans l'avenir mis hors de cause, on ne peut trouver déplacé de la part d'un médecin de s'occuper de l'état général de ses patients, même quand leur état général n'a point de part dans la maladie locale pour laquelle ils sont venus le consulter :

1° Le rôle de la sexualité, dans l'apparition et l'exagération du flux séborrhéique, est évident. De là à penser que les fonctions génitales ou leurs perturbations peuvent avoir dans la marche d'une séborrhée un rôle important, il n'y a qu'un pas. Beaucoup n'admettent pas d'acné sans lésions génitales au moins fonctionnelles chez la femme. Il y a, je crois, une exagération manifeste en cette opinion. Mais on voit des acnés polymorphes liées à la grossesse. Les efflorescences acnéiques du visage des nourrices sont d'une observation fréquente, de même les paroxysmes acnéiques menstruels.

Régulariser ce qui est irrégulier, provoquer à temps fixe des règles retardantes, arrêter les flux menstruels trop prolongés, s'assurer qu'il n'existe ni métrite cervicale, ni lésions des organes génitaux profonds appelant un traitement particulier, tout cela est indiqué dans les cas fréquents d'acné polymorphe chez les jeunes femmes qui ont ce qu'on pourrait appeler « un passé utérin ».

Chez l'homme, chez qui l'influence de l'organe en développement est plus manifeste encore, l'influence des maladies génitales est moins évidente. On a retrouvé dans des cas de séborrhées chroniques, en des cas exceptionnels, un écoulement urétral ancien, une orchite gonococcique à répétition, une balanoposthite chronique, une congestion prostatique et hémorroïdaire. Cela n'est ici qu'à mentionner. Je n'insiste pas sur la continence absolue et les troubles acnéiques et congestifs qu'on lui attribue. Ce chapitre n'est pas exclusivement du domaine médical et les conseils sur ce point doivent être réservés d'autant plus que les effets profonds de l'absolue continence nous sont, faute d'observations suivies, moins nets et moins connus.

Plusieurs états diathésiques généraux, dont la nature exacte nous est encore imprécise, peuvent coexister avec des séborrhées locales ou généralisées. L'état général connu par exemple sous le nom de *lymphatisme floride* préexiste souvent chez les adolescents à la séborrhée fluente du visage.

Il ne faudrait pas exagérer l'importance de cet état dans la séborrhée fluente, car il n'existe pas toujours au-dessous d'elle et, d'autre part, un traitement local bien dirigé la guérit sans traitement général quelconque. Pourtant le médecin doit connaître la bouffissure générale, l'albuminurie passagère et légère (chloro-brightisme), la poly-micro-adénite dont le « lymphatisme » s'accompagne parfois, et ne pas hésiter à conseiller les traitements salins, chlorurés sodiques, iodés, iodurés, qui, de temps immémorial, nous sont connus comme agissant utilement sur cet état. Qu'on le considère comme on voudra, en son essence, qu'on le croie une imprégnation tuberculeuse déjà constituée mais symptomatiquement larvaire, ou qu'on ne voie en lui qu'un état de propension aux tuberculoses à venir, peu importe; ces deux idées se rencontrent en ce point que toutes deux admettent la tuberculose comme menaçante. Cela suffit pour que le médecin conseille utilement aux malades des saisons salines, maritimes ou thermales, dont l'effet utile est apprécié universellement.

La médication soufrée externe donne dans la séborrhée des résultats si excellents que le traitement sulfureux interne ne pouvait pas ne pas être essayé. J'en suis pour ma part très partisan. Les eaux sulfureuses les plus fortes me paraissent les meilleures. Toutes peuvent être utiles dans le traitement interne des séborrhées même le plus localisées. Les eaux de Luchon et celles de Challes m'ont donné *intus* et *extra* des résultats si évidents que je ne crois pas leur effet niable.

Le traitement local par les eaux sulfureuses, utilisable sur place, ne me paraît pas devoir être généralisé. Je ne crois pas l'effet *local* des eaux sulfureuses meilleur que celui des préparations soufrées médicamenteuses, au contraire. Mais inversement l'usage interne des eaux sulfureuses me paraît plus aisé et plus recommandable que l'usage des préparations soufrées artificielles. Et pourtant je crois avoir vu de façon très nette l'influence heureuse du soufre métallique pur pris à l'intérieur à fortes doses contre les séborrhées généralisées.

Le soufre, l'iode, le phosphore et l'arsenic à l'intérieur, semblent d'ailleurs, pour toutes raisons, les médicaments internes les plus utiles dans les séborrhées de toutes formes.

On sait les recherches récentes de Bourcet, sur la présence de l'iode dans les phanères. On sait les recherches d'A. Gauthier sur la présence de l'arsenic décelable dans les poils, les ongles et le revêtement cutané épidermique.

Bien que nous ne disposions pas de méthodes pouvant nous avertir des modifications momentanées et individuelles qui peuvent survenir dans le taux métallique des téguments et de ses productions cornées, nous ne pouvons pas ne pas tenir compte de ces recherches que vient appuyer si bien l'usage déjà vieux de ces médicaments d'usage interne dans une série de dermatoses.

L'arsenic pris à l'intérieur est l'un des médicaments *philocomes* les plus certains. J'ai vu de mes yeux la pousse abondante de follets lanugineux sur le corps antérieurement glabre d'un jeune homme soumis aux injections cacodyliques à doses massives. Et les hyperkératoses arsenicales sont bien connues de la dermatologie.

Toutes ces notions encore confuses nous permettent de

discerner au moins ce que sera dans l'avenir la médication interne des séborrhées.

Les travaux de Joulie nous ont de même averti de l'importance de l'état phosphatique urinaire dans les dermatoses. Sans vouloir faire de l'acide phosphorique une panacée, c'est pourtant un point à retenir, que l'administration de ce médicament à hautes doses est ordinairement bien tolérée, et que dans les asthénies qui accompagnent si souvent les dépilations séborrhéiques il donne de très remarquables résultats.

Nous avons observé trop souvent la concomitance d'un état urinaire hyperacide excessif avec la calvitie des tout jeunes gens, pour ne pas attribuer à l'état général et à l'état gastrique qu'elle suppose une part active dans l'intensité de la séborrhée dépilante qui l'accompagnait. Même en supposant que cette hyperacidité urinaire colossale ne soit dans la séborrhée du scalp qu'une coïncidence fortuite, le médecin peut faire tous ses efforts pour diminuer ce qui est au moins une anomalie.

Un traitement alcalin général bien conduit et la régularisation obtenue d'une digestion gastrique hyperacide m'ont assuré dans plusieurs cas des résultats que le traitement local seul ne m'aurait probablement pas donné.

En somme je n'accorde pas, dans la thérapeutique de la séborrhée et de la calvitie, plus de part au traitement général que je n'accorde dans l'étiologie de la séborrhée une part prépondérante aux conditions générales, au milieu desquelles on voit la maladie survenir.

Bien que la maladie ne prenne naissance que dans des conditions générales précises, sans lesquelles elle ne peut pas s'établir, pourtant je ne puis la considérer *en soi* que comme une maladie locale. Et la thérapeutique vient elle aussi, comme notre étude étiologique elle-même, vérifier cette proposition. La thérapeutique locale a dans le traitement des séborrhées une part prépondérante. Nous allons étudier maintenant ce qu'elle doit être.

II. — TRAITEMENT EXTERNE DE LA SÉBORRHÉE

GÉNÉRALITÉS CONCERNANT LA THÉRAPEUTIQUE EXTERNE DE LA SÉBORRHÉE

Deux affirmations d'abord — deux faits qui dominent le sujet.

I. Nous améliorons la séborrhée, nous ne la guérissons pas.

II. Les patients atteints de séborrhée ont une peau *tolérante* ou *intolérante* aux médicaments, et la médication des unes sera très différente de la médication des autres.

I. *Nous ne guérissons pas la séborrhée.* — La séborrhée n'est pas une maladie passagère, c'est une infection chronique permanente. Pour la guérir il faudrait pouvoir provoquer la mort et l'expulsion de *toutes les colonies séborrhéiques* incluses dans la peau. C'est ce que nous ne faisons pas. Nos médicaments nettoient et détruisent la partie supérieure de la colonie microbienne; l'application longtemps continuée des médicaments permet aux orifices sébacés dilatés de reprendre leur volume normal. Mais, je le répète, aucun moyen n'est pour le moment entre nos mains, qui nous permette de stériliser complètement la peau séborrhéique.

Ce n'est pas à dire que nous soyons désarmés contre la séborrhée. En vérité, nous avons contre elle des médications très actives, très utiles au patient et qui transforment complètement l'aspect des parties malades. Mais ce qu'il faut bien comprendre et savoir, c'est que ces transformations sont une amélioration plus ou moins parfaite et durable, non pas une guérison *absolue*.

II. Dans le traitement des séborrhées nous envisagerons les formes et les localisations diverses de la maladie, en expliquant notre pratique thérapeutique en chaque cas particulier; mais d'abord il faut rappeler cette vérité dermatologique absolue, qui dans la nosographie dermatique est une constante : *La thérapeutique cutanée est et doit être individuelle*, parce que nous n'avons pas plus les uns et les autres la même peau que nous n'avons le même visage. Cette affirmation n'est jamais plus vraie pour aucune maladie dermatologique que pour la séborrhée, parce que sa thérapeutique locale est irritante, et qu'elle juge forcément le coefficient de la résistance tégumentaire du malade traité.

Cliniquement, il semble que le problème soit double. Il semble qu'il y ait des séborrhéiques dont le tégument soit le plus robuste qu'on puisse voir et dont l'exsudat séborrhéique protège comme un vernis la peau sous-jacente contre toute effraction.

Il semble au contraire, que chez d'autres patients la même séborrhée verse à la surface de la peau une graisse corrosive, et que la séborrhée soit chez eux devenue une prédisposition à l'état eczématique. Ce sont là deux états antipodes. On conçoit que dans les deux cas la thérapeutique soit différente et même quelquefois inverse.

Quelle que soit la raison de ces différences, elles existent. Tous les auteurs les connaissent et distinguent soigneusement les séborrhées facilement irritables des séborrhées qui ne le sont pas.

Enfin, et c'est encore une remarque préliminaire indispensable, la résistance *propre des diverses régions* de la peau est différente, toujours différente, chez le même individu.

La séborrhée du visage est plus irritable que la même séborrhée du devant de la poitrine ou du dos. Celle du cuir chevelu, pour un individu donné, est *toujours* celle qui permet les applications thérapeutiques les plus irritantes avec le moins d'aléa.

Ainsi donc le même agent, le même topique pourra être appliqué à dose simple sur le visage, à dose double sur le corps, à dose triple sur le cuir chevelu [1].

Ce sont là des généralités que le médecin ne peut pas, en pratique, perdre de vue un seul instant.

[1] Sur le corps, les régions des plis de flexion : face antéro-latérale du cou, aisselle, pli du coude et face interne de l'avant-bras, pli de flexion du poignet, aine et face interne de la cuisse, pli du jarret et face postérieure de la jambe, du cou-de-pied, sont des régions à peau fine et irritable.

Comment discerner avant toute application thérapeutique si le malade se rangera dans la catégorie des peaux fines ou des peaux robustes?

1° Il y a des cas où le médecin n'en peut rien savoir. Et il lui faut procéder par tâtonnement en commençant par des applications de topiques faibles et en augmentant progressivement leurs doses.

2° Il y a des cas au contraire où l'intensité du flux séborrhéique est telle qu'elle suppose la possibilité d'un traitement énergique sans risques pour le malade. Il y a des cas où la peau est manifestement dure, épaisse, à gros grain, avec un épiderme corné, non exfolié, couvert d'un vernis gras épais — des téguments dont l'épiderme ressemble à la peau d'une mandarine — sur lesquels on peut d'emblée essayer des topiques très vigoureux.

3° Enfin il existe inversement des téguments faibles pour lesquels la prudence dans la thérapeutique sera recommandée par le premier examen attentif. Ce sont des peaux qui ont déjà une histoire. Le patient a présenté de la gourme dans l'enfance, et il en a longtemps gardé, comme séquelle, de l'impétigo fissuraire du sillon rétro-auriculaire. Les commissures de ses lèvres montrent encore une patte d'oie demi-cicatricielle, vestiges de lésions impétigineuses d'ancienne date.

Ce sont des patients qui se savent la peau fragile; un bain sulfureux est suivi chez eux de rougeurs et de démangeaisons.

Ils ont eu à diverses reprises des lésions eczémateuses localisées aux plis de flexion, des lésions dartreuses exfoliatives du visage, du front. A examiner attentivement leurs pommettes, on y voit même quelquefois entre cuir et chair un bouquet de minuscules lésions eczématiques abortives.

Ainsi, et pour résumer tout ce qui précède, on peut dire : d'une façon générale et ordinaire la peau des régions séborrhéiques est résistante aux traumatismes médicamenteux. On pourrait même grossièrement dire que la séborrhée et l'eczéma sont antinomiques et qu'au point de vue thérapeutique ce sont des maladies de type inverse. Mais la séborrhée peut se rencontrer même chez des eczémateux, et dans ce cas la thérapeutique en devient incertaine, aléatoire, difficile et demande au médecin un tact extrême.

LES TOPIQUES EXTERNES ANTI-SÉBORRHÉIQUES

Contre la séborrhée vraie, fluente et non desquamative, il y a très peu de médicaments actifs. Je n'en connais que trois qui attaquent la séborrhée en sa lésion élémentaire, le cocon microbien.

Ce sont par ordre de valeur, *le soufre* et ses composés, en second lieu *les goudrons* et les dérivés pyrogénés, en troisième lieu *les mercuriaux*.

Quelques autres agents, comme les acides organiques (acide salicylique, tartrique, acétique) et les alcalis, agissent comme mordants pour aider l'activité des premiers. La nomenclature de ces médicaments secondaires pourrait être indéfiniment allongée et leur rôle est accessoire.

Enfin, en ce qui concerne la thérapeutique propre des séborrhées des régions pilaires, il y a un certain nombre de topiques ayant une action réelle et certaine sur la croissance et la repousse du cheveu, bien que tout à fait dénués d'action sur la séborrhée qui a causé leur chute.

Cette simple énumération montre les divisions que j'adopterai en mon sujet.

J'étudierai d'abord monographiquement les médicaments topiques de la séborrhée : le soufre, les goudrons, les mercuriaux, puis accessoirement les médicaments de valeur moindre qu'il peut y avoir utilité à leur associer. Enfin les médicaments ayant une action sur la croissance du cheveu et non sur la séborrhée, cause de leur chute.

Reprenant ensuite ces généralités, je passerai en revue les principales modalités cliniques de la séborrhée, qui ont eu chacune leur chapitre symptomatique dans le cours de ce volume et je fournirai à leur sujet quelques indications thérapeutiques propres et particulières.

A. — LE SOUFRE

Le soufre est incontestablement le médicament le plus actif que nous possédions contre la séborrhée vraie (c'est-à-dire contre la séborrhée fluente et non desquamative).

On l'emploie généralement en lotions ou en pommades.

1° *Lotions soufrées.* — Le type le plus simple de lotion soufrée est celui-ci, dont je tiens la formule de mon maître E. Vidal, sans savoir si elle est de lui ou de l'un de ses maîtres. La voici :

Soufre précipité. . . . . Alcool à 90°	ââ 10 grammes.
Eau distillée. . . . . Eau de roses	ââ 50 —

Elle se prépare en deux temps. On délaie le soufre dans l'alcool, faute de quoi l'eau ne le mouillerait pas. On ajoute l'eau au premier mélange. Dans cette lotion, le soufre demeure au fond du vase sous forme d'un dépôt jaune. Le tout, agité au moment où l'on s'en servira, forme un « lait de soufre ».

Il s'applique de préférence le soir, car l'eau évaporée laisse sur la peau le soufre déposé sous forme d'une mince couche de poudre blanche. Le matin venu, on l'enlève à sec par frottement d'un linge ou par lavage avec ou sans savon.

Un nombre considérable de préparations magistrales ou de spécialités ont pris cette formule pour modèle. Et, en effet, on peut y adjoindre un peu de glycérine pour rendre la poussière de soufre plus adhérente, de la teinture de quillaya pour aider à son pouvoir de pénétration par dégraissage de la peau (?), de l'oxyde de zinc pour en rendre l'effet moins brutal, de l'hyposulfite de soude actif par lui-même contre la séborrhée, de l'acide salicylique pour la rendre plus mordante, etc.

Telle qu'elle est, elle est excellente, et beaucoup des médicaments qu'on y ajoute sont de vertu théorique ou d'emploi désagréable.

Un inconvénient qu'il faut connaître, mais que comportent toutes les préparations soufrées ; celle-ci est traumatisante et certaines peaux ne la supportent pas. Même à distance de tout point d'application de cette lotion, on voit ces peaux eczématisables devenir rouges aux plis du cou, aux plis de flexion des membres. Si l'on ne cesse pas les applications, l'irritation augmente. On peut réveiller ainsi d'anciens eczémas.

Avant d'instituer une médication externe soufrée, il faut s'enquérir des antécédents du malade, et s'il a présenté quelque éruption difficile à définir, être prudent.

Un autre inconvénient des lotions soufrées est la possibilité d'une conjonctivite traumatique dont voici le mécanisme.

Les cristaux de soufre déposés sur la peau sont polyédriques à arêtes vives. Ils sont très fins et peuvent être portés entre l'œil et la paupière; de là douleur, rougeur et cuisson. Pour éviter cet incident, conseiller toujours à ses malades, avant toute lotion soufrée, d'onctionner le bord des paupières avec une pommade anodine quelconque :

Vaseline.	20 grammes.
Bioxyde rouge Hg.	10 centigrammes.

par exemple.

L'effet de la lotion soufrée la plus simple est frappant sur la séborrhée fluente pure, sur l'acné polymorphe, l'acné furonculeuse et kéloïdienne du cou plus encore. La cessation des phénomènes inflammatoires aigus, dans ces différents états, est presque immédiate, l'amélioration et la guérison progressives presque certaines.

On emploie quelquefois utilement la même lotion chez l'homme dans la séborrhée fluente du scalp qui accompagne les calvities graves, et plus utilement encore chez les femmes qui présentent la même séborrhée fluente, accompagnant chez elles une calvitie de type masculin.

De cette lotion, d'un type très général, on peut déduire des séries de médicaments s'appliquant quelquefois mieux qu'elle à des cas particuliers. En voici quelques exemples :

Mixture. .	Soufre sublimé lavé.	ãã 20 grammes.
	Alcool camphré	

(BESNIER.)

formule très active dans l'acné boutonneuse floride, qui réclame des médicaments vigoureux.

Soufre précipité	25 grammes.	
Carbonate de potasse	}	
Alcool	} ââ 10	—
Éther	}	
Glycérine	}	

(HEBRA.)

Cette autre formule est plus active encore dans les cas d'acné boutonneuse très congestive et chronique, dans l'acné furonculeuse de la nuque, etc.... Elle a l'inconvénient d'être inflammable au moment où on l'applique et de laisser, pendant tout son temps d'application, un enduit gluant et poisseux sur la peau.

Je ne parle que pour mémoire des préparations complexes mélangeant au soufre des médicaments très actifs autres que lui, telles que :

Alcool à 90°	100	grammes.
Soufre précipité	10	—
Acide pyrogallique 1 à	10	—

ou bien :

Acétone	100	grammes.
Soufre précipité	10	—
Huile de cade	15	—

ou même du type de celle-ci réunissant les deux premières :

Liqueur d'Hoffmann	200	grammes.
Huile de cade	40	—
Acide pyrogallique 2 à	20	—
Soufre précipité	20	—

utiles dans les séborrhées graves du scalp, mais d'un emploi singulièrement pénible. J'aurai lieu de les étudier plus loin.

Une lotion très différente en son principe est la suivante, que j'utilise fréquemment :

Sulfure de carbone saturé de soufre et non sursaturé	200 grammes.

Elle a plusieurs inconvénients ; le plus grave est son *inflammabilité* excessive, qui en rend l'emploi dangereux ; le second, son odeur détestable et très diffusible ; le troisième, la cuisson pénible, mais très passagère, que cause son application. On l'applique avec une boulette d'ouate hydrophile. Le sulfure de carbone est un dissolvant *des graisses* et *du soufre*; là est toute sa valeur. Partout où une friction en est faite, l'exsudat gras est enlevé et du soufre se dépose à sa place à l'état impalpable et invisible. Mais il faut une peau robuste pour supporter sans irritation de telles applications répétées. On sait, d'ailleurs, que les peaux séborrhéiques, particulièrement les cuirs chevelus séborrhéiques, sont d'une résistance aux médicaments traumatiques qui souvent étonne le médecin.

2° ***Les pommades et les pâtes soufrées.*** — Le soufre incorporé à des corps gras est, à proportion égale, plus offensant pour l'épiderme que le soufre incorporé à des liquides. C'est là une règle pour moi certaine et qui doit toujours guider le médecin en ses formules.

Le nombre des malades, qui abandonnent leur médecin après des applications de pommades soufrées trop fortes et pour eux offensives, est considérable; les formules du Codex sont toutes trop soufrées. La proportion de 10 de soufre pour 100 d'excipient qu'il donne (et que j'ai vu dépasser dans beaucoup de préparations magistrales) est beaucoup trop forte; elle pourrait être réduite de moitié que la peau humaine en serait encore offensée dans la moitié des cas.

Il me semble certain aussi que la nature de l'excipient importe beaucoup pour éviter le traumatisme des pommades soufrées. Le cérat soufré à 20 de soufre pour 100 de cérat est mieux toléré qu'une pommade à 5 pour 100, mais à base d'axonge ou de vaseline. Les glycérés d'amidon soufrés sont assez bien tolérés aussi.

Soufre sublimé lavé.	10 grammes.
Glycéré d'amidon	40 —

(HARDY.)

Mais la proportion de soufre en cette formule est habituellement trop haute.

Du reste, pour chaque malade, et renseignements pris sur la non-existence d'eczémas antérieurs, le médecin doit examiner la finesse de grain de la peau du patient et surtout la couleur de ses cheveux, qui est souvent une indication, car les poils blonds, roux, acajou et châtain dorés indiquent habituellement des peaux fragiles, et c'est après cet examen qu'il décidera la dose de soufre d'une pommade et son excipient ; le médecin qui se sert de formules invariables n'est pas médecin en cela.

Certains téguments, même séborrhéiques, ne supporteront pas sans irritation une vaseline soufrée au centième ; d'autres supporteront sans gerçure, sans démangeaisons, une pommade ainsi formulée :

Naphtol β.		10 grammes.
Soufre précipité.		50 —
Savon vert.	} ãã	20 —
Vaseline jaune.		

(LASSAR.)

ou encore :

Vaseline	} ãã 5 grammes.
Lanoline	
Soufre précipité	
Acide salicylique.	

(FOURNIER.)

et même en auront le plus absolu bénéfice. Ce seront des acnés polymorphes intenses ou des séborrhées fluentes du visage.

On voit tolérées des pâtes d'huile et de soufre à parties égales :

Huile d'amandes douces	} ãã 20 grammes.
Soufre précipité.	

(BESNIER.)

ou même des pâtes de savon et de soufre dans certains cas de séborrhée fluente monstrueuse :

Savon mou de potasse	} ãã 50 grammes.
Soufre précipité.	

(BROCQ.)

Mais, quand après des essais sagement dosés on en arrive à conseiller de semblables médicaments, on doit avertir le malade de ne les utiliser que jusqu'à cuisson commençante et de les enlever ensuite par savonnage après un quart d'heure, une heure, suivant le cas. On formule alors après les précédentes une composition anodine pour les remplacer et calmer l'irritation, si elle se produit :

Oxyde de zinc.	10 grammes.
Vaseline.	30 —

par exemple.

Ne pas oublier en tout ceci quelques préceptes de saine pratique :

1° Sur une peau inconnue, essayer les préparations soufrées avec prudence ;

2° Choisir comme excipient les lotions d'abord, car elles sont moins offensantes ;

3° Dans les pommades, prendre d'abord comme excipient les cérats :

Cérat de Galien.	40 grammes.
Soufre précipité	40 centigrammes.

4° Noter que, dans les cas où le soufre est indiqué, le malade aura de telles préparations un avantage suffisant pour avoir lieu d'en être satisfait. Le médecin sera autorisé, par ce premier essai, à relever des doses insuffisantes. S'il a conseillé des doses trop fortes, le malade ne comprendra pas du tout cette erreur, parce que l'amélioration obtenue sera couverte par les lésions traumatiques nées du médicament lui-même.

Celui qui suivrait de près les applications de la frotte de la gale à Saint-Louis,

Soufre sublimé	10 grammes.
Carbonate de potasse. . . . . }	ââ 5 —
Eau distillée. . . . . }	
Huile d'amandes.	5 —
Axonge.	35 —

(HELMERICH.)

saurait, après un mois, que les pommades soufrées sont parmi les préparations les plus « eczématisantes » et les plus traumatiques que le dermatologiste soit obligé de manier.

Pourtant il y a des téguments qui résistent à toutes les pommades soufrées à doses massives et dans lesquelles on est amené à incorporer des substances elles-mêmes mordantes :

le savon des pâtes de Lassar, de Brocq, le carbonate de potasse de la pommade d'Helmerich ne sont formulés que pour traumatiser l'épiderme corné davantage.

On peut se servir de même, dans les séborrhées fluentes, de pâtes salicylées, résorcinées, naphtolées, ichtyolées, etc. En voici un exemple :

Acide salicylique	} āā 3 grammes.
Résorcine.	
Ichtyol	
Soufre précipité.	5 —
Vaseline.	30 —

qui suffira. De telles formules devant toujours être appropriées au cas particulier par tâtonnement, il n'y a pas lieu d'y insister. Le tact du praticien lui fait apprécier plus ou moins nettement et plus ou moins vite le dosage à faire, et c'est là tout le secret de la maîtrise en thérapeutique dermatologique. On ne peut traduire plus expressément par des mots des choses de tact et de pratique qui sont pour le médecin ce qu'est le doigté ou la justesse pour le musicien.

On peut diminuer l'action traumatique d'une pommade soufrée non seulement par son excipient, mais en y incorporant des médicaments qui protègent l'épiderme corné. Voici, par exemple, un type de pommade soufrée des plus douces :

Cérat sans eau	40 grammes.
Soufre précipité.	40 centigrammes.
Oxyde de zinc.	4 grammes.

Enfin on peut, dans des pommades contenant du soufre, laisser le rôle actif à d'autres médicaments que lui, comme dans la suivante :

Huile de cade.	6 grammes.
Sulfure de mercure	1 gramme.
Vaseline jaune.	20 grammes.
Soufre précipité.	50 centigrammes.

excellente dans un très grand nombre de séborrhées bénignes des régions pilaires. C'est encore une question que nous reprendrons en traitant de la thérapeutique de la calvitie par les médicaments très composés.

Le *soufre à l'état naissant* paraît jouir de propriétés thérapeutiques plus actives. Ce fait a donné lieu à des controverses entre les auteurs qui préfèrent le soufre précipité au soufre sublimé, d'après la forme supposée de leurs molécules. Nous employons à peu près indifféremment l'un pour l'autre sans avoir constaté entre eux de différence d'action bien sensible.

Certains médicaments sont basés sur l'utilisation du soufre à l'état naissant. Ils ont tous pour principe le fait suivant : que l'on prenne un sel de soufre tel que l'hyposulfite ou le bisulfite de soude, et qu'on le dissolve dans une masse d'eau, qu'on ajoute à cette eau un acide, tel que l'acide tartrique par exemple, on fera un bain contenant de l'acide sulfureux libre en petite quantité et du soufre à l'état naissant.

Ce procédé implique le mélange dans une cuvette de deux paquets distincts, enveloppés chacun de papier de plomb s'ils sont réunis dans la même boîte, sans quoi l'humidité de l'atmosphère suffirait à provoquer dans la boîte même la réaction des médicaments.

Bisulfite de soude . . . . 1 à 2 grammes.
F. s. a. paquets n° 20.

et

Acide tartrique . . . . 1 à 2 grammes.
F. s. a. 20 paquets semblables.

Ces médicaments peuvent avoir une indication dans certaines formes d'acné papuleuse et ponctuée légère. Ils présentent les mêmes inconvénients que toutes les préparations soufrées. De plus, l'acide sulfureux libéré dans cette réaction n'est pas sans oxyder les clefs, les manches de brosses métalliques, etc., au voisinage. Enfin ce traitement contre-indique l'usage de toutes les pommades contenant des composés métalliques (exemple : bismuth) dont les sulfures sont noirs.

3° **Les sulfures.** — Les sulfures alcalins sont bien plus des antiherpétiques, des antidartreux, qu'ils ne sont proprement des antiséborrhéiques. En d'autres termes, ils ont leur indication bien moins absolue dans la séborrhée fluente que dans les pityriasis secs et les pityriasis gras (eczémas séborrhéiques de Unna).

Néanmoins ils peuvent être utilisés sous toutes formes dans le traitement des séborrhées huileuses de tous sièges, et ils n'y sont pas sans résultats.

Bains sulfureux. — Dans la médication sulfurée, citons d'abord les bains sulfureux généraux qui sont à peu près notre arme dans la séborrhée seule totale du corps.

Trisulfure de sodium *solide*.	100 grammes.
Pour un bain. (*Codex.*)	

ou bien

Trisulfure de sodium	100 grammes.
Eau distillée.	200 —
	(*Codex.*)

Le sulfure de sodium peut être employé de même aux mêmes doses (Codex), et il n'y a pas grande différence entre leurs effets. On peut en dire autant du bain artificiel de Barèges.

Monosulfure de sodium.	āā 60 grammes.
Chlorure de sodium.	āā 60 grammes.
Carbonate de soude desséché.	30 —
	(*Codex.*)

C'est ici le lieu de répéter ce que je disais plus haut. Le médecin doit formuler pour chaque patient le bain sulfureux dont il veut le voir user. Et ce bain contiendra de 40 à 125 grammes de sulfure de potasse ou de soude suivant la résistance propre de sa peau.

C'est une habitude déplorable de conseiller aveuglément au malade des bains sulfureux surtout à même dose. Cent grammes de sulfure de potasse dans un bain font un bain fortement médicamenteux et pour certaines peaux très offensant. Si le médecin hésite à formuler, qu'il conseille tout au moins le premier bain sulfureux *à demi-dose* pour tâter la résistance tégumentaire du sujet.

Ici encore il est aisé d'améliorer les formules courantes et consacrées. Deux cents grammes de gélatine dissoute dans le bain (Dupuytren) diminuent énormément la réaction traumatisante des sulfures. On peut arriver à guérir par les bains sulfureux gélatinés des lésions que le bain sulfureux simple irriterait et n'améliorerait aucunement.

Il faut souvent, dans la séborrhée du scalp accompagnée d'alopécie, conseiller les bains sulfureux locaux. Sans doute on trouvera des spécialités de ce genre, et en grand nombre dans le commerce. Mais le médecin d'abord ne doit pas être le tributaire aveugle du pharmacien pour des produits médicaux qu'il ne sait pas formuler. En outre il doit suivant le cas en varier les doses. Voici l'un des types les plus actifs et les plus commodes de poudre sulfureuse pour bains :

Sulfure de calcium	ãã 20 grammes.
Carbonate de soude	
Sulfate de soude	
Sulfate de potasse	
Chlorure de sodium	
Acide tartrique	
Essence de Portugal	ãã V gouttes.
— de lavande	
— de romarin	

Une cuillerée à café de cette poudre par litre d'eau environ.

N. B. Tous les éléments de cette poudre doivent être desséchés lentement à l'étuve avant leur mélange. Le bouchon du récipient doit contenir un fragment de chlorure de calcium pour assurer la déshydratation permanente du mélange, dont plusieurs composants sont déliquescents.

Lotions sulfureuses. — Les sulfures peuvent être incorporés à des lotions.

Trisulfure de potassium	1 gramme.
Eau	30 grammes.

(*Codex.*)

Sulfure de potasse	ãã 1 gramme.
Teinture de benjoin	
Eau distillée	100 grammes.

(Vigier.)

Celle du codex, comme presque toutes les préparations sulfureuses ou soufrées qu'il conseille, est trop active, elle est irritante.

Les sulfures peuvent être incorporés aux glycérés :

Glycéré d'amidon	30 grammes.
Trisulfure de potassium . . . . 0gr,50 à	1 gramme.

aux pommades :

Foie de soufre liquide.	20 grammes.
Axonge benzoïnée. . . . . }	ãã 50 —
Savon de potasse . . . . }	

(BARD.)

Sulfure de calcium	10 grammes.
Axonge.	100 —
Essence de thym	1 gramme.

(DEBREYNE.)

mais les sulfures, je le répète, et toutes ces préparations, sauf les bains, ont peu d'usage dans la séborrhée fluente.

Elles ont d'ailleurs le désagrément de leur odeur qui ne les rend supportables que d'une façon passagère. Or les traitements des séborrhées ne peuvent pas ne pas être longs et les produits soufrés sont préférables aux produits sulfurés, même pour leur puissance d'action dans la séborrhée.

B. — LES GOUDRONS

Les goudrons sont incontestablement des médicaments philocomes. Il n'y en a pas un qu'on ne puisse utilement employer dans les maladies du cuir chevelu.

J'ai utilisé, je crois, tous ceux qui existent dans la pharmacopée usuelle, et je regrette qu'ils ne soient pas plus nombreux.

Les principaux sont : *le coaltar* (goudron de houille), *le goudron ordinaire* (Pinus maritima, CONIFÈRES), *l'huile de cade* (Juniperus oxycedrus, JUNIPERACÉES), *l'huile de bouleau* (Betulus alba) (AMANTACÉES CUPULIFÈRES) brune ou blanche.

Il faut ajouter les poix résines : *la poix blanche des Vosges*, *la poix noire de Bourgogne*, *la poix de cade*, dont on a essayé sous divers noms, et qui pourrait rendre des services.

On peut rattacher à cette série l'*ichtyol* d'abord et en outre beaucoup d'essences : de fenouil, d'anis, de coriandre, de néroli, de bergamote, etc. J'ai essayé une essence extraite de l'huile de cade par distillation et l'huile de cèdre.

Le coaltar ou goudron de houille est le plus médiocre des

goudrons, on n'obtient pas avec lui de préparations goudronnées très actives.

Mais, le coaltar saponiné étant le seul goudron saponifié de fréquence commerciale, on l'utilise sous cette forme :

Teinture de saponine	120 grammes.
Coaltar	5 —

(LE BEUF. *Codex*.)

soit dans l'eau de lavage des parties malades (une cuillerée par litre), soit dans des lotions plus ou moins concentrées, dont le pouvoir antiherpétique est très réel,

Eau distillée.	150 grammes.
Coaltar saponiné.	50 —

mais qui sont irritantes, soit en l'ajoutant accessoirement à des lotions complexes :

Alcool à 90°.	200 grammes.
Éther officinal	âà 50 —
Coaltar saponiné	
Bichlorure Hg	50 centigrammes.
Alcoolat de thym.	2 —

Si nous pouvions aussi couramment trouver dans le commerce l'huile de cade saponinée, elle nous rendrait certainement plus de service. L'odeur des goudrons est extrêmement atténuée par la saponification.

Le goudron de pin maritime, celui qu'en pharmacopée on désigne sous le nom de goudron, tout court, est plus actif que le coaltar et moins irritant ; il est plus irritant et moins actif que l'huile de cade dans les séborrhées.

On a quelquefois utilité à s'en servir dans les préparations faites contre l'acné du visage :

Cérat soufré.	40 grammes.
Goudron purifié	2 —
Calomel	1 gramme.

où l'odeur de l'huile de cade est plus particulièrement désagréable.

Voici une préparation excellente contre la séborrhée rebelle et l'acné polymorphe du visage, lorsque l'affection a résisté aux topiques ordinaires, et que l'on est sûr de la solidité du tégument malade :

Goudron.	āā 15 grammes.
Soufre sublimé.	
Savon noir.	āā 50 —
Eau chaude	

M. et laisser digérer 24 heures, au bain de sable.

Huile de cade. — Le véritable goudron de la pratique dermatologique est l'huile de cade; ce serait un médicament sans rival, n'était son odeur empyreumatique et pénétrante. Le problème de sa désodorisation devrait tenter les chimistes qui se sont consacrés à la chimie dermatologique.

Au cuir chevelu, je ne sais presque pas d'affection qui ne bénéficie des applications d'huile de cade. Il semble qu'elle agisse utilement sur le cheveu et le cuir chevelu, autant que sur leurs états morbides. Des cheveux et un cuir chevelu même sains bénéficient encore d'applications cadiques.

L'huile de cade qui cesserait d'être huileuse et odorante serait bien près d'être le médicament spécifique du cheveu que tant de cervelles ont cherché, et dont on a tant de fois annoncé la découverte.

Les glycérolés cadiques de Vidal

Huile de cade.	50 grammes.
Savon noir.	5 —
Glycéré d'amidon	50 —

ont beaucoup plus de valeur dans les affections squameuses des régions glabres que dans celles des régions pilaires, parce que la glycérine ne peut se nettoyer qu'à l'eau savonneuse.

Il faut y préférer les pommades vraies qu'on nettoie avec des éthers ou des benzines.

L'huile de cade s'incorpore à la vaseline ordinaire :

Huile de cade	4 grammes.
Vaseline.	30 —

mais en beaucoup plus grande quantité à la vaseline jaune ou à la lanoline :

Huile de cade	10 grammes.
Vaseline jaune.	30 —
Huile de cade	15 grammes.
Lanoline.	15 —

L'huile de cade incorporée au beurre de cacao fondu peut faire une masse d'excipient, mais il faut varier les doses relatives de beurre et d'huile suivant les saisons, car le mélange est sensible aux moindres variations de chaleur.

Il est meilleur d'y joindre un peu de vaseline ou d'axonge qui fait la masse plus homogène.

Huile de cade.	} ãã 10 grammes.
Beurre de cacao.	
Vaseline.	

Un tel mélange supporte toutes les adjonctions médicamenteuses possibles : acides salicylique, pyrogallique, mercuriaux, résorcine, essences. On en peut faire ainsi un noyau extrêmement utile en beaucoup de pommades destinées au cuir chevelu, même pour des formes très diverses de la même affection, même pour des maladies différentes.

Huile de cade.	} ãã 15	grammes.
Beurre de cacao.		
Axonge benzoïnée.	10	—
Bioxyde jaune.	1	gramme.
Acide pyrogallique.	1	—

On peut enfin utiliser l'huile de cade en émulsions comme le *coaltar saponiné*, et ses effets thérapeutiques demeurent excellents. Malheureusement il est quelquefois délicat de les prescrire ; beaucoup de ceux qui en exécutent la formule ne savent pas faire ces émulsions *stables*. Il peut donc en résulter en pratique quelques déboires.

En voici une formule excellente :

Huile de cade.	100	grammes.
Décoction de quillaya	30	—
Jaune d'œuf n° 1.		
Eau distillée Q. S. pour faire	250	—

On mélange d'abord l'huile de cade et la décoction de quillaya. Celle-ci doit être très concentrée (un kilogramme d'écorce de quillaya pour un litre d'eau), on ajoute ensuite le mélange au jaune d'œuf peu à peu dans un mortier. L'eau est ajoutée en dernier lieu.

Cette formule fournit une solution mère aisément utilisable

diluée d'eau. La quantité indiquée ci-dessus suffit pour un bain.

Une cuillerée à soupe de cette émulsion dans un litre d'eau en fait une lotion aqueuse très utile dans les séborrhées légères accompagnées de pityriasis.

L'odeur du goudron de cade a porté quelques pharmaciens à en extraire les principes les plus mal odorants en distillant l'huile de cade mélangée à l'eau sur bain de sable dans le vide et à température relativement basse. Ces précautions, je puis l'affirmer, sont nécessaires, si l'on ne veut pas obtenir une poix très inerte; les hautes températures de 300 degrés, nécessaires pour la distillation à l'air libre, fabriquent des séries de composés pyrogénés endothermiques, de molécule de plus en plus complexe, et le goudron demi-solide qu'on obtient ne ressemble plus à l'huile de cade comme valeur thérapeutique. Les poix obtenues à basse température sont moins odorantes que l'huile de cade, un peu moins actives, mais encore très actives; leur incorporation aux pommades (vaseline blanche) est plus difficile et constitue des pommades plus poisseuses.

Poix de cade (de Cavaillès)	10 grammes.
Vaseline blanche.	30 —

L'essence de verveine et celle de mélisse semblent celles qu'il faut choisir pour atténuer l'odeur des goudrons de cade (P. Vigier). Elles y parviennent d'ailleurs mal.

Cathelineau a montré que l'huile de cade traitée par la potasse fournit une poix très peu odorante, qui est devenue dans la pratique d'un usage courant, junipérine (d'Adrian), oxycédrine (de Cavaillès).

Les autres poix des divers goudrons, poix des Vosges et poix de Bourgogne, ne sont utilisées que pour les masses emplastiques et ne m'ont pas paru d'une utilisation possible dans le traitement des affections du cuir chevelu.

Huile de bouleau. — Si nous ne connaissions pas l'huile de cade, l'huile de bouleau serait le plus utile des goudrons. Elle n'en est qu'un succédané médiocre. Souvent on l'adjoint en petites quantités à des pommades cadiques, auxquelles elle donne un parfum de cuir de Russie mieux odorant que le goudron de genévrier.

Huile de bouleau brune	2 grammes.
Huile de cade	15 —
Beurre de cacao	17 —
Axonge	10 —

L'**ichtyol** est assimilable aux goudrons, mais cliniquement ses effets diffèrent. Il est plus irritant que la plupart, et son action sur les régions pilaires et les cheveux m'a toujours paru médiocre.

On peut l'associer à l'huile de cade dans les pommades antiséborrhéiques destinées aux séborrhées dépilantes :

Ichtyol	2 grammes.
Huile de cade	10 —
Vaseline jaune	30 —
Cinabre	2 —

mais son action sur la séborrhée du visage et surtout contre ses complications (acné polymorphe) est souvent excellente. On peut en faire des solutions, à étendre au pinceau sur les régions malades :

Ichtyol	5 grammes.
Alcool	āā 50 —
Éther	

mais il semble agir plus efficacement en pommades et en pâtes ; on l'y associe à un ou plusieurs médicaments actifs comme lui, on a ainsi des résultats meilleurs ; j'insisterai plus loin sur l'usage des médicaments composés en dermatologie et contre les affections séborrhéiques en particulier.

Ichtyol	10 grammes.
Axonge	100 —

Cérat camphré	15 grammes.
Ichtyol	4 —

Cérat camphré	āā 15 grammes.
Cérat soufré	
Ichtyol	8 —

Ichtyol	āā 5 grammes.
Résorcine	
Oxyde de zinc	
Amidon	
Vaseline	15 —

(*Acné*, ISAAC.

Ichtyol.	} ââ	5 grammes.
Sous-nitrate de bismuth.		
Précipité blanc.		
Vaseline.		20 grammes.

(HEBRA et HULLMANN,)

Ichtyol.	} ââ	5 grammes.
Acide pyrogallique.		
Acide salicylique		
Huile d'olive.	} ââ	10 —
Lanoline, ...		

(RICHTER.)

Je considère l'ichtyol comme aussi accessoire dans le traitement des séborrhées que la résorcine, l'acide salicylique, le camphre et le naphtol; ce ne sont que des médicaments de second ordre, et je n'en parlerai pas davantage, devant y revenir plus longuement à propos de chaque localisation et forme de la séborrhée.

C. — LES DÉRIVÉS PYROGÉNÉS

A côté des goudrons doivent être placés leurs dérivés, dont quelques-uns sont d'une activité réelle dans le traitement de la séborrhée. L'acide pyrogallique vient au premier rang. L'hydroquinone peut en quelques cas lui être utilement substituée.

L'acide chrysophanique, extrait de la résine de l'*Araroba* (poudre de Goa), leur est comparable à bien des titres au moins quant à son utilisation dans la séborrhée.

Nous les réunirons en une brève mention, sans nous arrêter à leurs différences de formule, et à leur différence d'origine chimique.

L'acide pyrogallique a plusieurs inconvénients. Sous l'influence des alcalis, des savons et même sous l'influence de l'oxygène de l'air, il noircit et tache la peau. A la longue il roussit les cheveux noirs et les cheveux blond pâle.

Malgré ces inconvénients, son emploi reste possible, moyennant quelques précautions; on l'emploie en pommades :

Acide pyrogallique.	1 gramme.
Calomel	1 —
Vaseline . . . . 30 à	40 grammes.

ou en lotions.

Acide pyrogallique.	5 grammes.
Soufre précipité.	10 —
Acétone	100 —

A ces doses son action sur les états squameux et pelliculaire est certaine. Une pommade à l'acide pyrogallique au vingtième améliore très vite un pityriasis. Son action sur la séborrhée est superficielle, ce n'est pas un médicament très pénétrant. Les plus pénétrants, nous le savons, ne suffisent pas à atteindre le fond du cocon séborrhéique. L'acide pyrogallique teint en noir et aseptise le tiers supérieur des filaments séborrhéiques environ.

L'acide pyrogallique s'incorpore utilement aux pommades cadiques dont nous avons plus haut donné la formule :

Acide pyrogallique.	1 gramme.
Huile de cade	ââ 15 grammes.
Beurre de cacao.	
Axonge benzoïnée	10 —
Turbith minéral	2 —

Cette préparation est meilleure contre une séborrhée compliquée de pityriasis que la même pommade sans acide pyrogallique.

Les lotions soufrées pyrogalliques s'emploient contre les séborrhées fluentes graves. Elles ont plus d'action que la lotion soufrée sans acide pyrogallique.

Toute préparation pyrogallique impose des savonnages à l'*éponge*. Les mêmes savonnages, faits à la main, tachent la main comme le cuir chevelu, et, quand ces savonnages doivent être répétés quotidiennement, les mains du patient deviennent noires.

Les inconvénients de l'acide pyrogallique le font remplacer à mêmes doses par l'hydroquinone, réducteur aussi énergique et dont le pouvoir tinctorial est moindre.

L'acide chrysophanique est un médicament beaucoup plus actif que l'acide pyrogallique, et aussi beaucoup plus irritant, c'est aussi un tinctorial.

Il peut remplacer l'acide pyrogallique très utilement dans

des pommades, surtout quand l'odeur de l'huile de cade fait rejeter l'usage des préparations dont j'ai plus haut donné la formule.

Une pommade ainsi formulée

Acide chrysophanique	50 centigrammes.
Acide pyrogallique	1 gramme.
Calomel	2 grammes.
Vaseline	40 —

remplace une pommade cadique dans la séborrhée du scalp et ne présente aucune odeur. On peut la nettoyer avec un dissolvant des graisses et des boulettes d'ouate hydrophile sur un cuir chevelu de femme par exemple.

Xylol purifié	20 grammes.
Liqueur d'Hoffmann	180 —

L'acide chrysophanique est un tinctorial énergique et son nom grec indique la couleur blond doré qu'il fournit; on peut l'utiliser sur les cuirs chevelus à cheveux blonds. Il roussit nettement les cheveux blonds quand l'usage des pommades chrysophaniques est trop longtemps continué, à doses même faibles.

Ces trois médicaments : l'acide pyrogallique, l'hydroquinone et l'acide chrysophanique présentent donc des difficultés d'emploi. Malgré leurs inconvénients, ils ont un rôle actif assez remarquable dans la séborrhée pour qu'on puisse les utiliser très souvent. Ce sont, avec le soufre, les goudrons et les mercuriaux, des médicaments dont il faut de nécessité connaître la valeur et le mode d'emploi dans le traitement de la séborrhée.

D. — LES MERCURIAUX

Les mercuriaux sont, parmi les médicaments, les plus utiles dans le traitement des séborrhées, de quelques forme et localisations qu'elles soient, et cependant on peut rarement les utiliser seuls.

Les pommades du type suivant :

Calomel	1 gramme.
Vaseline	30 grammes.

n'ont contre la séborrhée qu'une action quasi nulle, alors que les pommades soufrées et mercurielles ont une action manifestement plus utile que les pommades soufrées seules :

Sulfure de mercure	1 gramme.
Soufre précipité.	40 centigrammes.
Vaseline.	40 grammes.

On pourrait en dire de même de presque toutes les préparations cadiques plus haut citées. On a, pour presque toutes, bénéfice à donner place à un sel mercuriel dans leur composition. Telle est la pommade dite de Vidal et dont les applications dans la thérapeutique dermatologique générale et dans la thérapeutique des séborrhées sont innombrables :

Bioxyde jaune Hg.	50 centigrammes.
Huile de cade.	4 grammes.
Vaseline.	20 —

Les divers composés mercuriels peuvent s'employer à peu près indifféremment. Les plus usités sont le calomel, le précipité rouge, le précipité jaune, le sulfure de mercure et le turbith minéral.

Le *précipité rouge* est, à ce qu'il semble, le mieux toléré à doses massives. Telle spécialité vendue comme anodine contre les eczémas et psoriasis chroniques en contient plus du dixième de son poids :

Précipité rouge.	5 grammes.
Baume du Pérou	2 —
Axonge.	20 —

Le *calomel* a pour lui son absence de couleur qui permet de l'incorporer à des pommades destinées à être portées de jour. Le turbith minéral employé aux mêmes doses que le précipité rouge dans la formule précédente constitue une pommade universellement connue et conseillée, à tort selon moi, contre les alopécies squameuses de la femme (pityriasis gras). Elle est plus dangereuse et moins active que bien d'autres moins fortement mercurialisées.

Le *sulfure de mercure* ou cinabre doit être le sel mercuriel choisi pour toutes les pommades qui, en même temps, contiendront du soufre. Faute de cette précaution, il se produit par oxydation, au contact de l'air, du sulfure de mercure aux dépens du soufre et du sel mercuriel choisi, et le patient accuse son pharmacien ou son médecin de lui avoir conseillé une pommade qui change de couleur, s'altère et se décompose.

Les composés mercuriels ont tous une évidente et heureuse action sur les alopécies proprement séborrhéiques et sur les alopécies pityroïdes. Ajoutés à une pommade cadique qui jouit déjà, de par l'huile de cade, des mêmes propriétés, ils les doublent. Telle est la pommade de Vidal dont la formule précède et qui, suivant le cas, peut être indéfiniment modifiée comme doses et comme mercuriaux.

Les mercuriaux peuvent être incorporés à des pâtes, à des lotions, à des pommades, comme à des glycérés :

PATE

Oxyde de zinc	25 grammes.
Calomel	1 gramme.
Vaseline	30 grammes.

GLYCÉRÉ

Glycéré d'amidon neutre	30 grammes.
Résorcine	30 centigrammes.
Calomel	50 —

LOTION

Bichlorure Hg	20 centigrammes.
Acide tartrique	20 —
Acide salicylique	20 —
Alcool à 90°	200 grammes.
Alcoolat de lavande	ãã 5 —
— de romarin	

E. — LES PRÉPARATIONS COMPLEXES

L'une des idées directrices de l'ancienne pharmacopée fut, en combinant des médicaments actifs, d'en multiplier les effets. Il en résulta une extrême complexité des médicaments employés. La thériaque qui comprenait plus de cent substances en demeurera l'exemple le plus célèbre.

Contre l'excès de ces tendances une réaction devait survenir. Et, comme toutes les réactions, elle est excessive à mon sens. Les plus récentes recherches montrent l'action des antiseptiques *composés* beaucoup plus puissante que le total des pouvoirs antiseptiques de chacun de leurs composants. Il y a là un commencement de démonstration expérimentale à un fait que la pratique dermatologique semble démontrer général.

Contre une lésion donnée, des préparations soufrées, ou mercurielles, ou pyrogalliques, ou cadiques, donneront de bons résultats, mais lents, incomplets ou passagers, là où une préparation unique comprenant à la fois les quatre médicaments agira promptement, radicalement et définitivement.

Je reconnais qu'en cette voie on peut aller à l'excès, et que l'excès est facile; le tact pratique du médecin étant son seul guide, on pourrait sans peine revenir à la thériaque. Mais puisque nous connaissons l'excès inutile, il sera plus facile de s'en préserver.

Nous savons, d'autre part, quelles faciles plaisanteries sur les habitudes polypharmaques de nos pères ont été faites en leur temps. Mais ce n'est pas une plaisanterie qui résout un problème et l'exemple des antiseptiques composés n'est pas décourageant en cette voie. J'y suis pour ma part entré très résolument et la pratique médicale m'a prouvé de plus en plus la vérité des réflexions qui précèdent. De là est née toute une série de types de préparations complexes réunissant les trop rares et trop peu actifs médicaments que nous savons utiles dans les maladies séborrhéiques. On peut allier le soufre, l'huile de cade, l'acide pyrogallique, l'acide chrysophanique et l'iodure mercurique ou le sublimé dans une même lotion alcoolique :

Alcool à 96°	{ ãã 100	grammes.
Acétone		
Huile de cade	10	—
Soufre précipité	20	—
Acide pyrogallique	2	—
Acide chrysophanique	20	centigrammes.
Bichlorure Hg	40	—

On aura ainsi un mélange dix fois plus actif contre une séborrhée huileuse intense que ne serait chaque liquide contenant séparé l'un quelconque de ces médicaments. Celui qui l'essaiera dans une séborrhée rebelle du cuir chevelu s'en rendra compte en huit jours. Des pommades de type analogue peuvent être construites sans peine :

Soufre précipité	)
Résorcine	
Acide salicylique	} ââ 1 gramme.
Acide pyrogallique	
Cinabre	)
Huile de cade	} ââ 15 grammes.
Beurre de cacao	
Axonge	10 —

Suivant le résultat qu'on en veut obtenir, les lésions de surface accompagnant la séborrhée et le degré même de la séborrhée, on peut indéfiniment modifier un type de pommade semblable, et lui demander service dans les formes les plus variables de la maladie :

Soufre précipité	} ââ 20 centigrammes.
Acide salicylique	
Acide pyrogallique	1 gramme.
Cinabre	2 grammes.
Huile de cade	10 —
Vaseline jaune	30 —

Onguent citrin	} ââ 10 grammes.
Huile de cade	
Acide salicylique	50 centigrammes.

Toutes ces formules peuvent se réclamer de formules antérieures signées de maîtres. La suivante qui est de Ricord :

Cérat soufré	30 grammes.
Turbith minéral	1 gramme.
Goudron	4 grammes.

ou celle-ci qui est de Vidal :

Huile de cade	6 grammes.
Vaseline	30 —
Bioxyde jaune Hg	50 centigrammes.

peuvent à bon droit passer pour les origines de celles dont je parle. Mais j'affirme, et l'expérience le prouve, qu'on peut, en les compliquant, en améliorer infiniment les effets, et les diversifier à volonté.

Même en reprenant comme noyau une pommade complexe de ce genre, il est aisé d'en obtenir des effets nouveaux, par l'adjonction de médicaments divers.

Avec une formule comme celle-ci, par exemple :

Teinture de cantharides	1 à 3	grammes.
— de capsicum	ãã 5	—
— de benjoin		
Onguent populeum	30	—
Beurre de cacao	ãã 15	—
Huile de cade		
Turbith minéral	3	—

on aura une double action sur la séborrhée grasse et sur la laxité tégumentaire si bien remarquée par Jacquet dans les maladies alopéciques en général; on joindra l'action révulsive à l'action antiséborrhéique. Les exemples peuvent être multipliés à l'infini. La seule nécessité pour le médecin est de savoir les incompatibilités posologiques. Car il y a des médicaments utiles comme le tanin par exemple qui en ont beaucoup, et que l'on regrette de ne pouvoir admettre en des pâtes composées :

Extrait de ratanhia	8	grammes.
Tanin	ãã 5	—
Eau de laurier-cerise		
Soufre sublimé	1 à 4	—
Axonge lavée	50	—

Les lotions volatiles dont je parlerai plus loin peuvent utilement être compliquées de la même façon et ici la complication devient à peu près de règle, car sans cela de tels médicaments n'ont guère de valeur.

F. — LES LOTIONS VOLATILES

Les médicaments que nous venons d'étudier forment et jusqu'à de nouvelles recherches formeront toujours la base du traitement des séborrhées huileuses de tout siège.

Ils ont contre elle une action indéniable, ils donnent les meilleurs résultats que l'on puisse obtenir présentement contre l'une des plus tenaces et chroniques des affections de la peau.

Pourtant il est des cas nombreux où ils ne peuvent être employés. Particulièrement les régions séborrhéiques pilaires sont par les médicaments étudiés plus haut très difficiles à traiter. Plusieurs de ces médicaments sont gras, agglutinent les cheveux et trahissent aux yeux le traitement que suit le malade; d'autres sont odorants et ne se trahissent pas qu'aux yeux mais encore à l'odorat. Et par une malheureuse coïncidence les goudrons ne sont pas des parfums.

D'autres sont poudreux comme le soufre et sont visibles dans une chevelure.

Bien souvent donc le médecin se trouve obligé, surtout dans les cas moyens, de délaisser les médicaments les plus actifs pour d'autres qui sont plus maniables et les excipients gras pour des lotions volatiles. Mieux vaut encore un traitement médiocre suivi par le malade qu'un traitement actif qu'il délaissera.

De là sont nés dans le traitement de la séborrhée pilaire une multitude de lotions, d'une application pratique plus facile que les médicaments étudiés plus haut. Et la vogue de la plupart des lotions empiriques incessamment préconisées dans ce même but est due à la facile exécution des applications, facilité à laquelle des traitements sérieux ne peuvent prétendre.

La plupart de ces formules empiriques, dont quelques-unes sont fort anciennes, n'ont positivement aucune valeur; quelques-unes parmi les modernes sont dangereuses par les topiques irritants qu'elles contiennent. Plusieurs ont une action sensible. Mais ce qu'on peut dire de plus vrai à leur sujet, c'est que toutes sont de bien loin au-dessous de leur tâche et que les meilleures sont encore d'action fort limitée et médiocre.

Il en est d'ailleurs de même de celles que l'on établit journellement.

J'étudierai successivement les excipients qu'on peut leur donner et les médicaments plus ou moins actifs qu'on peut y incorporer, en disant pour chacun ce que je pense de leur valeur.

Il n'est pas inutile d'ajouter une remarque à ce qui précède, c'est que les meilleures et les pires des lotions préconisées contre la calvitie masculine ont cela de bon et de commun, qu'elles sont toutes des agents de nettoyage assez actifs, qu'elles remplacent avec une technique plus facile des savonnages, et que dans une maladie pénible et malpropre elles diminuent ce que ses symptômes ont de plus visible et de plus désagréable.

L'*alcool* est l'excipient de la plupart des lotions proposées tant contre la séborrhée du visage et les acnés que contre la séborrhée du scalp. Sa vertu propre est à peu près nulle. C'est un excipient commode pour l'immense nombre d'agents plus actifs qu'il peut contenir et dissoudre. Il a l'avantage de dégraisser par lui-même le tégument sur lequel on l'applique et par conséquent de faire pénétrer plus profondément les agents médicamenteux qu'il véhicule.

Dans les lotions dont il forme le liquide, il est commode de le formuler très rectifié : alcool à 80, 90, 96 degrés, car beaucoup de médicaments pour être solubles dans l'alcool doivent avoir été solubilisés dans l'eau d'abord (exemple : sels de pilocarpine) et l'eau ainsi rajoutée nécessairement ramène l'alcool à 60 ou 70 degrés.

Dans les lotions, l'*eau* est encore conseillée par un grand nombre de médecins comme véhicule de substances actives. Quand on l'emploie, il faut bien savoir ce qu'on fait et ce qu'on veut faire.

Dans une formule comme la lotion soufrée de Vidal par exemple :

Alcool à 90°.	15	grammes.
Soufre précipité.	15	—
Eau de roses	100	—

l'eau n'est qu'un agent de mélange, puisque la poudre de soufre directement appliquée sur la peau agirait autant que cette lotion.

Mais conseiller des frictions du cuir chevelu avec de la liqueur de Van Swieten dans les séborrhées grasses, comme je le vois faire tous les jours, est une erreur de posologie.

L'eau ne mouille pas les graisses; en admettant que le sublimé agisse sur la séborrhée, encore faudrait-il qu'il pénétrât la graisse dont le cuir chevelu est recouvert.

L'eau est donc à écarter comme excipient de frictions ou

lotions destinées à pénétrer la région malade et non à déposer une simple poudre à sa surface.

L'***éther***, meilleur dissolvant des graisses que l'alcool, est un excipient souvent utilisé dans les lotions et il y est utile comme agent de nettoyage, de dégraissage. Ce médicament a contre lui son inflammabilité. Dans beaucoup de cas aussi, son action est trop active parce qu'il dégraisse trop des cheveux par eux-mêmes secs et qui peuvent devenir cassants.

L'***acétone*** remplace l'éther dans certains cas où l'odeur de l'éther ne serait pas tolérée. Il a les mêmes qualités et les mêmes défauts. Son extrême miscibilité à tous liquides le rend souvent précieux.

L'***éther de pétrole***, qui pendant un temps a remplacé tous les autres excipients, a beaucoup d'avantages extérieurs. Il dégraisse très bien le cheveu sans le délustrer. Il est posologiquement parlant plus difficile à manier parce qu'il faut bien connaître les médicaments qu'il dissout et ceux qu'il ne dissout pas.

Le ***tétrachlorure de carbone***, bon dissolvant, peu employé parce qu'il est rare et coûteux, serait utilisable comme succédané de l'éther ou de l'éther de pétrole, de même le chloroforme.

Les agents médicamenteux miscibles aux lotions, et utiles dans la séborrhée sont assez nombreux.

Ils se divisent en deux catégories :

1° Les agents utiles contre l'élément séborrhéique ;

2° Les agents inertes contre l'élément séborrhéique et qui activent la fonction pilaire elle-même.

Les agents utiles contre la séborrhée peuvent encore fournir deux catégorisations ; les uns très actifs mais dont l'utilisation est difficile, les autres moins actifs mais dont l'emploi est très aisé.

J'ai donné déjà des formules de lotions complexes :

Liqueur d'Hoffmann	100 grammes.
Huile de cade.	20 —
Acide pyrogallique	2 —
Soufre précipité	10 grammes.

très utiles dans certaines séborrhées fluentes par exemple mais dont l'emploi est extrêmement pénible.

De telles lotions n'ont rien des qualités qui font préférer les lotions aux pommades. Elles sont grasses, salissantes, d'emploi infiniment désagréable.

J'ai eu l'occasion d'en parler plus haut, j'aurai à y revenir encore, je ne m'y arrêterai pas ici.

Je n'envisagerai donc que les médicaments qui peuvent se dissoudre complètement dans une lotion, d'emploi facile, du type de l'eau de Cologne par exemple; ceux-là, qui rentrent dans ma seconde catégorie, sont bénins et de très peu de vertu contre les états séborrhéiques.

Tel est le *bichlorure hydrargyrique* par exemple. Sa vogue comme antiseptique cutané a été grande. Elle décroît. Sa valeur contre la séborrhée du cuir chevelu est nulle et contre les pityriasis est discutable. L'alcool pur serait bien près d'avoir la même action que l'alcool bichloruré au millième.

Le *salol*, médicament « antiherpétique » un peu meilleur, est encore de valeur médiocre dans le traitement d'une séborrhée. Il en est de même des aristol, dermatol, etc.; ils peuvent agir contre les pityriasis, non pas contre un état séborrhéique sous-jacent.

L'*acide chrysophanique* est un « antiherpétique » de premier ordre (0,10 pour 100). Son action, même à faibles doses sur les maladies dartreuses exfoliatives, est admirable. Mais d'abord il est beaucoup mieux toléré en pommades qu'en lotions. Ensuite contre la séborrhée il n'agit qu'à des doses auxquelles son action tinctoriale le rend difficilement ou rarement utilisable. En outre c'est un médicament très traumatisant, que toutes les peaux ne tolèrent pas.

L'*ammoniaque* (2-4 pour 100) incorporée aux lotions volatiles est d'un usage fréquent. Mais on ne l'y emploie que comme dégraissant. Elle saponifie les graisses. Elle décape un cuir chevelu gras, elle n'a pas d'action propre contre la séborrhée. Posologiquement l'ammoniaque exclut dans une lotion tout médicament acide et tout composé hydrargyrique.

Comme valeur antiséborrhéique autant est à dire de l'*acide tartrique*, de l'*acide salicylique* (1 pour 100) et de l'*acide acétique* (1-2 pour 100) dont l'action mordante augmente pourtant d'une façon nette le pouvoir de pénétration d'un liquide antiseptique. L'acide acétique, à la longue, agit sur le pigment du cheveu et le fonce, l'ammoniaque inversement le décolore. On accuse même l'ammoniaque de le blanchir, mais on sait combien les lotions simples sont inertes en ce qui concerne la décoloration ou la coloration du cheveu à moins qu'elles n'agissent sur lui par des éléments tinctoriaux.

Le *formol* est un antiseptique un peu meilleur que les précédents (1/2-2 pour 100), il faut le formuler : formol du commerce ou formol au 1/40e. C'est un irritant qui à fortes doses expose aux mêmes déconvenues thérapeutiques que le soufre, le naphtol et les médicaments à réactions traumatiques.

On pourrait augmenter indéfiniment la liste qui précède, on pourrait inversement la diminuer si l'on voulait se restreindre aux seuls médicaments d'action prouvée.

Les médicaments utiles dans la calvitie, et qui n'ont d'action que sur la repousse du cheveu sans avoir aucune action contre la séborrhée elle-même, sont au nombre de deux à ma connaissance : l'un est le *nitrate de potasse*, l'autre la *pilocarpine*.

Le *nitrate de potasse* (1/4-1/2 pour 100) est un excitant certain mais médiocre de la fonction pilaire, utilisable dans des calvities très anciennes d'où l'infection séborrhéique a disparu, plus fréquemment utilisable dans les alopécies non séborrhéiques de la femme.

Il a d'abord une action de nettoyage très certaine, à fortes doses il rend une lotion savonneuse. Mais son action sur la repousse des cheveux dans des infections séborrhéiques peu intenses me paraît absolument nette.

Certaines lotions empiriques l'avaient d'ailleurs utilisé avant que je ne me fusse aperçu de la réalité de son action.

Malheureusement cette action est des plus limitée, elle n'égale pas celle des sels de pilocarpine qui est pourtant bien limitée elle-même.

La *pilocarpine* est l'alcaloïde du Jaborandi (*Pilocarpus pinnatus*). On emploie indifféremment le nitrate et le chlorhydrate dont l'action semble égale.

Les sels de pilocarpine peuvent être utilisés de 0-1 pour 100. A la dose de 1 pour 100 les lotions jaborandiques donnent fréquemment de la céphalalgie et sont mal tolérées. Elles sont de plus fort coûteuses. A 1 pour 200 les lotions sont toujours bien tolérées, sauf exceptions rares (blépharite ciliaire jaborandique).

Toutes les fois qu'une lotion à la pilocarpine est utilisée contre une calvitie jeune et active, en état séborrhéique accentué, son efficacité est rigoureusement nulle.

Elle a une action très nette dans les alopécies pityroïdes non séborrhéiques et dans les alopécies séborrhéiques à leur déclin, quand le taux de la chute de cheveux quotidienne s'est abaissé spontanément, et que le flux séborrhéique est atténué.

Mais, en dehors de ces cas, tenter des applications d'une telle lotion est s'exposer à un échec certain.

Le plus évident exemple que les sels de pilocarpine puissent donner de leur pouvoir se voit dans les calvities du vieillard, si l'on choisit avec discernement celles qui ne se sont pas compliquées de sclérose folliculaire. Dans ces cas, en répétant très fréquemment ces lotions on amène assez souvent une repousse de cheveux *follets*, suffisante pour couvrir tant bien que mal un vertex tout à fait nu depuis de longues années.

Ordinairement cette repousse d'ailleurs s'arrête court et l'on ne produit point avec ces follets de repousse tardive des cheveux longs, adultes, solides.

Néanmoins en limitant à ce degré la vertu des sels de pilocarpine, vantée outre mesure dans un but extra-médical dont nous n'avons pas à discuter ici, les services que peut rendre ce médicament sont très certains, s'ils sont pauvres, et peuvent être utilisés intelligemment.

Si l'on sait attaquer une séborrhée intense assez activement pour faire disparaître le flux séborrhéique en quelques mois de travail, les lotions utilisées ensuite longtemps aideront au moins le patient à compenser assez largement le taux de ses pertes quotidiennes, et le bénéficiaire en saura gré au médecin.

Refuser toute efficacité à cet agent médicamenteux serait aussi faux que de l'exalter outre mesure comme un remède universel ; le tout est de savoir l'employer quand il convient et de savoir que même employé au mieux, son efficacité est restreinte. Comme, après tout, l'action qu'il possède, très peu d'autres médicaments la présentent, nous sommes encore heureux de le connaître (1).

On emploie encore le jaborandi sous forme de teinture alcoolique. Je mets en garde contre cette façon de le formuler. Aucun pharmacien ne titre l'alcaloïde dans sa teinture. Il est des teintures de jaborandi qui ne contiennent que des traces impondérables de pilocarpine et dont la valeur en conséquence est plus que douteuse.

La plante elle-même en contient, suivant le sujet et la saison, des quantités très diverses. On sait combien la teneur en alcaloïdes est variable pour la kola, la coca ; il en est de même pour le jaborandi.

Le médecin doit savoir s'il veut ou non prescrire de la pilocarpine et dans le cas où il le désire la prescrire à l'état de sel.

III. — EXEMPLES PRATIQUES DE TRAITEMENT DES DIVERSES SÉBORRHÉES

Je terminerai cette étude thérapeutique en montrant par quelques exemples l'application pratique des remarques théoriques que j'ai faites plus haut.

Il est bien entendu que chaque cas particulier demande son

(1) Les sels de pilocarpine ne sont pas solubles dans l'alcool et doivent être dissous dans de l'eau pour être incorporés, sans précipité, à une lotion alcoolique.

traitement particulier, et que les exemples qui suivent sont seulement des exemples, non pas des règles absolues. Ils ont pour but d'éclairer les chapitres précédents, non pas de dicter au médecin la conduite à tenir en chaque cas qui veut se présenter à son observation.

1° ***Exemple de traitement d'une séborrhée huileuse moyenne du visage avec acné polymorphe d'intensité également moyenne.*** — 1° Savonnage du visage le matin avec eau chaude additionnée d'un peu de biborate de soude, une demi-cuillerée à café pour une cuvette, avec savon de toilette très doux ou savon au beurre de cacao de Vigier.

Un peu de poudre de riz de bonne marque est permise ou bien la poudre suivante :

Oxyde de zinc.	ãã 10 grammes.
Talc.	
Poudre de riz.	
Extrait de violettes	1 gramme.

Le soir, de même lavage à l'eau chaude sans savon.

Puis onctionner le rebord des paupières avec

Vaseline.	20 grammes.
Bioxyde rouge Hg.	20 centigrammes.

Ensuite, au pinceau, passer sur les parties malades une couche de la mixture suivante :

Alcool à 90°	15 grammes.
Soufre précipité.	15 —
Eau de roses	100 —

Agiter.

Si les éléments d'acné polymorphe sont saillants, indurés, on peut conseiller, mieux que la lotion soufrée, une pommade :

Cérat de Galien	20 grammes.
Soufre précipité.	20 centigrammes.
Extrait de lavande.	Q. S. pour parfumer.

et en tout cas, si les médicaments prescrits amenaient des démangeaisons à distance ou sur la région traitée, conseiller d'alterner ces applications avec celle de la crème suivante un jour sur deux :

Oxyde de zinc	5 grammes.
Vaseline }	ââ 15 —
Lanoline }	
Eau de roses à saturation de la lanoline.	

2° ***Exemple de traitement d'une séborrhée huileuse intense, qui a résisté aux traitements ordinaires*** : 1° Trois savonnages par jour avec savon de naphtol soufré, et eau chaude additionnée de carbonate de soude (gros comme une noix pour une cuvette de deux litres) ;

2° Après chacun des lavages de jour, friction du visage avec un tampon d'ouate hydrophile humecté de

Liqueur d'Hoffmann	200 grammes.
Salol	20 centigrammes.

3° Après le lavage du soir, pommade soufrée ; on fera essayer successivement la première, la seconde et la troisième, etc.

1.	Soufre précipité	1 gramme.
	Acide salicylique	50 centigrammes.
	Vaseline	20 grammes.
2.	Soufre précipité	3 grammes.
	Acide salicylique }	ââ 1 gramme.
	Résorcine }	
	Vaseline	30 grammes.
3.	Soufre précipité	3 grammes.
	Craie préparée	1 gramme.
	Naphtol β	50 centigrammes.
	Résorcine	2 grammes.
	Vaseline	30 —
4.	Soufre précipité }	ââ 15 grammes.
	Huile d'olive }	
5.	Soufre précipité }	ââ 15 grammes.
	Savon mou de potasse }	
	(Jusqu'à cuisson.)	

quand on est parvenu à produire une irritation de l'épiderme de la région traitée, on lave et on calme ensuite avec :

Oxyde de zinc	5 grammes.
Vaseline	20 —

Après un temps d'étude de soi, le séborrhéique doit apprendre lui-même pendant combien de temps laisser agir les médicaments actifs qu'on lui a prescrits. On peut concilier de même une préparation soufrée de force moyenne :

Cérat de Galien	50 grammes.
Soufre précipité	1 gramme.

et si elle ne produit pas l'effet voulu, traumatiser progressivement la peau au-devant d'elle :

Le 1er jour par un savonnage simple;

Le 2e jour par un savonnage et une friction d'alcool;

Le 3e jour par un savonnage au savon noir;

Le 4e jour par un savonnage semblable, suivi après rinçage et séchage d'un badigeonnage au pinceau mouillé de

Acide salicylique.	5 grammes.
Alcool à 90°	100 —

C'est un des plus simples moyens pour le médecin d'arriver à juger du coefficient propre de résistance au traumatisme de la peau d'un séborrhéique. Or c'est là pour le dosage ultérieur du médicament l'une des notions les plus promptement nécessaires au médecin.

3° ***Exemple de traitement d'acné ponctuée ou comédon.*** — 1° Nettoyage de la peau avec un bouchon d'ouate hydrophile imprégné d'*éther officinal.*

2° Ensuite badigeonnage du visage au pinceau mouillé de

Acide tartrique	ãã 1 à 5 grammes.
Acide salicylique	
Résorcine.	
Alcool à 60°.	50 grammes.

3° Ensuite extraction des comédons à l'extracteur et un par un. Et aussitôt après, appliquer le lait de soufre de Vidal.

Ou bien :

Sulfure de carbone saturé de soufre et non sursaturé (très inflammable).	100 grammes.

passé avec une boulette d'ouate très mouillée.

On peut essuyer aussitôt après le visage, car c'est le soufre déposé *dans les pores* qui est utile et qu'on n'essuie pas.

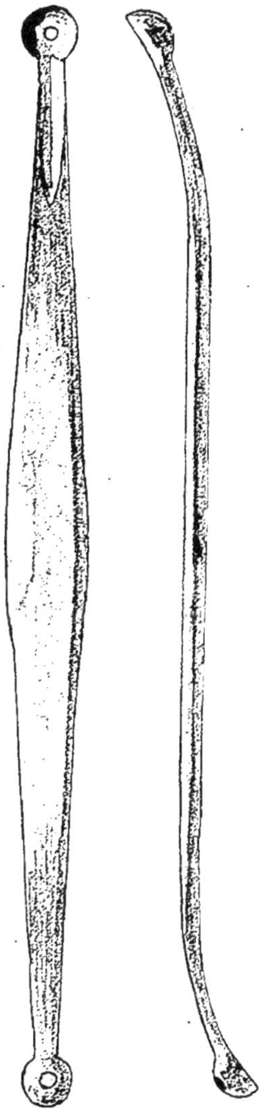

N. B. Lorsque l'acné comédon sera revenue ainsi au type de la séborrhée grasse vulgaire, on la traitera comme une séborrhée fluente d'après son degré, ainsi qu'il a été dit.

Fig. 91. — Extracteur de comédons (grandeur nature).

4° ***Séborrhée grasse du visage avec acné polymorphe intense : acné indurée, furonculeuse, pustuleuse, kystique, etc.*** — *Traitement chirurgical.* — C'est une véritable petite opération ; de la main gauche l'opérateur serre et fait saillir un à un chaque bouton, pendant qu'il le ponctionne avec une pointe fine de galvano-cautère au rouge vif, et, si l'acné n'est pas très congestive, au rouge blanc. Après cinq ou six ponctions, l'opérateur s'interrompt, exprime chaque cavité kystique ou pustuleuse et la lave avec de l'eau d'Alibour forte et un stilligoutte :

EAU D'ALIBOUR

Eau distillée camphrée.	300	grammes.
Sulfate de zinc	7	—
Sulfate de cuivre	2	—

Lorsque tout le visage est ainsi traité et toute flamme éteinte, on fait tomber dans chaque orifice une goutte d'*éther camphrée* :

Dès le soir même, le malade peut appliquer une pâte soufrée :

Soufre précipité.	1 à 3	grammes.
Oxyde de zinc.	5	—
Vaseline.	ãã 15	—
Lanoline.		

Eau de roses à saturation de la lanoline.

Ou si l'acné est très irritable, une pâte de zinc de la même formule mais sans soufre. Une telle opération est toujours à recommencer au moins deux fois, avant que le cas ne revienne au cas moyen d'acné polymorphe avec séborrhée moyenne que nous avons étudié le premier.

5° ***Séborrhée grasse irritable.*** — Pas de savon. Tous lavages à l'éther avec ouate hydrophile, pommade soufrée légère le soir :

Calomel.	} ââ 20 centigrammes.
Soufre précipité	
Cérat de Galien.	40 grammes.

et après le nettoyage à l'éther du matin, pommade à l'oxyde de zinc que l'on essuiera à sec, une heure plus tard.

6° Dans l'***acné congestive*** du visage chercher d'abord la cause générale de l'acné congestive et la combattre. Localement : ignipuncture des vaisseaux visibles à la pointe galva nique la plus fine. Quand il y a congestion diffuse paroxystique ou permanente, scarifications superficielles quadrillées fines, au scarificateur à lame unique, en faisant la plus grande attention à ne pas faire de scarifications trop profondes qui feront ultérieurement des cicatrices linéaires blanches très visibles. La prudence est recommandée, car la trace qu'on ferait est à peu près irréparable. Je laisse de côté le traitement des soi-disant séborrhées congestives permanentes à foyer fixe, qui sont des lupus érythémateux et échappent au cadre de ce travail.

7° ***Séborrhée congestive hypertrophique du nez.*** — *Rhinophyma.* — Le plus simple traitement du rhinophyma est le traitement chirurgical. Il donne des résultats excellents. L'opération est simple : elle consiste à tailler dans le nez hypertrophique un nez normal, avec cette précaution de ne pas raser de trop près le cartilage. En général, il n'est besoin d'aucune autoplastie ultérieure et l'épidermisation du nez nouveau se fait avec le minimum de cicatrices. Ce résultat semble d'abord très surprenant, il n'est pourtant que logique. Le tissu du rhinophyma est un tissu glandulaire et caverneux : des glandes sébacées entourées de vaisseaux informes et lacunaires, tel est le rhinophyma. Les culs-de-sac sébacés sont augmentés de nombre, de dimension, mais néanmoins leur écorce épidermique demeure.

A moins de raser de trop près le cartilage, l'opérateur ne peut donc pas ne pas couper des canaux folliculaires et sébacés en maints endroits. Chacun d'eux formera un point de greffe, un point de départ pour l'épidermisation. Le nez ainsi refait peut paraître un peu squelettique, mais il est infiniment moins laid que le rhinophyma.

D'autres méthodes moins radicales peuvent être mises en usage. L'expression complète des cavernes sébacées, l'ignipuncture des points où le tissu caverneux le plus abondant forme d'apparents nævi. Enfin la scarification quadrillée profonde en tous sens, réduisant le nez en une véritable bouillie, est suivie d'une cicatrisation rapide. Le nez, d'abord mamelonnaire, devient régulier. L'amélioration est progressive après chaque séance, car ce sont des opérations partielles à renouveler, au minimum 5 à 6 fois. A la vérité, le même travail peut être fait sous le chloroforme en une seule séance.

8° *Acné kéloïdienne de la nuque.* — Avant tout, épilation minutieuse de la région malade. Il ne doit rester ni un cheveu, ni un follet sur toute la surface enflammée. Une main médicale ou tout au moins la main d'un épileur professionnel est nécessaire.

On peut ensuite, si la lésion est trop enflammée, calmer son irritation à l'aide d'un cataplasme de fécule arrosé d'alcool camphré. Dans le cas contraire, faire un lavage local avec alcool ou éther camphré.

Aussitôt que possible, on commencera l'application nocturne quotidienne de la lotion soufrée de Vidal :

Soufre précipité.	15	grammes.
Alcool à 90°	15	—
Eau de roses . . . . Q. S. pour faire	100	—

Et les lavages du matin à l'eau chaude et savonneuse, suivis d'une application avec boulette d'ouate hydrophile de

Alcool à 60°	200 grammes.
Acide borique *à saturation*.	

L'épilation étant renouvelée aussi souvent qu'il sera nécessaire jusqu'à la disparition totale de l'élément inflammatoire.

Si les applications de lotion soufrée sont mal tolérées, on recouvrira au large toutes les régions voisines d'une mince couche de pommade-pâte couvrante :

Oxyde de zinc.	ââ 15 grammes.
Vaseline.	
Lanoline.	
Eau de roses.	

laissant seulement découverte la région sur laquelle on appliquera la lotion soufrée.

Si la chéloïde est énorme et que les applications précédentes ne la réduisent pas très vite, on se résoudra à employer contre elle la scarification *linéaire*, *quadrillée*, *profonde*, qui en trois ou quatre séances pratiquées à trois semaines de distance la réduira à fleur de peau et la transformera en cicatrice plane et blanche.

9° ***Acné furonculeuse du cou.*** — Examiner attentivement la courbe urinaire complète du malade et chercher s'il n'y a ni hyperacidité urinaire excessive, ni sucre. Dans ces cas, instituer une cure alcaline, une cure phosphorique ou un régime d'alimentation approprié.

Le traitement local de l'acné furonculeuse du cou est, à peu de chose près, le même que celui de l'acné kéloïdienne. L'épilation locale me paraît invariablement indiquée dans les cas sérieux, la galvanopuncture toutes les fois qu'un épais nodus inflammatoire annonce une suppuration profonde, et il faut bien savoir, en ces cas, que la profondeur de la piqûre doit être de un centimètre et souvent plus. Ces nodus de suppuration furonculeuse sont presque toujours hypodermiques.

Les antiphlogistiques, pulvérisations, cataplasmes, sont plus indiqués dans cette forme que dans la précédente, mais presque toujours c'est le soufre en poudre et en lait de soufre qui empêchera la pullulation pustuleuse de la surface de se reproduire indéfiniment.

10° ***Acné nécrotique.*** — Dans l'acné nécrotique, l'action des pommades est le plus souvent meilleure que celle des lotions soufrées, sauf dans les formes très localisées au visage où la lotion soufrée de Vidal garde toute sa valeur.

Les pommades mercurielles et soufrées sont particulièrement bonnes :

Cinabre	àâ 1 gramme.
Soufre précipité.	
Vaseline.	40 grammes.

Toutes les fois que l'acné nécrotique a envahi le cuir chevelu, les pommades cadiques prennent un gros avantage.

Huile de cade	àâ 10 grammes.
Beurre de cacao.	
Vaseline blanche.	20 —
Soufre précipité.	àâ 1 gramme.
Cinabre	

Ne pas oublier lorsque la maladie est récidivante, comme elle l'est d'ailleurs, en règle, que les applications doivent être faites : 1° quotidiennement; 2° non seulement sur la région infectée, mais très au large autour d'elle; 3° que ces applications doivent être faites par massage rigoureux et appuyé.

Ce sont là des applications nocturnes, qui obligent à des savonnages le matin. Dans ces savonnages j'estime l'usage de l'éponge indispensable. On la condamne depuis 10 ans au nom de l'antisepsie : c'est se faire de l'antisepsie *cutanée* une idée bien théorique. Aucune touffe d'ouate ne remplace l'éponge comme agent de nettoyage, et une éponge savonneuse et savonnée ne présente aucun inconvénient de septicité sur une peau séborrhéique.

Dans les cas les plus graves d'acné nécrotique, et il faut en avoir rencontré des cas pour savoir ce qu'ils peuvent être, je donne la priorité de valeur aux lotions complexes qui dans ces cas sont toujours très bien supportées, quoique leur action traumatique soit considérable :

Liqueur d'Hoffmann.		200 grammes.
Huile de cade.		20 —
Acide salicylique		àâ 40 centigrammes.
Acide chrysophanique		
Acide pyrogallique	1 à	10 grammes.
Soufre précipité		15 —

Agiter.

J'ai vu de telles applications arriver à réduire une acné nécrotique dont les poussées subintrantes duraient depuis des années, chaque poussée régionale couvrant le cuir chevelu, les tempes, le dos et le sternum de plus de deux cents éléments nouveaux. Ces cas sont rarissimes, il importe pourtant de les savoir reconnaître. Il va sans dire que l'examen somatique complet du malade et son examen urinaire sont, dans de tels cas, d'une nécessité urgente. Le plus souvent il s'agit de malades à dyspepsie inconsciente hyperacide, ayant une hypophosphaturie accusée.

11° ***Alopécie séborrhéique des sourcils, de la moustache, du poil du corps.*** — Elle n'est généralement pas séborrhéique exclusivement, presque toujours il s'agit de pityriasis gras locaux diffus ou figurés.

Des frictions alcooliques antiseptiques, de simples soins de toilette locaux suffisent à les réduire d'ordinaire.

Frictions quotidiennes ou biquotidiennes avec une boulette d'ouate hydrophile mouillée de

Liqueur d'Hoffmann	200 grammes.
Salol	40 centigrammes.
Alcoolat de lavande.	ââ 25 grammes.
Eau distillée	

Aux sourcils, ces affections sont plus rebelles, et d'une façon générale on peut dire que les affections séborrhéiques du sourcil doivent être traitées comme celles du cuir chevelu, tandis que celles de la moustache doivent être traitées comme celles du visage et de la barbe.

Dans les cas plus sérieux à la moustache, on peut se servir de pommades soufrées mercurielles légères :

Oxyde de zinc.	5 grammes.
Soufre précipité.	50 centigrammes.
Cinabre	50 —
Vaseline.	30 grammes.

Dans la barbe, on peut utiliser des pommades semblables, auxquelles on ajoute utilement un ou deux grammes d'huile de bouleau.

La remarque que je viens de faire me dispense d'insister sur les alopécies séborrhéique ou pityriasique des sourcils; on en trouvera la thérapeutique jointe à celle des alopécies séborrhéiques du cuir chevelu.

Contre les alopécies du corps chez les séborrhéiques, les meilleurs topiques ne valent pas les bains sulfureux à dose entière quand le patient les supporte sans prurit; à demi-dose quand sa peau est facilement traumatisée. Les frictions alcooliques anodines gardent du reste leur valeur en cette localisation de la maladie. Elles peuvent utilement être prescrites au gant de crin.

12° ***Alopécie séborrhéique vraie (calvitie masculine) chez la femme.*** — Le plus souvent, dans ces cas rares, je donne la préférence aux lotions soufrées pyrogalliques :

Alcool à 90°		100 grammes.
Acide pyrogallique	5 à	10 —
Soufre précipité		10 —

Elles ont l'action la plus nette contre l'alopécie même. Elles diminuent et arrêtent la chute en quelques jours d'une façon quasi magique, et le plus souvent sont tolérées à merveille par ces téguments hyperhuileux.

Une lotion de ce genre, appliquée au pinceau (brosse à dents ou brosse de peintre) et bien faite, n'oblige pas rigoureusement à un savonnage, le lendemain; on peut en faire trois par semaine et placer un grand nettoyage après chaque série de trois applications.

Le nettoyage doit se faire sans savon, avec la décoction de bois de Panama (100 grammes par cuvette), sans quoi la soude du savon fait avec l'acide pyrogallique un pyrogallate, et noircit les mains de la patiente ou de son aide. Les pommades cadiques du type de celles qu'on emploie dans la calvitie masculine peuvent être utilisées :

Huile de cade		ãã 15 grammes.
Beurre de cacao		
Axonge benzoïnée		10 —
Acide pyrogallique		1 gramme.
— chrysophanique		20 centigrammes.
Soufre précipité	1 à	5 grammes.

mais avec moins de résultat le plus souvent; elles obligent à un grand lavage le lendemain, ou bien à un nettoyage à sec avec boulettes d'ouate mouillées de

Liqueur d'Hoffmann	200 grammes.
Salol	40 centigrammes.

ou bien de

Acétone.	200 grammes.
Salol	40 centigrammes.

ou même dans les cas graves de

Benzine cristallisable	200 grammes.

tous liquides dégraissants mais *inflammables*.

La longueur et la peine de tels traitements n'arrêtent point une femme quand elle en retire bénéfice, et le plus souvent le bénéfice en est immédiatement apparent.

Je mentionne en passant l'utilité réelle des bains sulfureux locaux ou généraux; un bain par semaine dans lequel le cuir chevelu est débarrassé complètement de toute trace médicamenteuse est plutôt pour la malade un soulagement qu'une peine supplémentaire. Ces bains ont le plus souvent pour action de supprimer la chute de cheveux quotidienne pour deux ou trois jours.

On peut ainsi alterner avec un bain sulfureux une lotion locale simple et active :

Coaltar	5	grammes.
Teinture de saponine	100	—
Éther officinal.	100	—

et la lotion soufrée de Vidal ou une lotion soufrée, pyrogallique comme celle que nous avons plus haut mentionnée.

Ces traitements, dont l'efficacité est reconnue de la patiente elle-même en quelques jours, ne donnent un résultat définitif qu'après de longs mois, mais ils les donnent.

Lorsque le flux huileux se trouve enfin enrayé, on peut progressivement substituer aux préparations précédentes des lotions plus simples ayant plus d'action sur la repousse des cheveux que sur la maladie séborrhéique et dont on trouvera des types plus haut (p. 310). Mais, comme dans la calvitie masculine, les retours offensifs de la maladie au cours des chaleurs caniculaires sont à craindre et devront être surveillés.

THÉRAPEUTIQUE DE LA CALVITIE

Il est infiniment difficile et délicat de donner plus précisément que je ne l'ai fait les règles et indications du traitement de la calvitie, parce que les cas à prévoir sont en soi différents, souvent complexes, et que le mode de leur complication diffère quelquefois.

La calvitie, peut-on dire, a cinq ou six modalités cliniques types, anneaux principaux d'une même chaîne, et ces anneaux principaux sont reliés entre eux par beaucoup de chaînons intercalaires.

Le traitement d'une calvitie varie d'abord avec l'*âge du patient*, car nous savons, en règle générale, qu'une calvitie est d'évolution d'autant plus aiguë qu'elle commence à un âge moins avancé.

Le traitement d'une calvitie varie en outre avec l'*âge qu'a la maladie* elle-même quand son traitement est commencé. Il va de soi que plus son champ d'évolution sera considérable, plus le traitement sera complexe, plus il devra durer longtemps. Certains traitements brutaux ne peuvent être appliqués sur de trop larges surfaces.

Suivant l'âge de la maladie, ses localisations aussi seront diverses, et aussi le chiffre, le degré des dégâts déjà accomplis. Toutes choses auxquelles le traitement devra évidemment être proportionnel. A lui seul le *flux séborrhéique*, son intensité, dicteront en grande partie la thérapeutique ; quel que soit le chiffre de la dépilation quotidienne, le traitement devra varier de forme (c'est un résultat de pratique clinique qui me le fait dire) avec l'apparence extérieure de l'infection séborrhéique et ne pourra être le même dans les cas où le flux huileux est abondant, et dans les cas où la lésion séborrhéique est si peu visible qu'elle doit être recherchée par expression de la peau.

Enfin, la calvitie *est compliquée* tantôt d'acné pilaire, tantôt et plus souvent de pityriasis gras diffus, tantôt de pityriasis marginés et figurés, toutes choses auxquelles le traitement devra s'accommoder, car on ne peut faire un traitement séparé des pityriasis divers et de la séborrhée qu'ils recouvrent.

De même il faut avoir égard à ces cas nombreux où le malade présente de la séborrhée des sourcils, du front, du nez, du menton, du corps entier. On ne peut obliger un malade à passer tout son temps à sa toilette médicale: dans beaucoup de cas on est amené à simplifier à l'extrême un traitement qui, plus complet, entraînerait pour le patient une perte de temps trop considérable.

Tels sont les principaux facteurs qui font varier infiniment les traitements à proposer à des patients différents, atteints à la vérité d'une maladie identique au fond, mais très variable en sa forme individuelle.

Je résumerai un peu grossièrement la conduite à suivre en chacun des cas les plus fréquents et les plus ordinaires, m'en remettant au tact dermatologique du médecin, pour faire varier, dans la mesure que chaque cas donné lui indiquera, les formules et les prescriptions que je ne présente ici, je le répète, qu'à titre d'exemple.

1° **Début de calvitie accompagnant un pityriasis.** — *Le malade est un jeune homme qui commence une calvitie déjà nettement dessinée. Sa calvitie s'accuse au milieu d'un pityriasis sec encore abondant.* — La première indication est de détruire le pityriasis. On ne peut le faire parfaitement qu'en agissant avec des pommades.

On peut conseiller la suivante :

Huile de cade vraie.	ââ 10 grammes.
Beurre de cacao	
Axonge benzoïnée	20 —
Sulfure de mercure.	1 gramme.
Ichtyol.	50 centigrammes.

Si le pityriasis est sec sur la tempe et la nuque, psoriasiforme, adhérent, et à lamelles micacées, on pourra ajouter utilement à la précédente pommade 10 centigrammes d'acide chrysophanique ou encore X à XV gouttes de teinture d'iode. Si le pityriasis est gras, onctueux, l'acide chrysophanique est moins indiqué que le soufre dont la dose sera proportionnée au degré de stéatisation des squames : 50 centigrammes à 1 gramme. Une telle pommade, qu'on pourra parfumer de toute essence, doit toujours être appliquée le soir, et savonnée le matin. L'application doit être faite invariablement à contre-poil et par massage aussi dur que la tête pourra le supporter sans endolorissement.

Il est entendu qu'un tel massage jette bas immédiatement la foule des cheveux morts que le patient a souvent respectés depuis des mois avec d'autant plus de précautions qu'ils devenaient plus caducs. Il faut dans ces cas s'adresser à la bonne volonté du malade, en lui montrant l'absurdité d'une telle pratique, l'impossibilité où se trouve toute thérapeutique de recoller des cheveux morts; lui apprendre que quand un cheveu tombe il est séparé de sa racine depuis six semaines, et qu'il est aussi fou d'espérer le maintenir en place que d'espérer recoller un membre coupé.

Le médecin doit apprendre au malade à se masser lui-même, car un massage insuffisant ne donnera pas *à moitié près* les mêmes résultats. Le patient doit faire son massage assis, le coude sur une table, se servir du pouce comme instrument de massage. Le bras et le pouce restent immobiles, c'est la tête qui vient se masser sur le pouce, en s'appuyant sur lui aussi lentement et aussi durement que possible. Très peu de pommade est nécessaire. Gros comme une noisette suffit pour la tête entière, à condition que le massage en fasse bien la répartition. Le malade doit savoir que la quantité excessive de pommade appliquée est inutile et rend le traitement plus désagréable qu'il ne l'est par lui-même. La pommade que le massage a exactement appliquée sur la peau et dans les orifices pilaires est seule active. Le massage ne peut donc pas être trop dur. Si l'on gante le pouce masseur d'un doigtier de caoutchouc, l'opération est plus facile et le résultat du massage meilleur.

Quand une tête présente un pityriasis *très* abondant, un nettoyage préalable est nécessaire. Le peigne fin y suffit. C'est un instrument ordinairement détestable, car il ensemence sur une tête entière un pityriasis localisé. Mais quand son application est suivie d'une application médicamenteuse comme celle-ci, il peut être recommandé.

Bien veiller encore à une erreur de technique très souvent faite. Ce qui tourmente le patient, c'est la chute de ses cheveux bien plus que les pellicules ; les cheveux ne tombent que du vertex, alors il néglige les applications de la pommade en ce qui concerne toute autre région. C'est une erreur préjudiciable. Ainsi et par elle le malade se trouve réserver sur les parties latérales et postérieures de la tête de la *graine de pityriasis* qui gênera considérablement le traitement ultérieur de sa calvitie.

Telles sont les règles qui doivent présider à un premier traitement de séborrhée accompagnée de pityriasis, ou pour mieux dire au traitement du pityriasis avant de procéder à celui de la calvitie proprement dite.

Le malade dort après son application de pommade. Le matin venu, il nettoie le cuir chevelu par savonnage. Ce savonnage est assez difficile et doit être minutieux, car le massage de la veille a fait adhérer la pommade à l'épiderme sur lequel elle forme une vraie laque. Ce savonnage ne peut être bien fait qu'à l'éponge savonneuse. Rien ne remplace l'éponge. Elle doit être savonnée copieusement et c'est avec elle que le savonnage de la tête est pratiqué, une ou deux fois. Chaque savonnage exige trois à quatre minutes ; l'eau chaude est préférable, elle aide à la saponification des graisses médicamenteuses qu'il faut émulsionner par le savonnage.

La question des savons médicamenteux, souvent agitée par les patients et les médecins, est vraiment presque négligeable. Un savon même fortement médicamenteux, et ils le sont très peu d'ordinaire, pourrait agir si on le laissait longuement en contact avec la peau. Mais on le rince aussitôt. Comment espérer une action quelconque des médicaments qu'il contient !

Le rinçage fait, la tête est séchée à la serviette. En vérité, tout le traitement actif d'un pityriasis sur-séborrhéique peut en être tenu à ce qui précède. Mais il est souvent utile et presque toujours agréable au patient d'ajouter à la formule de la pommade celle d'une lotion alcoolique. Faite à la brosse après le séchage, elle achève de sécher plus vite le cuir chevelu et on peut lui ajouter tels médicaments qui soient utiles.

L'acide salicylique (0,50 pour 100), l'acide tartrique (1 pour 100), le bichlorure d'hydrargyre (0,10 pour 100), le salol (0,80 pour 100), et même l'acide chrysophanique (0,05 pour 100) sont de ceux-là. L'acide chrysophanique particulièrement.

Un tel traitement pourrait avoir raison en quelques jours d'un pityriasis même invétéré. On aura utilité à le faire continuer tous les soirs pendant plusieurs semaines. C'est un très utile début de traitement à une séborrhée du cuir chevelu.

Dans le complexus que nous envisageons, plus le pityriasis tient une large place, plus les goudrons et les mercuriaux auront une utilité; plus au contraire la séborrhée prédominera sur le pityriasis, plus le soufre sera utilement incorporé, et à fortes doses, à la préparation précédente.

Lorsque le pityriasis a disparu complètement, ce qui, avec des formules bien dosées, ne peut absolument pas tarder plus de quelques semaines, on peut alors attaquer la séborrhée de front, et avec ses préparations propres et le premier cas que nous avons supposé rentre alors dans le second que nous allons voir.

2° ***Séborrhée fluente non pelliculaire du vertex*** (*à ce cas se rattachent les cas de calvitie masculine chez la femme*). — Ici, le cas est plus simple, mais non pas malheureusement la médication. Le médicament de fond de ces cas reste le soufre, employé en poudre et appliqué directement, semé sur le cuir chevelu comme de la cendre :

Soufre précipité.	ãã 20 grammes.
Oxyde blanc de zinc.	
Talc de Venise	60

ou en lotions soufrées au pinceau. La lotion soufrée de Vidal demeurant le type premier de toutes autres :

Soufre précipité	15	grammes.
Alcool à 90°	15	—
Eau de roses . . . . Q. S. pour faire	100	—

Agiter.

En quelques jours un premier résultat momentanément est obtenu, c'est la cessation du flux séborrhéique. Il permet l'emploi méthodique de médicaments plus actifs.

Les plus actifs seraient les alcalins caustiques : soude, potasse, et le savon noir particulièrement, si leur action n'était corrosive sur le cheveu et ne rendait leur emploi impossible, sauf sous la forme de savonnages passagers ; on leur substitue donc des mordants acides dont l'action sur la peau est moindre mais dont l'action corrosive sur le cheveu est nulle : l'acide salicylique à fortes doses particulièrement.

On peut d'ailleurs l'adjoindre au soufre dans des lotions du type précédent ainsi modifiées :

Acide salicylique.	4	grammes.
Soufre précipité.	15	—
Alcoolat de romarin.	10	—
Alcool à 90° . . . . Q. S. pour faire	100	—

L'action de l'acide salicylique est surtout une action de décapage, il mobilise le cocon séborrhéique dans l'orifice pilaire et permet son évacuation et en rend la pénétration plus facile aux agents médicamenteux.

Il en est de même de la résorcine ; malheureusement, à fortes doses, elle rend gluant le liquide auquel on l'incorpore et exige la coupe des cheveux au ras de la tête pour être utilement employée.

A l'acide salicylique, l'acide pyrogallique, chrysophanique peuvent être joints, de même l'hydroquinone, succédané de l'acide pyrogallique. Ils ont, contre le cocon séborrhéique, une action propre et véritable, ils le pénètrent. Malheureusement, comme il est facile d'en faire la preuve, leur pouvoir de pénétration dans le follicule, comme celui de tous les agents médicamenteux, quelles que soient leur nature et leur forme, est insuffisant toujours.

Pourtant leur action est utile : le taux de la chute des cheveux s'abaisse énormément après leur application. Il va sans dire que les doses à employer varient avec la tolérance du tégument traité. En voici une formule qui provoquerait presque à coup sûr une irritation vive sur un tégument normal non séborrhéique et qui, dans la séborrhée du scalp, est une dose moyenne :

Acide chrysophanique	30 centigrammes.
— pyrogallique	5 grammes.
— salicylique	5 —
Soufre précipité	15 —
Alcool à 90°	150 —

Rapidement les orifices pilaires sont marqués d'un point noir très accusé indiquant la fixation de l'acide pyrogallique sur le cocon séborrhéique, et, sur un cocon exprimé de la peau, le niveau de cette coloration indique la profondeur de pénétration du médicament.

Le savonnage est nécessaire le lendemain de chaque application similaire, et c'est ici que l'éponge savonneuse devient obligatoire, car le savon mêlé à l'acide pyrogallique fait un pyrogallate alcalin noir et les doigts soumis à son action deviennent rapidement fort laids.

Les lotions du type précédent peuvent, à la vérité, être remplacées par des pommades; sur des cuirs chevelus d'homme, leur application (par massage) est presque aussi rapide et leur effet très analogue. C'est une consécution inattendue de voir une maladie caractérisée par un flux de graisse se trouver fort bien d'une application de corps gras. Voici encore un type de pommade remplaçant la lotion plus haut formulée :

Hydroquinone	1 gramme.
Acide salicylique	2 grammes.
Soufre précipité	2 —
Résorcine	2 —
Excipient	30 —

Il me semble que les meilleurs topiques doivent *presque* amener par irritation une exfoliation épidermique. C'est alors que leur effet semble le plus complet. Mais on conçoit qu'en pratique la chose soit, pour chaque cas, un peu périlleuse pour le médecin. Car ces applications, faites hors du cuir chevelu malade et sur la peau saine du même patient, causeraient infailliblement une dermite artificielle, à la vérité de nulle gravité, mais fort désagréable, et le cas n'en est pas rare.

3° *La calvitie est constituée partiellement et la séborrhée demeure intense dans toute la région décalvée.* — Le troisième cas que je propose est le plus difficile de tous, car la part de calvitie déjà faite empêche le médecin de pouvoir utiliser tout médicament qui laisse une coloration visible sur la peau. J'ai vu pourtant des cas où le port d'un postiche permettait au médecin d'agir plus librement, et cela rend le traitement plus aisé à diriger activement.

Alors la thérapeutique se trouve limitée à l'emploi presque exclusif du soufre et de l'acide salicylique ou de la résorcine en pommades, en pâtes ou lotions.

Le plus souvent on est conduit à utiliser d'abord, comme plus actives, les pommades fortes, ensuite les lotions. L'une de celles qui rend le plus de services en l'occasion est celle qui utilise le soufre en dissolution dans le sulfure de carbone et que j'ai formulée plus haut. Dans beaucoup de cas, il existe une disposition bipartite de la maladie. Elle existe comme séborrhée pure au vertex, tandis qu'aux tempes elle demeure sous forme de pityriasis gras sur-séborrhéique. On peut se trouver bien de conseiller un double traitement : un traitement de tempes par une pommade cadique :

Acide salicylique.	30 centigrammes.
Soufre précipité.	50 —
Huile de cade.	⎫ ââ 15 grammes.
Beurre de cacao	⎭
Axonge benzoïnée	10 —
Cinabre.	1 gramme.

tandis que chaque soir on couvre le vertex d'une couche de la solution de Vidal modifiée :

Teinture de benjoin.	10 grammes.
Alcoolat à 90°	100 —
Soufre précipité.	15 —
Acide salicylique.	4 —

On comprend la complexité et la difficulté de tels traitements. Ils ne sont d'ailleurs que transitoires. Plus ou moins vite, si le traitement est bien prescrit et bien suivi, on arrive tout au moins assez vite à en espacer les applications.

4° ***Les calvities localisées***, comme celle de la cinquantaine, quand elle occupe les triangles fronto-temporaux ou la région de la tonsure, peuvent être attaquées comme les plus graves. Le plus souvent on se trouvera mieux d'utiliser contre elle les pommades que les lotions.

Elles comportent ordinairement des doses moindres que celles qu'on est conduit à formuler dans les calvities étendues.

Les traitements dont je viens de donner quelques exemples, mais dont je ne puis songer à augmenter indéfiniment la liste et à établir les indications particulières, sont des traitements d'attaque.

Ils doivent être conduits de façon à enrayer en *peu de jours* une alopécie séborrhéique. On peut dire que tout traitement qui en une semaine n'a pas fait baisser des trois quarts le chiffre des cheveux perdus quotidiennement, n'est pas exactement mis au point et doit être revisé.

Car l'action du traitement sur l'arrêt de la chute est quasi instantané, il se produit dès la seconde ou la tierce application.

Le dommage est que ces beaux résultats sont passagers, à moins qu'on ne veuille continuer longuement le traitement actif, pour les maintenir.

La longue durée d'un traitement actif et sérieux des séborrhées est le plus grand obstacle que le médecin ait contre lui dans la thérapeutique de la séborrhée du vertex. Les résultats d'une thérapeutique bien conduite sont extrêmement satisfaisants, même avec les seuls moyens dont nous disposons présentement, les agents thérapeutiques nécessaires sont à la vérité d'un emploi désagréable, mais d'un effet excellent, le patient en tolérerait parfaitement l'usage dans la plupart des cas, si sa persévérance n'était pas soumise à trop longue épreuve. En deux mots il tolérerait aisément un traitement de deux mois même difficile. Il ne tolère pas un semblable traitement de six ou huit mois, à plus forte raison dans les cas graves un traitement de quinze et de dix-huit mois. Souvent il s'arrête, et perd rapidement le bénéfice du traitement déjà pratiqué.

Souvent aussi il coupe en trois ou quatre tronçons de deux mois un traitement de six ou huit mois, qui eût été beaucoup plus utilement suivi sans interruption.

La longue durée du traitement actif d'une calvitie est donc pour le moment présent son plus gros défaut. Il faut que le médecin en prévienne le patient. C'est une sincérité nécessaire. Au patient de reconnaître s'il a la dose de persévérance exigible en la matière.

Beaucoup cessent de se traiter après trois mois, qui mieux avertis et sachant d'avance l'effort à faire, eussent persévéré jusqu'au bout.

La patience est rendue plus difficile par la médiocrité du but qu'on se propose. Dans la calvitie, à l'inverse de ce que dit le proverbe connu, celui qui ne recule pas avance. Le *statu quo* est le maximum de l'ambition permise. Dans les neuf dixièmes des cas, un rêve plus ambitieux serait déçu.

Arrive pourtant un moment où l'arrêt du flux séborrhéique est obtenu, et la chute quotidienne des cheveux limitée à un minimum de 7 à 10 cheveux.

Alors on peut passer à la deuxième période du traitement, à celle qui est vraiment d'une exécution facile, parce qu'elle ne comporte plus que des frictions alcooliques simples.

Longtemps encore le patient, surtout s'il est jeune, devra surveiller les retours offensifs de la maladie, et se soumettre sans discussion à une reprise du premier traitement pendant une ou deux semaines, mais ces à-coups deviendront de plus en plus rares.

Même à cette période, le chauve en expectative s'il est sage, comprendra la nécessité des frictions simples bi-quotidiennes. Mieux vaut une friction d'alcool pur ou d'eau de Cologne, s'il n'a rien de mieux sous la main.

Je donnerai ici un type de formule, on en pourra varier à l'infini les composants.

Alcool à 90°	150	grammes.
Coaltar saponiné	âà 50	—
Éther officinal		
Eau distillée		
Chlorhydrate de pilocarpine	1	—
Bichlorure Hg	30	centigrammes.
Acide salicylique	30	—
Alcoolat de romarin	15	grammes.

J'ai d'ailleurs observé que le changement de ces formules

est nécessaire. La peau semble s'habituer à une même lotion indéfiniment continuée. Il y a utilité à en modifier de temps à autre les composants. Chaque application de formule nouvelle semble redonner au traitement continué une nouvelle valeur.

Ces lotions peuvent être faites à l'ouate hydrophile, il vaut mieux les faire faire à la brosse, soit que l'excitation du brossage ait par elle-même une valeur (affirmée par Jacquet, mais dont je ne suis pas convaincu, car les brossages à sec dans la calvitie n'ont aucune valeur), soit plutôt que la congestion dermique, que le brossage provoque, augmente avec l'afflux sanguin l'absorption des principes médicamenteux utiles.

On peut prescrire utilement ainsi un brossage énergique de la brosse à tête, précédant la friction médicamenteuse pratiquée avec une brosse à dents demi-dure.

Les résultats de tels traitements sont, est-il besoin de le dire, variables en chaque cas particulier.

Il est d'innombrables cas où l'on préserve sans grande peine de la calvitie un cuir chevelu qui sûrement y était voué.

Il est d'autres malades dont on arrête la maladie au point de son évolution, où elle s'est présentée au médecin.

Il en est d'autres pour lesquels on ne peut que retarder de quelques années l'échéance fatale.

La part qui revient au cas particulier, à son degré, à son âge, au médecin, à son sens clinique, au malade et à sa persévérance, peut modifier trop les résultats obtenus, pour qu'on puisse en tout ceci établir des moyennes. Ce qu'on peut dire, c'est que même dans les cas les plus détestables et ceux dans lesquels un résultat positif et durable est le moins à espérer, il n'y a pas d'exemples que le malade ne bénéficie d'un traitement bien dirigé.

Et pour peu qu'il apporte au médecin quelque patience, il obtiendra de son traitement un bénéfice partiel mais sérieux et durable. A lui de savoir conserver avec persévérance le bénéfice une fois acquis, et cela est facile.

5° ***Calvitie constituée, les résultats de son traitement.*** — Quoique le médecin en pense généralement, le traitement de la calvitie constituée n'est pas absolument nul. Je ne parle pas évidemment des calvities dans lesquelles la sclérose folliculaire est intervenue. La disparition du follicule ne laisse place à aucune espérance même hasardée, mais ce cas est très loin d'être la règle. Il existe un moment où sur le crâne dénudé des chauves quand il a conservé ses follicules, ce qui est la règle, l'infection séborrhéique disparaît peu à peu d'elle-même.

En certains cas rares, le scalp se recouvre même d'un duvet nettement plus visible que celui — imperceptible — qu'il avait toujours conservé.

Dans ces conditions, les frictions alcooliques du groupe indéfiniment modifiable, dont je donnais plus haut un exemple, ont une utilité très fréquemment vérifiable.

Les cas où l'on produit un rétrécissement progressif des surfaces chauves, ne sont pas rares, de même ceux où l'on peut faire reproduire sur le vertex un cimier de duvet court appréciable.

Ceci n'est pas un résultat fréquent, encore moins, est-il certain, le médecin qui se respecte ne doit jamais se risquer à le promettre.

Non seulement, ce résultat est aléatoire mais il est des cas, et ils sont nombreux, où le médecin peut être certain de ne jamais l'obtenir. C'est quand, même en l'absence d'une sclérose folliculaire cicatricielle, le tégument aminci, privé de son grain papillaire normal, a pris le poli du marbre et au toucher et au pli la minceur d'une membrane. Avec les moyens dont nous disposons aujourd'hui, tous ces cas sont intraitables et ne donnent à la thérapeutique qu'un résultat nul.

Encore et même dans ces cas, le médecin peut-il garder un rôle. J'ai dit plus haut la fréquence des pityriasis parasitaires sur les scalps dénudés. Il n'est presque pas de vertex chauves sur lesquels, à l'examen attentif, on ne retrouve de-ci de-là de minimes rougeurs, de petites papules squameuses, l'ébauche d'une circination rougeâtre de pityriasis sur-séborrhéique.

J'ai dit encore qu'en raison de l'inconvénient visible de ces éruptions et en raison des démangeaisons qui les accompagnent, les chauves sont à peu près condamnés à des soins perpétuels particuliers.

Il y a dans ces cas utilité à prescrire l'une des lotions complexes plus haut formulées. Sans doute ces éruptions ont pour médicament spécifique les goudrons, mais le patient préférera toujours une lotion simple à une pommade malodorante. Dans ces cas le médecin aurait tort de ne pas tenter même ce qu'il croit impossible et, après avoir *nié complètement* au patient la possibilité d'une repousse éventuelle, d'user des seuls médicaments qui puissent donner en ce sens quelque résultat.

A une lotion de ce genre

Coaltar saponiné	100 grammes.
Alcool à 90°	200 —
Salol	50 centigrammes.

dans laquelle entrent seulement des topiques utiles contre les pityriasis de la tête des chauves, rien n'empêche de joindre un gramme de nitrate de potasse, ou de nitrate de pilocarpine.

Même quand il arrive que le médecin assiste, avec stupéfaction d'abord, à l'apparence d'une repousse partielle, il a pour devoir de calmer l'enthousiasme de son patient et de l'avertir en toute simplicité que les progrès constatés ne progresseront pas bien longtemps.

Les meilleurs cas que j'ai pu suivre ne m'ont jamais fourni que des résultats qui ne sont pas, hélas! et à loin près, ce que le patient eût pu désirer.

Les résultats qu'on obtient par une pratique attentive et longue sont tels, ils ne sont ni pires ni meilleurs, ils sont cela.

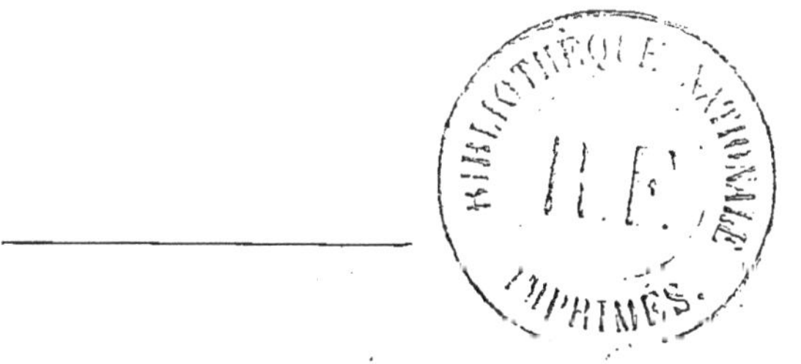

TABLE DES MATIÈRES

CALVITIE

THÉRAPEUTIQUE

45 826. — Imprimerie Lahure, 9, rue de Fleurus, à Paris.

www.ingramcontent.com/pod-product-compliance
Ingram Content Group UK Ltd.
Pitfield, Milton Keynes, MK11 3LW, UK
UKHW012009240726
13965UKWH00001B/251

9 782012 935365